U0224212

血液科医师效率手册

（第3版）

主　编　竺晓凡

中国协和医科大学出版社

北　京

图书在版编目（CIP）数据

血液科医师效率手册 / 竺晓凡主编. —3版. —北京：中国协和医科大学出版社，2023.8

ISBN 978-7-5679-2218-1

Ⅰ.①血…　Ⅱ.①竺…　Ⅲ.①血液病－诊疗－手册　Ⅳ.①R552-62

中国国家版本馆CIP数据核字（2023）第134461号

血液科医师效率手册（第3版）

主　　编：	竺晓凡
责任编辑：	沈冰冰
封面设计：	邱晓俐
责任校对：	张　麓
责任印制：	张　岱

出版发行：中国协和医科大学出版社
（北京市东城区东单三条9号　邮编100730　电话010－65260431）

网　　址：	www.pumcp.com
经　　销：	新华书店总店北京发行所
印　　刷：	三河市龙大印装有限公司

开　　本：	787mm×1092mm　　1/32
印　　张：	13.875
字　　数：	470千字
版　　次：	2023年8月第1版
印　　次：	2023年8月第1次印刷
定　　价：	68.00元

ISBN 978-7-5679-2218-1

编者名单

主　编　竺晓凡

副主编　张　磊　姜尔烈　安　刚

编　者（按姓氏笔画排序）

于　颖	山丹丹	王　轶	王　敏	王泮婧
代新岳	付荣凤	吕　瑞	刘　葳	刘　薇
刘昀彤	刘慧敏	安　刚	许婧钰	孙　婷
孙佳丽	李　强	李灵纳	杨文钰	余丹丹
邹德慧	邹鹤松	张　丽	张　婧	张　磊
陈　佳	陈云飞	陈玉梅	陈晓娟	邵英起
竺晓凡	侯鹏霄	姜尔烈	徐　圆	徐泽锋
郭　晔	曹　旋	曹易耕	阎禹廷	葛美丽
谢　婷	薛　峰	戴　宁	鞠满凯	魏　辉

秘　书　邹　尧　邵英起

第3版前言

《血液科医师效率手册》第1版出版于2003年，再版于2011年。临床血液学知识飞速更新，疾病诊断标准和治疗方法也不断完善，为便于广大血液科实习医师和住院医师了解血液学领域的发展，亟须将新知识、新理论和新疗法呈现给大家，特编写第3版。

本书在上一版章节内容的基础上，此次编写不但补充、更新了最新的国际相关指南内容，也增加了与成人分型和治疗差异比较大的儿童白血病的相关内容。对于治疗新技术，如造血干细胞移植技术进行了简明扼要的介绍，旨在帮助读者了解和掌握越来越趋于成熟的治疗技术。对于血液病危重症处理，增加了细胞免疫治疗相关并发症，如细胞因子释放综合征的处理等相关内容。希望本手册能更好地、更便捷地服务于临床工作。

本手册编写集中了一批年富力强并活跃于临床一线的中坚力量，重点关注临床实际问题，汇集实践经验，期待本书能够成为临床工作中便捷、实用的工具书。

编　者

2023.5

第 2 版前言

第1版《血液科医师效率手册》于2003年出版以来，受到广大血液科及非血液科住院医师和实习医师的欢迎。它简明扼要地介绍了疾病的特征，突出了每种疾病的诊断依据及鉴别诊断要点，并且提供了最新的诊断标准，在治疗方案中既有成熟经典方案，又有最新指南的介绍。手册中还有临床中经常用到的血液实验检查方法和正常值、常用治疗药物、常见病和危重症的处理等方面的内容。所以说它对广大医师的临床工作带来了极大的便利。

近年来，基础医学、分子生物学、细胞生物学、免疫学、病理技术都有了迅速的发展，丰富了临床血液学的知识，某些疾病的发病机制、诊断技术和治疗手段又有了新的认识和新的变化，这些新的变化表现在近年的各类文献当中。对于工作繁忙的一线临床医师而言，急需一本能概括其精要的手册，以备临床工作中随时查阅。为了反映这一变化，我们及时出版了第2版的《血液科医师效率手册》。

第2版相对第1版而言有三方面特点：第一是保留了一些临床的基本内容，比如常见血液病的基本处理、血液病危重症处理、输血及成分输血、血液科常用的实验室检查和临床意义等，可以满足年轻临床医师日常工作的需要。第二，更新了一些血液病如急性白血病、淋巴瘤等的最新进展，特别是相关基础医学的新认识、临床诊断、分型、分组治疗的新变化等，增加了一些近年文献报道的新指南、治疗方案及药物等。第三，编写方式依然以表格、图示为主，文字部分力求简明。所以第2版仍然保留了前一版"全、新、精"的特

1

点，主要更新了约1/3进展方面的内容。

本手册可供血液科住院医师和实习医师工作中便携查阅，既可了解概况，也可了解前沿，为学习、临床工作提供方便。同时可供非血液科临床医师了解血液科的基本知识和最新进展。

由于成书时间仓促，且作者水平和风格、视野所限，本书仍有许多不尽如人意之处，恳请广大同道、读者不吝批评指正。

第1版前言

随着分子生物学、细胞生物学、免疫学等学科的发展，临床血液学的进展十分迅速，血液病的诊断技术和治疗方法亦日新月异。对于从事血液科的临床医务工作者来说，急需一本能够反映目前血液病诊疗水平、病种齐全、便于查阅的血液科手册。为适应这一需求，我们编写了《血液科医师效率手册》。

此书特点首先是"全"，包括50余种常见血液病的处理、血液科危重症处理、输血及成分输血、血液科常用药物、血液科常用的实验室检查及临床意义等内容，可以满足读者日常工作的需要。其次是"新"，对各种疾病的诊断、分型及治疗尽量体现近年来的最新进展，尤其在治疗方面不仅列举了经过长期临床实践、疗效肯定的治疗方案，而且着重介绍了目前新的治疗手段、新的药物。最后是"精"，内容按要求撷取精华，尽量以图表形式编写，力求简明、查阅便捷。

此手册不但可作为血液科实习医师及住院医师的便携查阅之用，还可为各级医疗单位的非血液科医师更新血液学知识提供便利。

由于成书仓促，且作者水平及写作风格各异，特别是我们水平有限，此书难免有不尽人意之处，恳请同道、读者不吝批评指正。

作　者

二〇〇三年二月十二五日

目 录

常见血液病处理

红细胞疾病

■ 小儿贫血

1. 概述

- 小儿贫血是儿童时期常见的一种综合征，是指各种病因造成的血红蛋白或红细胞或血细胞比容低于正常。
- 原因可能是生理性的，也可能是营养性或病理性的。
- 儿童的血红蛋白和红细胞易受血容量的影响，故应结合血容量进行判断。
- 临床上年龄、病因、贫血程度和病程不同，表现也不尽相同。

2. 病史

- 发病年龄
  - ✓ 新生儿期常见新生儿溶血症。
  - ✓ 2～3月龄可发生生理性贫血，以早产儿、低出生体重儿最明显。
  - ✓ 营养性贫血多见于6月龄至2岁的婴幼儿。
  - ✓ 地中海贫血多在幼儿期发病。
- 性别和籍贯
  - ✓ 葡萄糖-6-磷酸脱氢酶（G6PD）缺乏症主要为男性。
  - ✓ 地中海贫血常见于长江以南地区，尤其是两广地区。
  - ✓ 营养性巨幼细胞贫血多见于北方农村。
- 饮食
  - ✓ 未及时添加辅食或偏食易引起营养性贫血。
  - ✓ 进食新鲜蚕豆或豆制品后发病，见于G6PD缺乏症。
- 服药史
  - ✓ 多种药物可以诱发不同性质的贫血。
  - ✓ 氯霉素、保泰松等可引起再生障碍性贫血。
  - ✓ 青霉素、磺胺、抗结核药物等可引起溶血性贫血。
- 其他病史
  - ✓ 寄生虫病如钩虫病、血吸虫病、疟疾等。
  - ✓ 再生障碍性贫血前是否有肝炎病史。
- 家族史
  - ✓ 遗传性溶血性贫血常有家族史。
  - ✓ 呈显性遗传者多为红细胞膜缺陷，如遗传性球形红细胞增多症。
  - ✓ 呈隐性遗传者多为红细胞酶缺陷，如丙酮酸激酶缺乏症。

3. 临床表现

- 一般表现
  - ✓ 皮肤、黏膜、结膜苍白，面色苍黄或蜡黄。
  - ✓ 乏力，易疲倦，懒言少动，精神差。
  - ✓ 食欲下降，毛发干燥，营养不良，发育迟缓，心率增快。
  - ✓ 严重者可有恶心、呕吐、头痛、耳鸣、充血性心力衰竭等。
- 系统表现
  - ✓ 循环系统：心动过速，呼吸加快。
  - ✓ 消化系统：食欲下降，腹胀或便秘。
  - ✓ 神经系统：注意力不集中、眩晕、黑蒙或耳鸣等。
- 溶血表现：可有黄疸、肝脾大、血红蛋白尿等。
- 其他特征性表现
  - ✓ 维生素B_{12}缺乏引起的巨幼细胞贫血：可见口腔黏膜溃疡、舌红而光滑，腹胀、腹泻、反应迟钝，运动功能发育差，甚至智力减退、震颤、腱反射亢进等。
  - ✓ 缺铁性贫血：可有舌炎、舌乳头萎缩、平甲或反甲、异食癖等表现。
  - ✓ 重型β地中海贫血：可见特征性面容，表现为头颅增大、额部隆起、颧高、鼻背塌陷、眼距增宽，伴有精神、体格发育障碍。

4. 实验室检查

- 血象
  - ✓ 球形红细胞明显增多：提示遗传性球形红细胞增多症。
  - ✓ 椭圆形红细胞增多：提示遗传性椭圆形红细胞增多症。
  - ✓ 小细胞低色素：多为缺铁性贫血。若伴靶形红细胞增多，应考虑地中海贫血。
  - ✓ 网织红细胞增多：应首先考虑溶血性贫血。
  - ✓ 嗜酸性粒细胞增多：应考虑寄生虫病。
  - ✓ 全血细胞减少：应考虑再生障碍性贫血。
- 骨髓象
  - ✓ 增生活跃，红系明显增生的增生性骨髓象首先考虑溶血性贫血。
  - ✓ 增生减低，粒系、红系、巨核系三系减少，非造血细胞增多应考虑再生障碍性贫血。
  - ✓ 骨髓中发现幼稚细胞或异常细胞，应疑诊白血病、淋巴瘤、骨髓增生异常综合征或转移瘤。
- 特异性检查：根据病史、临床表现、血象、骨髓象考虑某种贫血时，应做相应的实验室检查以协助诊断。

5. 诊断

- 发病年龄
  - ✓ 出生后48小时的贫血、黄疸，新生儿溶血可能性大。

4

- ✓ 幼儿期：营养性贫血、先天性溶血均有可能。
- ✓ 学龄前及学龄期：造血系统的再生障碍性贫血及全身性疾病均有可能。
- 起病过程及伴随症状
  - ✓ 起病急：急性溶血。
  - ✓ 起病缓：慢性溶血，营养性贫血，肿瘤引起的贫血。
  - ✓ 起病中等：再生障碍性贫血，白血病。
  - ✓ 伴骨骼疼痛：白血病。
  - ✓ 伴神经症状：如嗜睡、震颤，提示维生素 B_{12} 缺乏。
  - ✓ 伴肝脾大：白血病浸润。
- 喂养史：对营养性贫血的病因诊断很有意义。
- 家族史：如遗传性球形红细胞增多症、地中海贫血。

6. 治疗

- 病因治疗
  - ✓ 生理性贫血：不用治疗。
  - ✓ 缺铁性贫血：补充铁剂，并纠正缺铁病因。
  - ✓ 营养性巨幼细胞贫血：补充叶酸、维生素 B_{12}。
- 针对性治疗
  - ✓ 再生障碍性贫血：给予免疫抑制剂、促造血治疗。
  - ✓ 自身免疫性溶血性贫血、阵发性睡眠性血红蛋白尿症：给予糖皮质激素治疗。
  - ✓ 重型遗传性球形红细胞增多症、地中海贫血：可给予脾切除。
- 支持对症：必要时输注成分血治疗。

（陈晓娟）

■ 缺铁性贫血

1. 概述

- 缺铁性贫血（IDA）是指各种原因造成的体内贮存铁缺乏，影响血红素合成的低色素性贫血。
- 包括贮存铁缺乏、红细胞内铁缺乏、缺铁性贫血3个阶段。
- 典型者呈小细胞低色素性贫血，是临床上最常见的贫血，应积极寻找病因。
- 最常见的贫血，遍及全球。早产儿、婴幼儿、育龄期女性发病率高。

2. 病因及发病机制

- 摄入不足或需铁量增加：长期偏食，少吃富含铁的食物；单纯母乳喂养、羊奶粉喂养未及时添加辅食的婴幼儿；快速生长的儿童及青少年；月经期、妊娠期和哺乳期女性。

- 铁吸收不良：胃大部切除及胃-空肠吻合术后，萎缩性胃炎，胃酸缺乏，胃肠功能紊乱、小肠黏膜病变等引起的慢性腹泻，慢性肠炎，克罗恩病。
- 铁丢失过多：月经过多，痔疮、消化性溃疡、恶性肿瘤、钩虫等原因致长期慢性出血，反复献血，咯血，肺泡出血，阵发性睡眠性血红蛋白尿症、人工心脏瓣膜引起血红蛋白尿，尿毒症血液透析治疗等。

3. 临床表现

- 贫血综合征：面色苍白、乏力、易疲劳、头晕、视物模糊、耳鸣、心悸、气促、食欲减退、腹胀、眩晕及晕厥等。常见体征有皮肤黏膜苍白、心率增快、心脏扩大、心脏收缩期杂音等。
- 特异性表现：毛发干燥无光泽，口炎、舌炎、舌乳头萎缩，吞咽困难或有梗塞感，指甲薄脆无光泽、易裂、平甲及匙状甲，部分有异食癖或神经精神症状。

4. 实验室检查

- 血象
  - ✓ 呈小细胞低色素性贫血，血红蛋白（Hb）下降较红细胞更明显，平均红细胞体积（MCV）<80fl，平均红细胞血红蛋白含量（MCH）<27pg，平均红细胞血红蛋白浓度（MCHC）<320g/L。
  - ✓ 血涂片成熟红细胞体积小，中心淡染区扩大。网织红细胞计数正常或轻度升高。
  - ✓ 部分患者血小板计数升高。
- 骨髓象
  - ✓ 红系增生明显；以晚幼红为主，体积较正常小，核呈炭黑样，胞质量少，胞质发育落后于胞核。
  - ✓ 铁染色细胞外铁及内铁均减少或消失，铁粒幼红细胞减少。
- 铁代谢
  - ✓ 血清铁蛋白（SF）<12μg/L。
  - ✓ 转铁蛋白饱和度<15%，血清转铁蛋白受体（sTfR）浓度>8mg/L。
  - ✓ 血清铁<8.95μmol/L，总铁结合力>64.44μmol/L。
  - ✓ 红细胞游离原卟啉（FEP）>0.9μmol/L（全血），或血液锌原卟啉>0.96μmol/L（全血），或FEP/Hb>4.5μg/g。

5. 诊断

- 小细胞低色素性贫血。
- 有铁缺乏的实验室证据，如血清铁蛋白、运铁蛋白饱和度、血清铁下降。

- 有缺铁的病因。
- 铁剂治疗有效。

6. 鉴别诊断（表1）

表1　小细胞低色素性贫血的鉴别诊断

疾病	鉴别要点
慢性病性贫血	慢性感染或恶性肿瘤引起的铁失利用性贫血 骨髓小粒含铁血黄素及铁蛋白增高，血清铁、血清铁饱和度、总铁结合力下降
地中海贫血	有家族史，有溶血表现，自幼发病 骨髓铁染色示细胞内外铁均增高，血清铁、铁蛋白均增高 有靶形红细胞，HbA_2增高，Hb电泳见异常区带
铁粒幼细胞贫血	血清铁、铁蛋白、运铁蛋白饱和度均增高，总铁结合力降低 骨髓铁染色示细胞内外铁均增多 可见一定数量特征性的环状铁粒幼细胞
转铁蛋白缺乏症	先天性系常染色体隐性遗传，伴发育不良和多脏器功能受累 获得性多继于严重肝病、肿瘤等 血清铁、总铁结合力、血清铁蛋白、骨髓含铁血黄素均明显降低

7. 治疗

- 治疗原则：去除病因、补足贮存铁。
- 补充铁剂
  - ✓ 口服铁剂（首选）：硫酸亚铁（0.3g，每天3次）、右旋糖酐铁（50mg，每天3次）、蛋白琥珀酸亚铁［4mg/（kg·d）］等多种铁剂。血红蛋白升至正常后还需继续服用4～6个月以补充贮存铁。
  - ✓ 注射铁剂
    - ◆ 右旋糖酐铁：初次50mg，深部肌内注射。如无反应可100mg每天或隔天肌内注射一次。
    - ◆ 山梨醇铁：用法和剂量同上。
    - ◆ 蔗糖铁：体重＞14kg，首次剂量20mg；体重＜14kg，1.5mg/kg，静脉滴注。无不良反应可每次3mg/kg，2～3次/周。

- ◆ 所需总铁量＝［需达到的血红蛋白浓度－患者血红蛋白（g/L）］×患者体重（kg）×0.33。
- ◆ 适应证：①有严重消化道疾病口服铁剂无效者。②口服有效但不能耐受者。③急需纠正缺铁状况者。病情好转后可改为口服。
- 对症支持治疗：红细胞输注。

（葛美丽　邵英起）

■ 巨幼细胞贫血

1. 概述
- 巨幼细胞贫血（MegA）是由于叶酸和/或维生素 B_{12} 缺乏致DNA合成障碍所引起的贫血。
- 临床表现为大细胞性贫血，可累及红系、粒系和巨核系。
- 多见于婴幼儿、妊娠期女性和老年人。

2. 病因
- 叶酸缺乏
  - ✓摄入减少：膳食不足、酗酒。
  - ✓需要量增加：妊娠及哺乳，婴幼儿生长及青少年发育，恶性肿瘤等。
  - ✓吸收利用障碍：空肠手术、热带或非热带性口炎性腹泻及麦胶性肠病（乳糜泻）。
  - ✓丢失增多：血液透析。
- 维生素 B_{12} 缺乏
  - ✓摄入减少：膳食不足、萎缩性胃炎及全胃切除后。
  - ✓吸收利用障碍：胃部手术（全胃切除）、内因子缺乏（恶性贫血、胃黏膜损伤）、慢性胰腺炎、寄生虫竞争和回肠疾病等。
- 药物抑制DNA合成：甲氨蝶呤、6-巯基嘌呤、硫唑嘌呤、5-氟尿嘧啶、羟基脲和阿糖胞苷等。

3. 发病机制
　　细胞内脱氧尿苷酸（dUMP）转为脱氧胸苷酸（dTMP）失败，导致DNA合成减慢。

4. 临床表现
- 贫血：起病缓慢，渐起苍白、乏力、易疲劳，可有轻度黄疸，贫血逐渐加重，出现全血细胞减少时，可有感染及出血。
- 消化道症状：食欲减退、恶心、腹胀、腹泻或便秘等。亦可伴有舌痛、舌乳头萎缩，舌红而光滑呈"牛肉样舌"。
- 神经系统症状：可表现为手足对称性麻木、感觉障碍、下肢步态不稳、行走困难。婴幼儿常见精神萎靡、对外界反应迟钝、运动功能发育缓慢或减退。精神症状可能有狂躁、妄想、嗜睡，甚至精神失常等。

5. 实验室检查
- 血象：呈大细胞性贫血，红细胞下降较血红蛋白更明显，MCV > 100fl，网织红细胞计数常减低；白细胞和血小板正常或减少。
- 血涂片：示红细胞体积增大，中性粒细胞核分叶过多。
- 骨髓象：骨髓增生明显活跃，红系增生明显，粒红比减低或倒置，幼红细胞体积增大，核质比增大，呈"幼核老质"现象，可见各阶段巨幼红细胞，粒系、巨核系亦可见巨幼样改变及核分叶过多。
- 生化检查：用放射免疫法测定，血清叶酸 < 6.91nmol/L 和/或血清维生素 B_{12} < 103pmol/L。

6. 诊断
- 有叶酸和/或维生素 B_{12} 缺乏的病因。
- 血象呈大细胞性贫血，中性粒细胞分叶过多。
- 骨髓象有巨幼红细胞生成，粒系及巨核系也有巨幼样变。
- 叶酸和/或维生素 B_{12} 水平降低。
- 叶酸和维生素 B_{12} 治疗有效。

7. 鉴别诊断（表2）

表2　巨幼细胞贫血的鉴别诊断要点

疾病	鉴别要点
骨髓增生异常综合征	骨髓可见巨幼样变及其他病态造血 叶酸和维生素 B_{12} 治疗无效
红血病和红白血病	除贫血外有感染、出血、肝脾大 幼红细胞糖原染色呈强阳性 叶酸和维生素 B_{12} 治疗无效

8. 治疗
- 病因治疗：治疗基础疾病，去除病因。
- 饮食调整：合理膳食结构及烹饪习惯。
- 补充治疗：叶酸5～10mg，每天3次；维生素 B_{12} 100μg，每天1次，或甲钴胺0.5mg，每天3次。恶性贫血或胃全部切除者需终身维持治疗，维生素 B_{12} 100μg，每月1次。有神经损害者，维生素 B_{12} 0.5～1mg，每周1次，至少半年。

- 输血治疗：病情严重、全身衰竭或合并感染者应从速治疗，可输红细胞。

（葛美丽　邵英起）

■ 再生障碍性贫血

1. 概述
- 再生障碍性贫血（AA）简称再障，是由物理、化学、生物因素或不明原因引起的骨髓造血干/祖细胞损伤和/或骨髓微环境损伤，导致以全血细胞减少为特征的一种骨髓衰竭症。
- 临床上表现为贫血、出血和感染。
- 血象可表现为一系、两系或三系血细胞减少，骨髓多部位增生重度减低，小粒空虚，骨髓脂肪化。
- 我国发病率为7.4/100万，急性与慢性比例为1:4。

2. 病因
- 获得性
  - ✓特发性：约占65%。
  - ✓继发性：化学物质（如苯等），药物（如氯霉素、化疗药等），电离辐射，病毒感染，妊娠。
- 遗传性：范科尼贫血，先天性角化不良，Shwachman-Diamond综合征。

3. 发病机制
- 原发或继发性造血干/祖细胞量和/或质的缺陷。
- 自身反应性T淋巴细胞异常激活。
- 造血微环境缺陷。

4. 临床表现
- 贫血：常为逐渐发生，患者出现乏力、活动后心悸、气短、头晕、耳鸣等症状。
- 出血：表现为皮肤淤点淤斑、牙龈出血和鼻出血。年轻女性可出现月经过多和不规则阴道出血。严重内脏出血如脑出血，泌尿道、消化道和呼吸道出血多见于重型AA患者。
- 感染：为再障最常见的并发症。轻者可以有持续发热、体重下降、食欲减退，重者可出现严重系统性感染，严重者可发生败血症。感染多加重出血而致死亡。

5. 实验室检查
- 血象
  - ✓诊断AA按1975年Camitta标准，至少符合以下3项中的2项：Hb＜100g/L，血小板（PLT）＜50×10^9/L，ANC＜1.5×10^9/L。

✓ 重型再障（SAA）患者网织红细胞绝对计数（ARC）$< 20 \times 10^9$/L，中性粒细胞绝对计数（ANC）$< 0.5 \times 10^9$/L，PLT $< 20 \times 10^9$/L。

✓ 如在符合SAA标准的同时ANC $< 0.2 \times 10^9$/L则为极重型再障（VSAA）；未达到SAA标准为非重型再障（NSAA）。

- 骨髓象：多部位骨髓增生减低或重度减低，三系造血细胞明显减少，淋巴细胞比例相对增高，非造血细胞（浆细胞、网状细胞、血窦内皮细胞及肥大细胞等）增多，巨核细胞明显减少或缺如，SAA患者骨髓小粒细胞面积$< 25\%$（或$25\% \sim 50\%$同时$< 30\%$为残存造血细胞），以非造血细胞为主，脂肪细胞增多。
- 骨髓活检：全切片增生减低，造血组织减少，脂肪组织和/或非造血细胞增多，网硬蛋白不增加，无异常细胞。
- 除外检查：必须除外先天性和其他获得性、继发性骨髓衰竭性疾病。

6. 诊断

- 全血细胞减少，网织红细胞绝对计数减少，淋巴细胞相对增多。
- 一般无脾大。
- 骨髓至少1个部位增生减低或重度减低（如增生活跃，需有巨核细胞明显减少及淋巴细胞相对增多），骨髓小粒非造血细胞增多（有条件者做骨髓活检等检查，显示造血组织减少，脂肪组织增多）。
- 排除引起全血减少的其他疾病。
- 一般抗贫血药物治疗无效。

7. 全血细胞减少的鉴别诊断（表3）

表3 全血细胞减少的鉴别诊断

疾病	鉴别要点
阵发性睡眠性血红蛋白尿症	同时有溶血表现和血红蛋白尿 蔗糖溶血试验、Ham试验、蛇毒因子溶血试验或尿含铁血黄素阳性 流式细胞术检测外周血CD55或CD59阴性细胞增多
骨髓增生异常综合征	骨髓增生活跃，可见病态造血 可有肝脾大 N-ALP正常或减低，可有染色体异常

11

疾病	鉴别要点
低增生性白血病	多见于老年人 骨髓增生减低，但原始细胞比例增高，达到白血病诊断标准 小部分儿童ALL早期骨髓增生减低，但淋巴细胞为原幼淋
急性造血功能停滞	多有感染诱因 骨髓涂片尾可见大红细胞 病程1～2个月，可自行缓解

注：N-ALP，中性粒细胞碱性磷酸酶；ALL，急性淋巴细胞白血病。

8. 治疗

- SAA

  ✓异基因造血干细胞移植：年龄＜35岁且有人类白细胞抗原（HLA）相合同胞供者首选，35～50岁患者应全面评估后再选择行移植或免疫抑制治疗（IST）。

  ✓IST：即抗胸腺细胞球蛋白（ATG）联合环孢素（CsA）的治疗，年龄＞50岁，或35～50岁患者且无HLA相合同胞供者首选。

    ◆ ATG：根据种属来源分为马源、兔源和猪源。我国目前无马源（h）ATG，常用的为兔源（r）ATG与猪源（p）ATG。具体用法：rATG总剂量为3～5mg/（kg·d）×5天，pATG总剂量为20～30mg/（kg·d）×5天，疗程一般为4～5天，亦有连用7天、10天或更久者。ATG静脉注射或皮下注射阴性后，缓慢静脉滴注（维持12～16小时）。每天用ATG时同步应用糖皮质激素防止过敏反应。急性期不良反应包括超敏反应、发热、僵直、皮疹、高血压或低血压及液体潴留。

    ◆ CsA：推荐剂量为3～5mg/（kg·d），可与ATG同时应用，或在停用糖皮质激素后，即ATG开始后3～4周始用。至少应用1年后逐渐减量。

  ✓造血因子：粒细胞集落刺激因子（G-CSF）或血小板生成素（TPO）配合ATG、CsA等治疗，可以提高疗效。单用疗效不持久。

  ✓TPO受体激动剂：艾曲泊帕50mg/d起始，最大剂量可加至150mg/d；海曲泊帕5mg/d起始，最大剂量可加至15mg/d。

- NSAA

  ✓CsA：推荐剂量为3～5mg/（kg·d）。

✓ 雄激素：达那唑 5 ～ 10mg/（kg·d），分 2 ～ 3 次口服；司坦唑醇（康力龙）0.1 ～ 0.2mg/（kg·d），分 2 ～ 3 次口服。不良反应有痤疮、肝损伤及男性化表现。与 CsA 联合应用可提高疗效。

- 支持治疗：防治感染和出血，必要时输红细胞和血小板。

（葛美丽　邵英起）

■ 先天性再生障碍性贫血

1. 概述
- 先天性再生障碍性贫血简称先天性再障，又称范科尼贫血（FA），是一种常染色体隐性遗传性疾病。
- 临床上表现为全血细胞减少和多发性先天性畸形。
- 多在 5 ～ 10 岁发病，一家可兄弟姐妹发病，男女发病率之比约为 1.3∶1。

2. 病因及发病机制
- 多为常染色体隐性遗传，约 2% 为 X 连锁隐性遗传。
- 发病机制是由于脱氧核糖核酸（DNA）内切酶异常导致 DNA 修复异常，引起染色体畸变。
- 10% ～ 30% 患者父母为近亲结婚。

3. 临床表现
- 血液系统表现：可有出血、感染和贫血，不伴肝脾大、淋巴结肿大。
- 多发性先天性畸形：精神发育迟缓，体格发育落后，生殖器发育不全，并随年龄增长逐渐出现发育停滞现象。合并有显著的多发性先天性畸形，如拇指或桡骨不发育或缺如，多指、并指、桡骨畸形、尺骨畸形、足趾畸形，小头颅、小眼球、肾及脾萎缩等。约 3/4 有皮肤色素沉着。
- 只有血象和骨髓像异常而无先天性畸形者称为 Estren-Dameshek 综合征。
- 转归：易发展为骨髓增生异常综合征、急性髓系白血病或实体瘤，生存中位年龄 13 岁。

4. 实验室检查
- 血象：初期可一个系统减少（多为血小板减少），后发展为全血细胞减少，网织红细胞绝对值减少，贫血为正细胞性或稍大细胞性，血片中偶见有核红细胞或幼粒细胞。
- 骨髓象：骨髓增生减低，浆细胞、肥大细胞等非造血细胞增多，可有局灶性增生。
- 染色体：畸变率高，畸变种类多，目前除 15 号染色体外各条

13

染色体均发现异常，如断裂、易位、单体交换、多着丝点等，核型正常不能排除本病。

- 染色体断裂试验：对二环丁烷或丝裂霉素低浓度诱导下的染色体断裂率明显增高，是诊断FA的特异性检查。
- 祖细胞培养：爆裂型红细胞集落生成单位（BFU-E）、红细胞集落生成单位（CFU-E）不生长或减少，偶有正常者，祖细胞的多少与临床严重程度成正比。
- 胎儿血红蛋白（HbF）：HbF增高。
- 基因检测：已发现23个以上的FA互补基因（FANC）异常。

5. 诊断

- 儿童时期发生全血细胞减少，临床表现符合再障。
- 同时伴有先天性畸形，皮肤色素沉着，精神发育迟缓，体格发育落后。
- 常有染色体畸变，正常核型不能排除本病。

6. 鉴别诊断

需与后天性再生障碍性贫血、骨髓增生异常综合征、先天性纯红细胞再生障碍性贫血、再生障碍性贫血伴发畸形、Zinsser-Engman-Cole综合征（无骨骼畸形、皮肤萎缩、黏膜白斑、无染色体畸形等）、Shwachman-Diamond综合征（胰腺外分泌功能不全、腹泻及发育迟缓）、VATER联合征、Holt-Oram综合征及无巨核细胞血小板减少症伴桡骨缺如等鉴别。

7. 治疗

- 造血干细胞移植：适应证为患者发生骨髓衰竭（输血依赖或严重中性粒细胞减少）和白血病。应该个体化讨论。
- 雄激素：司坦唑醇（康力龙）：0.1～0.3mg/(kg·d)，分2～3次；达那唑。血红蛋白恢复正常后维持半年调整用量。
- 糖皮质激素：可试用泼尼松1mg/(kg·d)，4周以后减量维持6～8个月。
- 支持治疗：血制品输注可改善患者症状，ANC＜200/ml可应用粒细胞集落刺激因子。
- 基因治疗：目前为临床前研究。

（陈晓娟）

■ 纯红细胞再生障碍性贫血

1. 概述

- 纯红细胞再生障碍性贫血（PRCA）简称纯红再障，是以骨髓单纯红系细胞显著减少或缺如为特征的一组贫血，可分为先天性和获得性两种。

- 获得性PRCA临床上以贫血为主要表现。多见于中老年人。
- 先天性纯红再障又称Diamond-Blackfan贫血（DBA），多见于1岁以下的患儿。

2. 病因及发病机制
- 可能有胸腺瘤、自身免疫性疾病如系统性红斑狼疮、慢性淋巴细胞白血病、恶性淋巴瘤等病史，或传染性单核细胞增多症、腮腺炎、病毒性肝炎等病史，或氯霉素、苯等接触史。
- 可能与T淋巴细胞免疫调节功能紊乱有关。

3. 临床表现
- 主要有贫血表现，面色苍白、心悸、气促，无出血、发热。
- 无肝脾大。
- 可伴有胸腺瘤表现，如咳嗽、胸痛、胸部肿块等，以及原发病表现。
- 先天性纯红再障：多发生在1岁以下小儿，可合并轻度畸形。
- 获得性纯红再障
  - ✓ 继发性：可继发于胸腺瘤、血液系统肿瘤、结缔组织病、造血干细胞移植等，继发于药物如氯霉素、氯磺丙脲、硫嘌呤等，继发于微小病毒B19感染、输血后肝炎、妊娠。
  - ✓ 特发性：病因不明。

4. 实验室检查
- 血象：血红蛋白、红细胞有不同程度减少。网织红细胞减少或消失，绝对值减少。白细胞和血小板正常。血细胞比容（HCT）减少，MCV、MCH、MCHC在正常范围。
- 骨髓象：骨髓红系各阶段均显著减少，红系比例＜3%，粒系比例相对增多，原始和早幼粒细胞增加不多，巨核系大致正常，三系无形态异常。无髓外造血。
- 溶血检查：Ham试验和Coombs试验阴性，尿Rous试验阴性。
- CFU-E：不生长。
- 基因检测：70%的DBA患者存在核糖体基因杂合突变。

5. 诊断
- 临床以贫血为主要表现，无出血及发热。
- 血红蛋白水平下降，网织红细胞减少或消失，白细胞、血小板正常。
- 骨髓红系各阶段均明显减少（＜5%）或缺如，粒系、巨核系正常。

6. 治疗
- 病因治疗：治疗原发病，如胸腺瘤切除、抗感染等。

15

- 糖皮质激素
  - ✓ 为首选的药物治疗方法，泼尼松1～2mg/（kg·d），或甲泼尼龙大剂量短程冲击治疗，20～30mg/（kg·d）。
  - ✓ 雄激素和促红细胞生成素对某些患者有效，可合用。
  - ✓ 儿童DBA：泼尼松2mg/（kg·d），连续使用1个月以上。有效者血红蛋白正常后减量维持，最小量维持半年到1年，少数能持续缓解，多数呈激素依赖。
- 免疫抑制剂
  - ✓ 环孢素10mg/（kg·d）；也可试用利妥昔单抗、肿瘤坏死因子α（TNF-α）拮抗剂、转化生长因子β（TGF-β）抑制剂。
  - ✓ 环磷酰胺100～200mg/d，大剂量丙种球蛋白0.4g/（kg·d），连用5天。
  - ✓ 抗淋巴细胞球蛋白或抗胸腺细胞球蛋白。
- 造血干细胞移植：通常用于糖皮质激素或其他药物治疗无效及输血依赖的DBA患者。
- 对症支持
  - ✓ 输浓缩红细胞等治疗。
  - ✓ 血清铁蛋白＞1000μg/L时，祛铁治疗。
  - ✓ 脾切除、血浆置换用于部分患者。

（陈晓娟）

■ 地中海贫血

1. 概述
- 地中海贫血又称珠蛋白生成障碍性贫血，是一组常染色体不完全显性遗传性慢性溶血性贫血。
- 由于基因缺陷致珠蛋白肽链合成减少或缺如，引起血红蛋白成分发生改变，导致溶血性贫血。
- 根据肽链合成缺陷的不同，分为α、β、γ和δ地中海贫血，以α和β地中海贫血较为常见。
- 临床上有发育异常、肝脾大、靶形细胞、红细胞渗透脆性增加及骨髓改变等表现。
- 多发于地中海沿岸、东南亚地区。我国主要分布在长江以南地区，其中广西、广东、贵州和云南等省份为高发地区。

2. 诊断
- β地中海贫血和α地中海贫血的鉴别：见表4。

表4　β地中海贫血和α地中海贫血的鉴别要点

	β地中海贫血			α地中海贫血			
贫血原因	β链合成减少			α链合成减少			
病变染色体	11号染色体；1对等位基因控制			16号染色体；2对等位基因控制			
临床分型	重型	中间型	轻型	Hb Bart	HbH病	标准型	静止型
临床表现	贫血重，肝脾大，黄疸明显；地中海面容	介于中间	症状轻微	宫内死亡或分娩后迅速死	感染或服用氧化剂后溶血加重	轻度贫血	无
靶形细胞	多见	可见	少见	易见	可见	少见	无
HbF	↑↑↑	↑	-	↓	↓	↓或-	-
HbA₂	-或↑	-	↑	↓	↓	↓或-	-
Hb电泳	-	-	-	Hb Bart >80%	HbH带 5%～30%	-	-

注：↑，增多；↑，减少；-，阴性。

- 各型β地中海贫血鉴别：见表5。

表5　各型β地中海贫血的鉴别要点

临床分型	重型	中间型	轻型
遗传学			
患者基因型	多为β⁰纯合子	可为β⁰、β⁺及其他双重杂合子	为β⁺杂合子
父母基因型	父母均为轻型β地中海贫血	父和/或母为β地中海贫血杂合子等多种情况	父或母为β地中海贫血杂合子
临床表现			
发病	半岁内发病	多在4～5岁发病	隐袭
贫血程度	重度贫血	轻至中度贫血	无症状或轻度贫血

续 表

临床分型	重型	中间型	轻型
脾大	脾进行性肿大，肝中度肿大，黄疸易见	脾大不显著	肝脾不肿大或肝轻度肿大
骨骼改变	有特殊面容，如颧骨隆起、眼距增宽、鼻背塌陷	轻	无
精神发育	儿童发育不良、精神发育迟缓	轻	无
实验室检查			
血象	Hb<60g/L，呈小细胞低色素性贫血；红细胞形态不一、大小不均，靶形、嗜碱性点彩红细胞、泪滴样红细胞多见；网织红细胞增多相对不显著	介于轻型与重型之间	Hb正常或稍降低；红细胞轻度大小不均，可见少量靶形红细胞
骨髓象	骨髓红系极度增生，幼红细胞经煌焦油蓝温育后可见α链的包涵体，脾切除后外周血也易见	介于轻型与重型之间	无明显异常
HbF	显著增高，30%～99%	40%～70%	正常或稍高
HbA₂	正常或轻度增加	正常	稍高（>3.5%）
预后	多数于婴幼儿期死于贫血及并发症	多数预后较好	预后较好

● 各型α地中海贫血的比较：见表6。

表6 各型 α 地中海贫血的鉴别要点

临床分型	重型（Hb Bart胎儿水肿综合征）	中间型（HbH病）	标准型	静止型
遗传学				
患者基因型	α⁰α⁰	α⁰α⁺	αα⁰、α⁺α⁺	αα⁺
父母基因型	父母为标准型α地中海贫血或HbH病	父母均为α地中海贫血	父母一方为α地中海贫血	父母一方为α地中海贫血

临床分型	重型 （Hb Bart胎儿水肿综合征）	中间型 （HbH病）	标准型	静止型
临床表现				
发病	胎儿多宫内死亡或早产或产后数小时内死亡	1～20岁后	发病不明显	不发病
贫血程度	重	中度	轻度	无
脾大	重度	中度	轻度或无	无
实验室检查				
血象	血红蛋白明显减少；网织红细胞明显增多	血红蛋白降低程度不等	血红蛋白正常或稍降低；呈小细胞低色素性贫血	血红蛋白正常
靶形红细胞	易见	可见	少见	无
HbH包涵体		易见	少见	无
骨髓象	红系明显增生，红髓增多，常有髓外造血灶	红系极度增生	红系增生	无明显异常
Hb电泳		有HbH（快速区带）	无	无
预后	早期死亡	稍差	良好	良好

3. 鉴别诊断

地中海贫血的鉴别诊断见表7。

表7　地中海贫血的鉴别诊断要点

疾病	鉴别要点
缺铁性贫血	小细胞低色素性贫血 铁代谢相关检查证实铁缺乏 无溶血表现、无血红蛋白异常
G6PD缺乏症	发病区域同地中海贫血 服用药物或进食蚕豆后诱发的急性血管内溶血 G6PD活性减低；血红蛋白分析无异常

疾病	鉴别要点
遗传性球形红细胞增多症	临床表现相似 球形红细胞增多，红细胞渗透脆性增高 血红蛋白分析无异常
异常血红蛋白病	血红蛋白分析有异常

4. 治疗

- 重型β地中海贫血
  - ✓ 反复多量输血：从幼儿期开始，维持Hb在120g/L以上。一般每次输血量10～15ml/kg，应尽量输注浓缩红细胞或白细胞滤器滤过的血液。可以避免面部、骨骼异常，减少肠道铁吸收。
  - ✓ 铁螯合剂：3岁以后或多次输血后铁负荷过重［输血＞10次、血清铁蛋白＞1000pg/L或肝铁浓度＞7mg/kg（dw）］者祛铁治疗。去铁胺（deferoxamine）每次20～40μg/kg，皮下注射，每周6次，长期应用；或1～2g/24h持续静脉滴注，每月1～2次。也可选择去铁酮或地拉罗司。
  - ✓ 脾切除：巨脾或脾功能亢进是其适应证，6岁以下术后可能继发严重感染。脾动脉栓塞适用于其他原因不能行脾切除者。
  - ✓ γ基因活化剂：羟基脲25～50mg/（kg·d），5～7天为1个疗程。
  - ✓ 造血干细胞移植：可能得到根治。应用Pesaro标准对患者进行移植前风险评估。有条件者在2～7岁时尽早行移植治疗。
  - ✓ 基因治疗：临床前和临床研究均已证明采用病毒载体进行基因治疗的可行性和有效性。
- HbH病
  - ✓ 贫血不严重不用治疗。出现脾迅速增大伴血红蛋白下降、生长发育迟缓、骨骼改变、频繁的溶血危象、肺动脉高压、栓塞高风险、下肢溃疡、心血管疾病、生活质量差等予输血治疗。
  - ✓ 避免感染及使用氧化剂。
  - ✓ 贫血严重伴反复感染及溶血者，待病情稳定后行脾切除或脾动脉栓塞。
- 轻症地中海贫血：不需特殊治疗。

（陈晓娟）

■ 异常血红蛋白病

1. 概述

- 异常血红蛋白病是由于遗传基因缺陷引起的血红蛋白中一种或几种蛋白链分子化学结构异常的疾病。
- 多数异常血红蛋白病不伴生理功能改变,仅有1/5的异常血红蛋白病有生理功能改变并出现症状。
- 理想的诊断是行蛋白质一级结构分析。

2. 临床表现

- 贫血、黄疸。
- 肝脾大。
- 发绀。

3. 实验室检查

- 血红蛋白电泳可见异常区带。
- 血红蛋白减少,网织红细胞计数增高。
- 红细胞大小不均,中心淡染区扩大,见靶形红细胞。
- 潜隐性异常血红蛋白检查
  - ✓ 聚丙烯酰胺凝胶电泳可见异常肽链。
  - ✓ 等电聚焦电泳可见异常区带。
  - ✓ 高效液相层析分离出异常血红蛋白。

4. 鉴别诊断与治疗(表8)

表8　异常血红蛋白病的鉴别诊断及治疗要点

要点	多聚血红蛋白HbS病	不稳定血红蛋白病	血红蛋白M病	氧亲和力异常的血红蛋白病	血红蛋白E病
流行病学	黑种人儿童	散发,幼年	罕见	白种人相对多	东南亚多见
遗传方式	常染色体显性遗传	常染色体显性遗传	常染色体显性遗传	常染色体显性遗传	常染色体不完全显性遗传
发病机制	缺氧时细胞镰变	珠蛋白与血红素结合力差,珠蛋白易沉淀	血红蛋白M氧亲和力减低	氧亲和力增高或减低	形成轻度不稳定血红蛋白E而慢性溶血

21

要点	多聚血红蛋白HbS病	不稳定血红蛋白病	血红蛋白M病	氧亲和力异常的血红蛋白病	血红蛋白E病
临床表现	镰状细胞贫血；栓塞、疼痛；镰状细胞危象	从极重度贫血到无症状；感染、服氧化性药物后加重	自幼发生的发绀	多血症，或发绀	轻度贫血；感染或药物可诱发急性发作
红细胞	镰变试验见大量镰形红细胞	低色素性贫血；大小不一、破碎红细胞	血色呈深棕色	红细胞增多	小细胞低色素性贫血，靶形红细胞易见
特异性检查	HbS＞80%，HbA缺如，镰变试验阳性	热变性试验、异丙醇试验、变性珠蛋白小体均阳性	有异常血红蛋白吸收光谱，高铁血红蛋白增高≤30%	Hb电泳可见异常区带，氧解离曲线左移或右移	Hb电泳见HbE（慢速区带）
鉴别诊断	—	G6PD缺乏症、PK缺乏症	先心病、高铁血红蛋白	真性红细胞增多症	地中海贫血、缺铁性贫血
治疗	吸氧；输血；羟基脲	脾切除	无有效方法	适当放血治疗	输血；脾切除
预后	纯合子预后差	轻症预后较好，溶血危象可致死亡	良	好	双重杂合子预后差
预防	预防感染，防止缺氧	防治感染，避免服氧化性药物	无	无	防止感染和服用诱发药物

注：G6PD，葡萄糖-6-磷酸脱氢酶；PK，丙酮酸激酶。

(陈晓娟)

■ 遗传性球形红细胞增多症

1. 概述

- 遗传性球形红细胞增多症（HS）是一种先天性红细胞膜缺陷引起的血管外溶血性疾病。
- 临床表现为贫血、黄疸和脾大，外周血中球形红细胞明显增多和红细胞渗透脆性增高是其主要特征。
- 北方常见，男女皆可发病。

2. 病因及发病机制

- 多呈常染色体显性遗传，可见8p（-），多有家族史。
- 红细胞膜蛋白基因的异常引起红细胞膜骨架蛋白缺陷（主要涉及锚蛋白、区带3蛋白、膜收缩蛋白及4.2蛋白），导致红细胞表面积减少而成球形，并在脾内被破坏。

3. 临床分类及表现

- **无症状携带者**：临床无溶血表现，但红细胞渗透脆性增高，后代可表现为典型HS。
- **轻型HS**：临床症状轻微，Hb 110～150g/L，网织红细胞计数和胆红素轻度增高，外周血球形红细胞轻度增多。
- **典型（中型）HS**：最常见，Hb 80～120g/L，间歇性黄疸，脾大，有明显家族史。
- **重型HS**：幼年即可发病，Hb≤80g/L，严重者（通常为隐性遗传）可危及生命，输血依赖，脾切除可部分缓解溶血症状。

4. 并发症

- **溶血危象**：常见，病程呈自限性，多由感染、劳累等诱发，临床表现为贫血、黄疸加重，脾大。
- **再障危象**：少见，症状重，可危及生命，多由微小病毒B19感染所致，表现为网织红细胞减少、骨髓造血功能减退，严重者全血细胞减少。
- **胆囊结石**：见于约50%的患者，慢性溶血所致。
- **巨幼细胞危象**：可发生于叶酸需求增加的患者（如孕妇）。
- **少见并发症**：下肢复发性溃疡、慢性红斑性皮炎、痛风，脾切除后可痊愈。

5. 实验室检查

- **血象**：轻至中度贫血，网织红细胞比例增高（5%～20%或更高），镜下见球形红细胞增多（10%以上），再障危象时全血细胞减少。
- **骨髓象**：骨髓红系明显增生，再障危象时骨髓增生低下。
- **溶血标志物**：血清乳酸脱氢酶（LDH）及间接胆红素升高，结合珠蛋白浓度降低，尿胆原升高。
- **红细胞渗透脆性试验**：正常红细胞开始溶血的盐水浓度为0.42%～0.72%，完全溶血为0.28%～0.32%，HS的红细胞开始溶血的浓度多为0.52%～0.72%，0.36%～0.45%时已完全溶血；孵育24小时后灵敏度更高。
- **酸化甘油溶血试验**：红细胞悬液的吸光度降至50%的时间（$AGLT_{50}$）正常人>290秒，HS<140秒。

- 伊红-5-马来酰亚胺（EMA）结合试验：灵敏度及特异度差异较大。
- 其他：红细胞膜蛋白电泳或基因检查可发现膜蛋白的缺陷。

6. 诊断

- 临床表现为贫血、黄疸、脾大。
- 半数以上有阳性家族史。
- 正细胞或小细胞高色素性贫血，有血管外溶血的实验室证据。
- 外周血涂片中球形红细胞增多（10%以上）。
- 红细胞渗透脆性试验提示脆性增加，或温育后脆性增加；Coombs试验阴性。
- $AGLT_{50} < 140$ 秒。
- EMA结合试验阳性，或红细胞膜蛋白电泳、基因检查发现膜蛋白的缺陷，更有利于诊断。

7. 鉴别诊断（表9）

表9　HS的鉴别诊断

疾病	鉴别要点
自身免疫性溶血性贫血	Coombs试验多为阳性
传染性黄疸型肝炎	有黄疸、肝脾大，但无溶血表现，红细胞渗透脆性试验正常
继发性球形红细胞增多症	$AGLT_{50}$可鉴别

8. 治疗

- 脾切除
  - ✓ 是HS的主要治疗方法，疗效显著。
  - ✓ 术后并发症：感染，肺炎球菌败血症最常见，尤其是婴幼儿患者。
  - ✓ 脾切除指征：①Hb ≤ 80g/L，网织红细胞比例 ≥ 10%的重型HS。②Hb 80 ～ 110g/L，网织红细胞比例8% ～ 10%，若贫血影响生活质量、体能活动或重要脏器功能，或发生髓外造血性肿块。③年龄：主张10岁以后手术，重型HS应尽量推迟至5岁以后，尽量避免在2岁以前手术。
- 对症支持治疗：严重贫血时可输红细胞；防治感染；反复溶血或严重贫血者应补充叶酸。

（王　轶　邵英起）

■ 遗传性椭圆形红细胞增多症

1. 概述

- 遗传性椭圆形红细胞增多症（HE）是一组异质性家族遗传性溶血病，表现为外周血中椭圆形或卵圆形红细胞增多。
- 可分为4类：①普通型HE。②遗传性嗜派洛宁异形红细胞症（HPP）。③球形红细胞性HE。④口形红细胞性HE。
- 少见，发病率为20/10万，多有阳性家族史。

2. 病因及发病机制

红细胞膜骨架各蛋白间的横向相互作用异常，使红细胞在剪切应力的作用下变为椭圆形，多数在脾内被破坏，少数在肝或骨髓中被破坏。

3. 临床表现

各型HE的临床特点见表10。

表10　各型HE的临床特点

	普通型HE	HPP	球形红细胞性HE	口形红细胞性HE
遗传学	常染色体显性	常染色体隐性	常染色体显性	常染色体显性
临床表现	杂合子：无症状，无脾大，部分在感染或妊娠时可发生溶血危象，出现贫血和脾大 纯合子：病情较重，表现如HPP	中至重度贫血，脾大，间歇性黄疸，可发生再障危象	同时具有HS和HE的特点；中至重度贫血，脾大，间歇性黄疸	多无症状，轻度溶血，多见于东南亚
红细胞形态	椭圆形红细胞＞25%，一般为50%～90%	大量异形红细胞、红细胞碎片、球形或椭圆形红细胞	有较圆的椭圆形红细胞，有或无球形红细胞	可见胞膜僵硬的口形或卵圆形红细胞
红细胞渗透脆性试验	正常	增高	增高	增高
红细胞膜分析		皮影蛋白缺乏		

	普通型 HE	HPP	球形红细胞性 HE	口形红细胞性 HE
治疗	纯合子需定期输血，脾切除疗效好	脾切除可部分减轻溶血	脾切除疗效极好	轻症无须治疗；重症可行脾切除

4. 诊断

根据临床表现、红细胞形态和家族史调查可确诊。

5. 治疗

- 无症状或轻症患者无须治疗。
- 症状显著者可行脾切除，应在3岁以后，5岁以后为佳。

（王　敏　邵英起）

■ 阵发性睡眠性血红蛋白尿症

1. 概述

- 阵发性睡眠性血红蛋白尿症（PNH）为一种获得性造血干细胞（HSC）磷脂酰肌醇聚糖-A（PIG-A）基因突变所致的难治性溶血性疾病。
- 临床典型表现为慢性血管内溶血，溶血重时有血红蛋白尿。
- 各年龄组均有发病，青壮年居多，20～40岁患者约占77%。

2. 发病机制

血细胞（红细胞、粒细胞、血小板）膜对补体异常敏感而被破坏，有诱因时导致持续性血管内溶血。

3. 临床表现

- 血红蛋白尿：典型的血红蛋白尿呈酱油色或浓茶色。一般持续2～3天，可自行消退，重者持续1～2周，甚至更长时间。发作大多在晨起或睡眠后，多有某种诱因，如劳累、上呼吸道感染、发热、输血反应，摄入酸性食物、精神紧张、月经期、服用铁剂和维生素C等。
- 贫血及溶血表现：长期持续性血管内溶血引起慢性贫血表现，自觉乏力，面色苍白，劳累后心悸，严重者引起贫血性心脏病。部分患者有轻度肝脾大，肝大较脾大多，巩膜轻度黄染。

4. 并发症

- 栓塞：以下肢静脉血栓形成最多见，其他还可见肝静脉、门静脉和脑血管血栓形成，国内较国外少见。
- 感染与出血：常见呼吸道和泌尿系感染，感染可加重溶血。

出血较轻，多为皮肤、牙龈、鼻黏膜等部位。

- 肾损害：尿酸性肾病、氮质血症或急性肾衰竭。
- 其他并发症：胆囊炎、胆结石、缺铁等。

- 血象：表现为不同程度的贫血，网织红细胞计数增高，白细胞和血小板计数大多低于正常。全血细胞减少约占一半。合并缺铁时可呈小细胞低色素性贫血。
- 骨髓象：大多增生活跃或明显活跃，红系明显增多，巨核细胞正常或减少。约10%患者为不发作型，骨髓增生减低，类似再生障碍性贫血。
- 溶血检查
  - ✓ 酸化血清溶血试验（Ham试验）：阳性对本病诊断有特异度。
  - ✓ 蔗糖溶血试验：阳性。较Ham试验灵敏，可有假阳性。
  - ✓ 蛇毒因子溶血试验：阳性。
  - ✓ 糖基磷脂酰肌醇（GPI）锚定蛋白检测：外周血CD55或CD59阴性细胞中性粒细胞或红细胞占比＞10%。
  - ✓ 尿含铁血黄素试验（Rous试验）：阳性。

6. 诊断

- Ham试验、蔗糖溶血试验、尿Rous试验、蛇毒因子溶血试验中两项以上阳性；或一项阳性但即时重复仍阳性者，有肯定的血红蛋白尿出现，并除外其他溶血。
- 流式细胞术检测发现外周血中CD55或CD59阴性中性粒细胞或红细胞占比＞10%。
- 临床表现符合，实验室检查结果具备以上两项之一者皆可诊断本病。

7. 鉴别诊断

常见全血细胞减少和溶血的鉴别诊断见表11。

表11　常见全血细胞减少和溶血的鉴别诊断

疾病	鉴别要点
再生障碍性贫血	无溶血表现，PNH特征性检查阴性；N-ALP活性增高
骨髓增生异常综合征	PNH特征性检查阴性；有病态造血特征
自身免疫性溶血性贫血	PNH特征性检查阴性；Coombs试验阳性；糖皮质激素治疗效果较好
遗传性球形红细胞增多症	自幼发病，脾大，外周血可见小球形红细胞

27

8. 治疗

- 异基因造血干细胞移植：是目前唯一可治愈本病的方法。
- 控制溶血发作
    - ✓ 补体抑制剂（eculizumab）：600mg/w，连用4周，第5周为900mg，此后900mg/2w，可长期应用。
    - ✓ 糖皮质激素：泼尼松0.25～1mg/kg，溶血控制以后逐渐减量，并在2～3个月内停用，长期小剂量（<15mg/d）维持者需注意激素不良反应，原则上应避免长期使用。
- 免疫抑制治疗和促进血治疗：合并骨髓衰竭者，可给予环孢素3～5mg/（kg·d）联合雄激素（达那唑200～600mg/d或司坦唑醇6～10mg/d）。
- 血栓防治：对于血栓形成高危者（既往血栓栓塞病史，粒细胞GPI阴性克隆超过50%，D-二聚体多次超过正常值2倍以上等）可予华法林抗凝治疗。
- 支持治疗：维生素E 100mg，每天3次，以稳定细胞膜、减轻溶血；长期慢性溶血导致机体叶酸相对不足，可每天补充叶酸5mg；可给予碳酸氢钠片减轻溶血。

（葛美丽　邵英起）

■ 温抗体型自身免疫性溶血性贫血

1. 概述

- 自身免疫性溶血性贫血（AIHA）系体内免疫功能调节紊乱产生抗红细胞抗体和/或补体，并与红细胞膜抗原结合，通过抗原-抗体反应，致红细胞破坏加速/寿命缩短而引起的溶血性贫血。
- 根据特征性自身抗体与红细胞最适反应温度不同，AIHA可分为温抗体型（37℃时与红细胞的亲和力最强）、冷抗体型（4℃时与红细胞的亲和力最强）和温冷双抗体型。其中温抗体型AIHA（wAIHA）多见。
- 发病率为0.6/10万～1.3/10万，可发生于任何年龄，但多见于中老年患者，女性多于男性。

2. 病因及发病机制

- 发病机制目前尚未阐明，可能与基因突变、自身免疫调控异常及免疫因素等有关。免疫调节功能紊乱产生自身抗体，主要为IgG，37℃最活跃，吸附于红细胞表面，导致红细胞破坏加速而溶血。
- 原发性：无明确基础病及病因所致溶血。
- 继发性
    - ✓ 感染，如细菌、病毒等感染（尤以病毒感染多见）。

✓淋巴细胞增殖性疾病，如慢性淋巴细胞白血病、淋巴瘤等。

✓自身免疫性疾病，如系统性红斑狼疮、类风湿关节炎等。

✓恶性肿瘤及免疫缺陷病。

✓药物所致溶血。

3. 临床表现

- 临床表现多样，轻重不一。
- 多慢性起病，常有贫血、黄疸、肝脾大。
- 急性发病多见于小儿，常伴有感染，有寒战、高热、腰背痛、呕吐和腹泻等。
- 部分患者可出现休克及神经系统症状，如头痛、烦躁甚至昏迷。
- 继发性AIHA有原发病表现。

4. 实验室检查

- 血象：典型者正细胞、正色素性贫血，网织红细胞计数增高，红细胞多嗜性，易见多量球形红细胞。白细胞正常或稍多，血小板正常，若合并血小板减少称为Evans综合征。
- 骨髓象：反应性增生，红系增生为主。红系可见轻度巨幼样变。
- 胆红素：间接胆红素增高为主。尿胆原增高。
- 抗球蛋白试验（Coombs试验）

  ✓直接Coombs试验阳性，阴性不能排除。

  ✓间接Coombs试验可阳性或阴性。

5. 诊断

- 近4个月无输血或特殊药物服用史。
- 有血管外溶血的证据。
- 直接Coombs试验阳性，自身抗体为IgG和/或C3，冷凝集素效价在正常范围。
- 糖皮质激素或脾切除术有效。
- 如Coombs试验阴性，但临床表现符合，糖皮质激素或脾切除术有效，除外其他溶血性贫血，可诊断为Coombs试验阴性的AIHA，临床较少见。

6. 鉴别诊断（表12）

表12 溶血性贫血的鉴别诊断

疾病	鉴别要点
阵发性睡眠性血红蛋白尿症	发作多有诱因，如劳累、感染、酸性饮食等 Ham试验阳性，Coombs试验阴性 CD55/CD59在各种血细胞均低表达

疾病	鉴别要点
遗传性球形红细胞增多症	自幼发病，多有家族史 红细胞渗透脆性增高 自溶试验增强，并为葡萄糖和ATP纠正 Coombs试验阴性

注：ATP，腺苷三磷酸。

7. 治疗

● 病因治疗：继发性wAIHA需治疗原发病。
● 糖皮质激素：为首选治疗方案，泼尼松 $1 \sim 2mg/（kg \cdot d）$，待血红蛋白正常并稳定后每周逐渐减量，小剂量维持 $3 \sim 6$ 个月。
● 利妥昔单抗：100mg，每周1次，共 $4 \sim 6$ 次或 $375mg/m^2$，每周1次，共4次。
● 脾切除：适用于难治/复发wAIHA。
● 免疫抑制剂：激素依赖或有切脾禁忌证者、硫唑嘌呤 $2 \sim 2.5mg/kg$ 或环磷酰胺 $1.5 \sim 2mg/kg$，有效后减量维持半年。也有试用环孢素 $4 \sim 6mg/kg$、达那唑治疗。
● 急症治疗：大剂量丙种球蛋白 $0.4g/（kg \cdot d）\times 5$ 天。
● 支持治疗：输注洗涤红细胞。

（葛美丽　邵英起）

■ 冷凝集素综合征

1. 概述

● 冷凝集素综合征（CAS）是一种自身反应性红细胞凝集素在寒冷条件下导致的溶血性疾病。
● 临床以微循环栓塞为主要特征，分为原发性（慢性冷凝集素病）和继发性。
● 女性多于男性；CAS溶血占所有自身免疫性溶血性贫血的 $10\% \sim 20\%$。

2. 病因及发病机制

● 冷凝集素属于IgM型自身抗体，特异性针对I/i抗原（红细胞强表达），与红细胞凝集的最适温度为 $0 \sim 5℃$。
● 冷凝集素在低温下与自身红细胞抗原结合，发生可逆性红细胞凝集而出现末梢微循环栓塞，温度升高后冷凝集素又与红细胞解离。
● 补体结合反应发生于较高的温度条件下，IgM与补体结合，使受累红细胞被直接裂解或吞噬而发生溶血。

- 继发性CAS通常由肺炎支原体感染、EB病毒相关传染性单核细胞增多症、巨细胞病毒感染等引起，亦可继发于淋巴细胞增殖性疾病。

3. 临床表现
- 发绀：寒冷环境下耳廓、鼻尖、肢端发绀，升温后可消失。
- 溶血综合征：急性型可有发热、寒战、血红蛋白尿等；慢性型可有贫血、黄疸及肝脾轻度肿大。
- 继发性CAS可同时有原发病的表现。

4. 实验室检查
- 血象：轻至中度贫血，血涂片可见红细胞自身凝集，嗜多色性红细胞和球形红细胞增多。
- 胆红素：轻度高胆红素血症，反复发作可有含铁血黄素尿。
- 冷凝集素试验：阳性。
- 直接抗球蛋白试验：C3阳性而IgG阴性。

5. 诊断
- 寒冷环境下出现耳廓、鼻尖、肢端发绀，升温后消失。
- 冷凝集素试验阳性。
- 直接抗球蛋白试验C3阳性而IgG阴性。

6. 鉴别诊断（表13）

表13　冷凝集素综合征的鉴别诊断

要点	CAS	PNH	wAIHA	PCH
血红蛋白尿	寒冷时可发作	诱因刺激后可发作	无	寒冷时可发作
尿Rous试验	反复发作者可阳性	+	−	反复发作者可阳性
Ham试验	可弱阳性	+	−	−
PNH克隆	−	+	−	−
Coombs试验	+，多为C3型	−	+	+，C3型 或IgG型
冷凝集素试验	+	−	−	−
冷热溶血试验	−	−	−	+

注：PCH，阵发性冷性血红蛋白尿症。

7. 治疗
- 病因治疗：对继发性CAS应积极治疗原发病。
- 保暖：轻症患者最主要的治疗手段。

- 支持治疗：应尽量避免输血。重症患者可输洗涤红细胞（注意将红细胞预热至37℃并缓慢输注）。血浆置换可在短时间内清除部分冷抗体，使重症患者获得暂时缓解。
- 免疫抑制剂
  ✓ 首选利妥昔单抗：每周100～375mg/m²，共4周；亦可与氟达拉滨联用。
  ✓ 苯丁酸氮芥或环磷酰胺可用于较严重的慢性病例。
- 糖皮质激素和脾切除疗效欠佳。

(王　敏　邵英起)

■ 阵发性冷性血红蛋白尿症

1. 概述
- 阵发性冷性血红蛋白尿症（PCH）是一种以寒冷暴露后反复发生血红蛋白尿为特征的溶血性疾病，由冷溶血素Donath-Landsteiner（D-L）抗体介导。
- 本病罕见，儿童相对常见，梅毒患者为高危人群。

2. 病因及发病机制
低温环境下，自身D-L抗体（一种IgG抗体）及早期补体蛋白与红细胞结合，当温度恢复至37℃时，补体活性增强并依次激活而发生血管内溶血。

3. 临床表现
- 血红蛋白尿：受凉后急性发作，多伴有全身症状，如寒战、发热、弥漫性肌痛和头痛等，随之出现血红蛋白尿，通常持续数小时。亦可出现冷性荨麻疹。
- 溶血性贫血：血红蛋白尿后出现贫血、轻度黄疸和脾大。
- 继发性PCH可同时有原发病的表现。

4. 实验室检查
- 血象：发作时血红蛋白水平下降，网织红细胞计数增高，红细胞形态、大小不一，可见红细胞碎片、点彩及多嗜性红细胞。
- 尿：血红蛋白尿呈浓茶色或酱油色，反复发作者可有含铁血黄素尿。
- 冷溶血试验：D-L试验阳性。
- 抗球蛋白试验：阳性，为C3型或IgG型。

5. 诊断
- 受凉后急性发作的血红蛋白尿。
- 冷溶血试验D-L试验阳性。

- 抗球蛋白试验阳性，为C3型或IgG型。

6. 鉴别诊断（表14）

表14　PCH的鉴别诊断

要点	CAS	PCH	PNH
发病	多见	罕见	多见
年龄	中老年	各种年龄，儿童相对常见	80%患者年龄<40岁，男性多于女性
病因	多数病因不清，少数继发于传染性单核细胞增多症、淋巴瘤等	某些病毒感染或梅毒	获得性干细胞克隆性疾病，其红细胞膜对补体异常敏感
临床表现	寒冷环境下肢端发绀，升温后消失	寒冷环境返回温暖环境后血红蛋白尿发作	睡眠后、感染、劳累或酸性饮食后血红蛋白尿发作
抗体	IgM	IgG	–
冷凝集素试验	+	–	–
冷热溶血试验	–	+	–
Ham试验	可弱阳性	–	+

7. 治疗
- 病因治疗。
- 避免寒冷暴露可预防溶血发作。
- 对症支持治疗。
- 糖皮质激素和脾切除无效。

（王　敏　邵英起）

■ 葡萄糖-6-磷酸脱氢酶缺乏症

1. 概述
- 葡萄糖-6-磷酸脱氢酶（G6PD）缺乏所致溶血性贫血是先天性G6PD酶活性与稳定性降低造成红细胞在某些外因条件下发生的溶血。
- 临床多表现为急性血管内溶血。
- 近年来，通过G6PD基因检测共鉴定出200余种不同的点突变。多数基因变异的患者在有诱因的情况下才表现出症状。

33

其中一部分G6PD突变会明显降低G6PD活性，从而导致严重的临床表现。

- 男性G6PD基因突变半合子G6PD活性降低。女性G6PD基因突变杂合子G6PD活性变异范围较大，G6PD活性变异可接近正常，需要通过基因检测明确。G6PD活性亦可显著缺乏。
- 女性纯合子常表现出G6PD缺乏的症状。
- 多在婴幼儿和儿童期发病，男性多于女性且症状重。
- 广东、广西、云南、贵州、四川及福建发病率高。

2. 病因及发病机制
- 性连锁不完全显性遗传。
- G6PD活性降低导致还原型谷胱甘肽（GSH）减少。还原型GSH减少使红细胞膜易受氧化损伤；同时降低红细胞内高铁血红蛋白的还原，使之聚集形成变性珠蛋白小体（Heinz小体），使红细胞顺应性降低。

3. 临床表现
- 新生儿G6PD缺乏性溶血症：出生后1周内发生黄疸。诱因为缺氧、感染、饥饿、酸中毒和接触氧化剂等。
- 蚕豆病：发病前有服食蚕豆史，多有恶心、腹痛、不适等前驱症状。临床表现为急性血管内溶血，有贫血、黄疸、酱油色尿，伴有恶心、腹痛、肝脾大。重症者有休克、心力衰竭、急性肾衰竭等。
- 药物性溶血：有服用氧化剂药物史，以抗疟药常见。常见药物有伯氨喹啉、奎宁、磺胺、解热镇痛药。临床表现同蚕豆病。
- 感染性溶血性贫血：有感染史，无其他常见诱因。多为细菌、病毒等感染。
- 先天性非球形红细胞溶血性贫血Ⅰ型（CNSHA Ⅰ型）：慢性溶血，有黄疸、贫血、脾大三大表现，服用某些药物或感染后溶血加重。

4. 实验室检查
- 血象、骨髓象、胆红素：符合溶血表现。
- G6PD缺乏诊断
  - ✓ 变性珠蛋白小体生成试验：甲紫染色可见红细胞内Heinz小体。
  - ✓ 高铁血红蛋白还原试验：＞75%正常，31%～74%杂合子，＜31%纯合子或半合子。
  - ✓ 高铁血红蛋白洗脱试验：＜2%正常，20%～79%杂合体，≥80%显著缺陷。
  - ✓ 荧光斑点试验：正常活性，10分钟内出现荧光。
  - ✓ G6PD活性定量测定：Zinkham法。正常值为（12.1±2.09）

IU/g Hb。

✓G6PD基因检测：G6PD基因突变。

5. 诊断

- 根据病史、临床表现、家族史、溶血证据及实验室检查证实G6PD缺乏：如G6PD活性分析。
- G6PD活性检测能检出绝大多数男性半合子（仅有的一条X染色体异常）及女性纯合子（两条X染色体都异常），而对女性杂合子的检测能力有限。
- 避免在溶血的急性期检测。必要时应在溶血发作缓解后2～4个月复查。
- 对于不典型患者，建议行G6PD基因突变检测。

6. 鉴别诊断

常见溶血性贫血的鉴别诊断见表15。

表15 常见溶血性贫血的鉴别诊断

疾病	鉴别要点
丙酮酸激酶缺乏症	慢性溶血，但可因感染发生溶血危象 实验室检查PK活性降低，G6PD正常
遗传性球形红细胞增多症	球形红细胞增多，红细胞渗透脆性降低 CNSHA I 型无此表现，且G6PD活性降低
免疫性溶血性贫血	病程迁延反复 Coombs试验阳性，G6PD活性正常
新生儿同种免疫性溶血性贫血	母婴有ABO或Rh血型不合 Coombs试验阳性

7. G6PD缺乏症禁用及慎用的药物（表16）

表16 G6PD缺乏症禁用及慎用的部分药物[1]

药物分类	禁用	慎用
抗疟药	伯氨喹、氯喹、扑疟喹、戊胺喹、阿的平	奎宁、乙胺嘧啶
砜类	噻唑砜、氨苯砜	
磺胺类	磺胺甲噁唑、磺胺二甲嘧啶、磺胺吡啶、柳氮磺胺吡啶	磺胺嘧啶、磺胺甲嘧啶
解热镇痛药	乙酰苯肼、乙酰苯胺	氨基比林、安替比林、保泰松、对乙酰氨基酚、阿司匹林、非那西丁

常见血液病处理

药物分类	禁用	慎用
其他	呋喃坦啶、呋喃唑酮、呋喃西林、呋喃妥英、黄连素、硝咪唑、硝酸异山梨醇、二巯基丙醇、亚甲蓝、三氢化砷、维生素K_3、维生素K_4、拉布立酶	氯霉素、链霉素、异烟肼、环丙沙星、氧氟沙星、左氧氟沙星、诺氟沙星、萘啶酸、布林佐胺、多佐胺、甲氧苄氨嘧啶、普鲁卡因酰胺、奎尼丁、格列本脲、苯海拉明、马来酸氯苯那敏、秋水仙碱、左旋多巴、苯妥英钠、苯海索、丙磺舒、对氨基苯甲酸、维生素C、维生素K_1
中药	川莲、珍珠粉、金银花、腊梅花、牛黄、茵栀黄（含金银花提取物）、保婴丹	

注：禁用，常规剂量可导致溶血；慎用，大剂量或特殊情况可致溶血。①参考《中华人民共和国药典临床用药须知：化学药和生物制品卷（2010年版）》（中国医药科技出版社）及意大利葡萄糖-6-磷酸脱氢酶缺乏症联盟网站（http://www.g6pd.org/）。

8. 治疗

- 去除诱因，停用氧化性药物。轻症者不用治疗。
- 必要时输血治疗。伴有胆红素脑病的G6PD缺乏患儿应予光疗和/或血浆置换。
- 碱化利尿，对症支持。
- CNSHA Ⅰ型脾大明显伴脾功能亢进者可脾切除。

（张　丽）

■ 丙酮酸激酶缺乏症

1. 概述

- 丙酮酸激酶（PK）缺乏症是一种常染色体隐性遗传的慢性溶血性贫血。
- 杂合子不发病，纯合子临床表现轻重不一。
- 胎儿在子宫内可表现为胎儿生长迟缓、胎儿水肿和早产。
- 多见于北欧及日本，我国少见。

2. 病因及发病机制

　　PK是红细胞内糖无氧酵解途径中催化磷酸烯醇丙酮酸转化为丙酮酸的激酶，其缺乏ATP生成减少，胞内钾离子及水分子外流，钙在膜上沉积，使细胞脱水和可塑性降低。

3. 临床表现

- 新生儿高胆红素血症：新生儿及婴幼儿常见，出生后1周内出现黄疸，伴有贫血、肝脾大，严重者发生胆红素脑病。
- 先天性非球形红细胞溶血性贫血Ⅱ型（CNSHAⅡ型）：儿童和成年发病，表现为长期贫血，伴有不同程度的黄疸和脾大。合并感染时可出现溶血危象或再障危象。少见情况可伴有胆石症、骨骼改变、发育落后、青春期延迟、皮肤色素沉着和肺动脉高压。

4. 实验室检查

- 血象、骨髓象：符合溶血表现。
- 胆红素：增高，以间接胆红素增高为主。
- 自体溶血试验：明显增强，可被ATP纠正，不被葡萄糖纠正。
- 荧光斑点试验：呈中间缺乏值或严重缺乏值。
- PK活性测定：Blume法。正常值为（15.0±1.99）IU/g Hb，37℃。纯合子为正常活性25%以下，杂合子为正常活性25% ~ 50%。

5. 诊断

- 新生儿高胆红素血症或自幼发生的慢性溶血，有贫血、黄疸、脾大、胆石症。
- 有溶血的实验室证据。
- 符合PK缺乏的实验室标准：PK活性降低。PKLR基因有复合杂合和纯合突变。注意：PK活性降低程度与临床表型的严重程度无相关性，因此，即使PK活性降低，也建议对PKLR进行基因检测。
- 排除其他红细胞酶缺乏病、血红蛋白病及继发性PK缺乏。

6. 鉴别诊断

婴幼儿溶血性贫血的鉴别诊断要点见表17。

表17 婴幼儿溶血性贫血的鉴别诊断

疾病	鉴别要点
G6PD缺乏症	多有诱因，如食用蚕豆或氧化剂 临床呈急性自限性溶血 G6PD活性降低或G6PD基因突变
遗传性球形红细胞增多症	球形红细胞增多 红细胞渗透脆性增高 EMA流式检测提示EMA结合试验荧光强度降低 PK活性正常

37

疾病	鉴别要点
血红蛋白病	Hb电泳有异常区带 PK活性正常
新生儿同种免疫性溶血性贫血	母婴有ABO或Rh血型不合 Coombs试验阳性

7. 治疗
- 输血。
- 脾切除。
- 造血干细胞移植。
- 丙酮酸激酶激活剂：mitapivat（pyrukynd）。
- 辅助治疗：腺苷三磷酸制剂；膜稳定剂，如维生素E；造血原料药物，如叶酸、维生素B_{12}。

(张 丽)

■ 新生儿同种免疫性溶血性贫血

1. 概述
- 新生儿同种免疫性溶血性贫血是由于母亲和胎儿血型不合，母亲免疫抗体作用于新生儿红细胞而发生的溶血。
- 表现为新生儿严重的溶血性贫血，高胆红素血症。
- 以ABO血型不合最多见（占85%），其次为Rh溶血病（占15%），MN溶血病偶见。

2. 病因及发病机制
- 母体暴露于自身缺乏的红细胞抗原；母体对外来抗原产生抗体。
- 母体的抗体能通过胎盘进入胎儿血液循环；胎儿拥有母体致敏的抗原。

3. 临床表现
- ABO溶血病母亲为O型而婴儿为A或B型常见，第一胎即可发病，病情相对轻。Rh溶血病母亲为Rh阴性而胎儿为阳性，多第二胎发病，病情相对重。
- 轻症者贫血多不重，轻至中度黄疸。
- 重症者黄疸、贫血、肝脾大明显且进行性加重，易发生胆红素脑病。
- 极重者胎儿水肿，宫内死胎或产后死亡。

4. 实验室检查

- 血象：血红蛋白减少，网织红细胞增多，外周血有核红细胞增多（>10%），外周血球形红细胞、多嗜性红细胞增多。
- 胆红素：增高，以间接胆红素增高为主。
- 血清学检查

  ✓ ABO溶血病：母为O型，子为A型或B型。
    ◆ 子血：直接Coombs试验弱阳性。
    ◆ 母血：溶血素滴度>1∶8为可疑，免疫性抗A（或抗B）抗体IgG>1∶64有诊断意义。

  ✓ Rh溶血病：母为Rh阴性而子为阳性，或母子RhD相同而其他抗原不同。
    ◆ 子血：直接Coombs试验阳性，间接Coombs试验也常阳性。子血清与标准Rh红细胞做凝集试验，可决定抗体类型。
    ◆ 母血：用母血清和子红细胞（ABO相容时）做胶体介质试验、木瓜酶试验、Coombs试验，其中任一项阳性即可诊断。用母血清与标准抗原红细胞做上述试验，可检出其免疫抗体类型。

5. 诊断

- 病史：母亲既往有不明原因流产史、死产史或严重新生儿黄疸史。
- 临床表现：新生儿黄疸、贫血、肝脾大显著，甚至发生胆红素脑病。
- 血型鉴定：母为O型，子为A型或B型；或母为Rh阴性而子为阳性，若母为Rh阳性，应考虑E、C等抗原不合。
- 血清学检查：有子红细胞被致敏的证据（抗Coombs试验阳性）和母体存在免疫性抗体的证据。

6. 鉴别诊断

新生儿溶血的鉴别诊断要点见表18。

表18　新生儿溶血的鉴别诊断

疾病	鉴别要点
G6PD缺乏症	G6PD活性降低；Coombs试验阴性；家族史阳性
重型遗传性球形红细胞增多症	新生儿溶血性黄疸轻微；自体溶血试验阳性，并能被葡萄糖纠正；Coombs试验阴性；家族史阳性

疾病	鉴别要点
Hb Bart 胎儿水肿综合征	Hb 电泳有异常区带（γ_4）；Coombs 试验阴性；家族史阳性
新生儿高胆红素血症	PK 活性降低；Coombs 试验阴性
新生儿感染性溶血	临床有感染表现，能确定感染灶和病原体；母子血型相合，Coombs 试验阴性

7. 治疗及预防

- 产前治疗
  - ✓母亲产前监测，针对病情采取不同措施。
  - ✓早期终止妊娠：既往有死胎及胎儿水肿史；孕妇血清抗 Rh 抗体效价＞1∶64；羊水胆红素超过 7.99μmol/L；450nm 光密度读数位于第 Ⅱ 区上方或接近第 Ⅲ 区带。选择时机：妊娠第 35 ～ 38 周。
  - ✓宫内输血：孕周＞22 周，胎儿肺尚未发育成熟；严重贫血，Hb＜80g/L，HCT＜25%，及胎儿发生水肿者。方法：输注 O 型 Rh 阴性新鲜浓缩红细胞，每次 50 ～ 100ml，穿刺输入胎儿腹腔，每 2 周重复 1 次，直到妊娠终止。
- 生后治疗
  - ✓防治高胆红素血症
    - ◆换血疗法：用血液置换换出新生儿体内的高浓度胆红素、致敏的红细胞及来自母体的抗体。方法：Rh 溶血用 ABO 同型的 Rh 阴性血液，ABO 溶血用 O 型或患儿同型血液；尽量使用经肝素钠抗凝的新鲜血；每次换血量 150 ～ 180ml/kg。换血后继以光照疗法。
    - ◆光照疗法：波长为 415 ～ 475nm 的蓝光照射患儿皮肤可使体内的间接胆红素转化为水溶性胆红素排出体外。方法：护眼，周身照射，连续 24 ～ 72 小时。直至胆红素降至 205μmol/L 以下。
    - ◆药物治疗：苯巴比妥 4 ～ 8mg/（kg·d），增强肝清除胆红素的功能；白蛋白 3g/d，连用 3 天，减轻神经细胞毒性。
  - ✓支持对症治疗：纠正酸中毒和心力衰竭，改善通气等。
- 预防
  - ✓防止孕母发生同种免疫：Rh 阴性应输 Rh 阴性血液。
  - ✓抗 D 免疫球蛋白：Rh 阴性母亲分娩 Rh 阳性的婴儿后，72 小时内肌内注射抗 D 免疫球蛋白 300μg，防止母亲被致敏，使下一胎免于发病。

✓ 苯巴比妥：产前已诊断者，产前1～2周口服苯巴比妥30～60mg，每天3次。

（张　丽）

■ 药物诱发的免疫性溶血性贫血

1. 概述

- 药物诱发的免疫性溶血性贫血（DRIA）是指药物作为半抗原在体内与蛋白质结合获得免疫原性，通过免疫反应导致溶血性贫血。
- 按免疫机制分为免疫复合物型、半抗原型和自身抗体型。

2. 临床表现及分类（表19）

表19　DRIA的临床表现及分类

项目	免疫复合物型 （奎宁型）	半抗原型 （青霉素型）	自身抗体型 （甲基多巴型）
病因	对氨基水杨酸、异烟肼、利福平、奎尼丁、奎宁、非那西丁、氨基比林、胰岛素	青霉素、氨苄西林、甲氧西林、头孢菌素	甲基多巴、左旋多巴
发病机制	免疫复合物型机制，有补体参与	半抗原-细胞机制，诱发特异性抗体产生	未肯定
所需药物剂量	常很少，曾有用药史	超大剂量（青霉素），一般剂量（头孢菌素）	长期用药3个月后
起病	急性	亚急性	慢性
临床表现	急性发作的血红蛋白尿，易发生急性肾衰竭和DIC	血红蛋白突然减少，网织红细胞计数增高，间接胆红素增多	起病隐匿，主要为贫血
停药后溶血缓解所需时间	数日	数日至数周	1个月至2年
溶血部位	血管内	血管外	血管外
伴有其他药物过敏表现	无	部分有	无
球形红细胞	常有	少见	可见

项目	免疫复合物型（奎宁型）	半抗原型（青霉素型）	自身抗体型（甲基多巴型）
抗体种类	多数为IgM，IgG少常结合补体	IgG	IgG（可有Rh特异性）
直接Coombs试验	＋，主要为抗C3型	＋，抗IgG强阳性	＋，主要为抗IgG型
间接Coombs试验			
未加药物	－	－	常＋
加入药物	单纯药物加入后＋	药物吸附红细胞膜上后＋	＋
抗核抗体、LE细胞及类风湿因子	－	－	可能＋

注：DIC，弥散性血管内凝血；LE细胞，狼疮细胞。

3. 诊断
- 发病前有用药史，停药后溶血缓解。
- 有溶血证据。
- 直接Coombs试验阳性。
- 间接Coombs试验阳性或相关药物孵育后阳性。

4. 鉴别诊断

氧化性药物所致溶血的鉴别诊断见表20。

表20　氧化性药物所致溶血的鉴别诊断

要点	G6PD缺乏症	DRIA
诱因	氧化性药物	包括某些氧化性药物及其他药物
病因	遗传性	获得性
家族史	有	无
临床表现	服药48小时内发作急性血管内溶血表现	不同类型表现不一
G6PD活性测定	降低	正常
高铁血红蛋白还原试验	G6PD活性降低	正常
荧光斑点试验	G6PD活性降低	正常
Coombs试验	阴性	阳性

5. 治疗
- 立即停药。
- 糖皮质激素：对自身抗体型有一定疗效，免疫复合型无效。
- 输血支持：严重青霉素型在药物排出后可输血。免疫复合物型输血可能加重溶血。

（张　丽）

■ 微血管病性溶血性贫血

1. 概述
- 微血管病性溶血性贫血（MHA）是微小血管病变引起红细胞破碎而发生的溶血性贫血。
- 外周血出现形状各异的破碎红细胞和球形红细胞，伴有微小血管病变，可由多种疾病引起。

2. 病因及发病机制
- 病因：多种疾病伴有的微血管内皮损伤。
- 发病机制：各种病因引起的微小血管内皮损伤，使通过的红细胞发生机械性损伤而血管内溶血，同时可能诱发弥散性血管内凝血（DIC）。

3. 临床表现
- 原发病表现。
- 血管内溶血表现：突然发作，进行性加重的贫血、黄疸、血红蛋白尿。
- 出血：皮肤、黏膜出血多见，多因合并DIC所致。

4. 实验室检查
- 血象：贫血，网织红细胞计数增高，外周血涂片易见破碎红细胞（3%以上），如盔甲形、三角形、锯齿形。血小板常减少。
- 胆红素：间接胆红素增多。
- 游离血红蛋白：增多。
- 结合珠蛋白：减少。
- 含铁血黄素尿：可见于慢性患者。

5. 诊断
- 有诱发MHA的原发病变。
- 突然发作的血管内溶血伴有皮肤、黏膜出血。
- 网织红细胞计数增高，血片中破碎红细胞 >3%。血小板减少。
- 游离血红蛋白增多，结合珠蛋白减少。

6. 鉴别诊断

血管内溶血的鉴别诊断要点见表21。

表21　血管内溶血的鉴别诊断

疾病	鉴别要点
阵发性睡眠性血红蛋白尿症	无引起MHA的原发病变 Ham试验和蔗糖溶血试验阳性 外周血涂片无破碎红细胞
G6PD缺乏症	有家族史，幼年发病 慢性有明显肝脾大 急性发作前有食用蚕豆，感染或服用氧化性药物史 G6PD活性降低 外周血涂片无破碎红细胞

7. 治疗

● 治疗原发病。

● 输血：纠正严重贫血。

● 抗凝治疗：存在DIC时，应用肝素抗凝治疗。

● 溶栓治疗：存在血栓性微血管病变时，特别是累及肾组织，如溶血尿毒症综合征，可使用尿激酶或链激酶溶栓治疗。

（张　丽）

■ 高铁血红蛋白血症

1. 概述

● 高铁血红蛋白（MHb）血症是由于红细胞内MHb异常堆积引起的疾病，表现为无心肺功能异常的发绀。

● 临床分为先天性和中毒性两类，前者罕见，后者常见。

2. 病因及发病机制

● 先天性MHb血症：常染色体隐性遗传性还原型烟酰胺腺嘌呤二核苷酸（NADH）细胞色素b_5还原酶缺乏，导致MHb还原成血红蛋白受阻，使MHb异常增多。

● 中毒性MHb血症：氧化性药物或毒物使血红蛋白氧化为MHb，主要是硝酸盐或亚硝酸盐、局麻药、腌制品、染料等。

3. 临床表现

● 先天性MHb血症：分为单纯型和全身型。

　✓ 发绀：出生后即有发绀，皮肤呈青灰色或棕灰色，口唇、黏膜、甲床明显。无心肺疾病，无杵状指。

✓全身型尚有精神发育障碍、生长迟缓。

- 中毒性MHb血症
  - ✓有服某些药物或接触毒物史。
  - ✓慢性者表现为无症状发绀，急性者有缺氧、头痛、乏力等表现。
  - ✓有可能集体发病。
  - ✓临床表现与MHb浓度有关。

4. 实验室检查
- 体外氧合试验：抗凝静脉血体外接触空气不变色，呈巧克力样棕褐色。
- 分光光度计光谱分析：MHb在630nm处有吸收峰，加入氰化钾后此峰立即消失。
- 亚甲蓝还原试验：亚甲蓝能激活NADPH-MHb还原酶系统，可以鉴别先天性MHb和中毒性MHb。
- MHb定量测定：常达 $5\% \sim 60\%$
- 细胞色素 b_5 还原酶活性测定：先天性MHb常低于正常的 20%。
- 基因分析：变异型的鉴定及基因分析对于全身型MHb的产前诊断和杂合子的检出有重要价值。

5. 诊断
- 自幼发生的无症状性发绀或接触氧化性药物（或毒物）后发生的发绀。
- 能除外心肺疾病引起的缺氧性发绀。
- 实验室检查证实MHb增多或细胞色素 b_5 还原酶活性减低（先天性）。

6. 鉴别诊断
  发绀的鉴别诊断见表22。

表22　发绀的鉴别诊断

疾病	鉴别要点
血红蛋白M病	常染色体显性遗传 血红蛋白M可经Hb电泳及光谱分析证实 静脉血与亚甲蓝孵育无还原反应 细胞色素 b_5 还原酶活性正常
发绀型先天性心脏病	伴有活动后心悸、气促、发绀加重 有杵状指和心脏病体征 体外氧合试验：静脉血在空气中振荡转为红色 超声心动图可确诊先天性心脏病类型

45

7. 治疗（表23）

表23 高铁血红蛋白血症的治疗要点

药物	方案
亚甲蓝	急性：成人1mg/kg静脉推注，婴儿加倍，时间不少于5分钟 慢性：亚甲蓝口服，100～300mg/d。MHb血症伴G6PD缺乏症患者可能导致急性溶血
维生素C	300～600mg/d，适用于先天性MHb血症。长期服用可能形成泌尿系结石
维生素B$_2$	60～120mg/d，适用于先天性MHb血症。不能耐受维生素C或有泌尿系结石者

（张　丽）

■ 硫化血红蛋白血症

1. 概述
- 硫化血红蛋白（SHb）血症是指外周血出现血红蛋白与硫化物形成的SHb。
- 多为氧化性药物或化学物品所致，临床以发作性发绀为特点。

2. 病因及发病机制
- 某些药物（如乙酰苯胺、非那西丁、磺胺等）与含硫化合物可引起本病。
- 硫原子与血红蛋白形成SHb，呈蓝褐色，SHb无携氧能力，一旦形成不可逆转，直到随红细胞衰老被清除。

3. 临床表现
- 有服用上述药物史或化学毒物接触史。肠源性者有便秘史。
- 发作时皮肤黏膜呈蓝灰色，重者可伴有头痛、头晕或晕厥。

4. 实验室检查
- 血液呈蓝褐色，空气中振荡不变色，加入亚甲蓝后温育仍不能转为红色。
- 光谱分析稀释的血液标本于620nm处有光吸收带，加入氰化钾后此带不消失。
- 分光光度法测定SHb含量。正常人不含SHb。
- 等电聚焦电泳见正常脱氧Hb与氧合Hb区带之间有一绿色区带。

5. 诊断
- 接触氧化性药物或毒物后的发作性发绀，并带有蓝色。

- 排除心肺疾病引起的缺氧性发绀。
- 实验室检查证实含有SHb，而非MHb。
- 亚甲蓝和维生素C治疗无效。

6. 鉴别诊断

发作性发绀的鉴别诊断见表24。

表24 发作性发绀的鉴别诊断

要点	中毒性高铁血红蛋白血症	硫化血红蛋白血症
病因	氧化性药物或化学毒物氧化为MHb	氧化性药物或化学毒物氧化为SHb
临床表现	无症状发绀；急性者有缺氧、头痛、乏力	发作性发绀；重者有头痛、头晕或晕厥
血液颜色	巧克力样棕褐色	蓝褐色
亚甲蓝还原试验	血液由巧克力样棕褐色变为红色	血液不变色
光谱分析	630nm处有吸收峰，加入氰化钾后此峰立即消失	620nm处有光吸收带，加入氰化钾后此带不消失
细胞色素b_5还原酶活性	降低	正常
治疗	亚甲蓝和维生素C治疗有效	亚甲蓝和维生素C治疗无效

7. 治疗

- 目前无有效治疗药物。一般SHb含量不高，无须治疗。
- 肠源性者可给予缓泻剂。
- 急性发病，病情严重者可以换血治疗。

（张　丽）

白细胞疾病

■ 粒细胞减少症和粒细胞缺乏症

1. 概述

- 外周血中性粒细胞绝对值，在成人低于$2.0×10^9$/L者，10岁以下儿童低于$1.5×10^9$/L，10～14岁儿童低于$1.8×10^9$/L，称为中性粒细胞减少症。
- 因为粒细胞中中性粒细胞占绝大多数，因此通常所说的粒细胞减少症即中性粒细胞减少症。

47

- 粒细胞低于0.5×10^9/L时，称为粒细胞缺乏症。
- 急性粒细胞缺乏症是指突然发病，粒细胞缺乏，伴发热、感染的综合征。

2. 病因

- 粒细胞减少症的病因：见表25。

表25　粒细胞减少症的病因

病因	疾病
生成减少	细胞毒药物（详见表28）
	镇痛药、镇静药、抗甲状腺药物、磺胺等
	自身免疫性疾病或药物介导损伤其分化的各个阶段
	细菌、病毒、立克次体、原虫感染等
	恶性肿瘤的骨髓浸润
	遗传性粒细胞减少症（详见表28）
破坏或消耗过多	自身免疫性疾病相关（SLE、RA、Felty综合征等）
	严重细菌感染或败血症、脾功能亢进
分布异常	严重细菌感染、营养不良、疟疾等导致分布于边缘池
	血液透析时滞留于肺，脾功能亢进时滞留于脾
遗传性、先天性及其他婴幼儿时期的中性粒细胞减少症	婴儿遗传性粒细胞缺乏症、粒细胞减少伴免疫球蛋白异常、家族性良性慢性中性粒细胞减少症、先天性无白细胞或网状组织发育不全、周期性中性粒细胞减少症、胰功能不全伴中性粒细胞减少症、婴儿及儿童期慢性良性粒细胞减少症

注：SLE，系统性红斑狼疮；RA，类风湿关节炎。

- 引起中性粒细胞减少的药物：见表26。

表26　引起中性粒细胞减少的药物

性质	名称
给足剂量必定引起中性粒细胞减少的药物	
细胞毒药物	烷化物、抗代谢药、蒽环类、长春新碱类、顺铂、羟基脲和放线菌素D等抗癌药

性质	名称
偶尔引起中性粒细胞减少的药物	
镇痛、消炎药	氨基比林、保泰松、扑热息痛、阿司匹林、吲哚美辛等
镇静药	氯丙嗪、氯氮平、巴比妥类等
抗菌药	氯霉素、链霉素、利福平、异烟肼、青霉素菌、头孢菌素类、万古霉素、喹诺酮类、磺胺类
抗甲状腺药	他巴唑、甲硫氧嘧啶、丙硫氧嘧啶（较前两者发生率低）等
抗惊厥和抗癫痫药	苯妥英钠、美芬妥英、三甲双酮等
抗心律失常药	普鲁卡因胺、普萘洛尔、奎尼丁
抗高血压药	甲基多巴、卡托普利等
抗组胺药	西咪替丁、曲吡那敏等
抗疟药	奎宁
其他	重组IFN-α/γ、别嘌呤醇、左旋咪唑、青霉胺、汞制剂、金盐等

3. 诊断

● 中性粒细胞减少症的诊断：见表27。

表27 中性粒细胞减少症的诊断要点

项目	要点
临床表现	因减少的程度和发病原因而异；轻度减少者（1.0～1.95×10⁹/L），发生感染，临床上不出现特殊症状或表现为原发病灶；中重度减少者（<0.95×10⁹/L）易受感染，尤其是重度减少。若持续时间较久，会导致细菌感染。感染未发生时，患者可出现疲乏、无力、头晕、食欲减退。感染发生时畏寒、寒战、高热，常见感染部位是舌、口腔和咽部，可见坏死性溃疡，以及肺、泌尿系、肝胆和睑部或肛周皮肤发生炎症或脓肿。严重粒细胞缺乏时，可无脓液或很少，肺部感染X线检查无炎症浸润阴影或不明显

续　表

项目	要点
血象	白细胞不同程度减少，中性粒细胞减少，淋巴细胞百分比相对增加；如果病因导致骨髓造血干细胞抑制，先出现粒细胞减少，继而血小板和红细胞减少，为全血细胞减少。重度减少者，其细胞核常固缩，胞质内出现空泡，中性颗粒染色不显或出现粗大颗粒；恢复期，血涂片中可出现中幼或晚幼粒细胞。轻度减少者，必须重复检查。疑诊为周期性粒细胞减少症者应每周检查 2～3 次，连续 6 周（3 周为 1 个周期）
骨髓象	因不同病因有不同表现。早期可无明显改变，或呈幼粒细胞不少而成熟粒细胞减少的"成熟障碍"表现；或呈代偿性增生改变。严重粒细胞乏者粒系重度成熟障碍或无再生表现；恢复期可呈类白血病表现
特殊检查	详见表28

● 粒细胞减少症和粒细胞缺乏症的特殊检查：见表28。

表28　粒细胞减少症和粒细胞缺乏症的特殊检查

名称	意义
肾上腺素试验	可以检查粒细胞边缘池功能，即粒细胞是否分布异常。1∶1000肾上腺素皮下注射0.2ml，注射后10、20和30分钟测定粒细胞数，如增多至原数1倍或以上，且患者无脾大，可考虑为假性粒细胞减少
氢化可的松试验	用于检查粒细胞储备功能，鉴别中性粒细胞正常生理性变动和慢性良性家族性粒细胞减少及药物等引起的粒细胞生成减少。静脉滴注氢化可的松200mg后4～5小时，正常人粒细胞峰值较原数上升（4.5 ± 0.5）$\times10^9$/L；慢性良性家族性粒细胞减少者上升（2.5 ± 0.4）$\times10^9$/L；药物性粒细胞减少者上升（1.5 ± 0.3）$\times10^9$/L或无反应
中性粒细胞特异性抗体测定	检查有无破坏的白细胞
白细胞凝集反应	测定中性粒细胞同种抗体
免疫荧光粒细胞抗体测定法	此方法较精确
骨髓CFU-GM培养及粒细胞集落刺激因子活性测定	鉴别干细胞缺陷和体液因素异常

名称	意义
DF^{32}标记（或以^{3}H-TdR标记）粒细胞测定	了解中性粒细胞的细胞动力学，测定其寿命
血清溶菌酶测定	增高提示中性粒细胞破坏增多

4. 治疗
- 去除病因。
- 治疗引起粒细胞减少的原发病。
- 防治感染。
- 应用升粒细胞药物。
- 必要时输注粒细胞，适用于严重感染抗生素不能控制者，但不良反应较多。
- 应用免疫抑制剂。
- 异基因造血干细胞移植。
- 脾切除：对于Felty综合征和脾功能亢进者可考虑。

（魏　辉）

■ 急性白血病

1. 概述
- 急性白血病（AL）是一类造血干、祖细胞来源的恶性克隆性异质性造血系统恶性肿瘤。
- 临床以感染、出血、贫血和髓外组织器官浸润为主要表现，病情多进展迅速。
- 根据白血病细胞受累系列分为急性髓系白血病（AML）和急性淋巴细胞白血病（ALL）两大类；少数不能明确归类的称为系列模糊的AL。

2. 病因
　　与环境因素、物理因素、化学因素、病毒感染、遗传因素等相互作用。

3. 临床表现
- 起病急骤或缓慢。
- 发热、感染、贫血、出血是常见症状；高白时可出现白细胞淤滞。
- 可有肝、脾、淋巴结肿大，ALL多于AML；可有胸骨压痛及骨关节疼痛；可发生髓外浸润，发生睾丸无痛性增大，中枢神经系统（CNS）症状，黄色瘤、绿色瘤等。
- 尚可发生肺、心、消化道、泌尿道等浸润及症状。

4. 实验室检查

- 血象：WBC计数多数增高，也可正常或减少，可见原始、幼稚细胞，但与骨髓可不平行。多见不同程度血小板减少和正细胞性贫血。
- 骨髓象：多数有核细胞增多，主要为各型原始细胞及幼稚细胞；AML细胞胞质可见Aüer小体。
- 组化、免疫类型及细胞遗传学改变：组化、免疫类型主要用于各类白血病的诊断和鉴别诊断；常见特异的染色体和基因改变对预后有意义（详见相关疾病）。

5. 诊断

- 白血病的诊断主要依赖骨髓涂片计数原始细胞比例。
- 白血病的分型早期主要依赖细胞形态学和细胞化学染色（表29），目前主要是以流式细胞术为基础的免疫学检测（表30、表31）。
- 遗传学信息主要用于白血病患者的预后判断，但对于伴特定遗传学异常［如t（8；21）、inv（16）或t（15；17）］的白血病，不论原始细胞比例如何，可直接诊断为AML。

表29 急性白血病的细胞化学染色

	ALL	急性粒细胞白血病	急性单核细胞白血病
髓过氧化物酶（MPO）	-	分化差的原始细胞-～+ 分化好的原始细胞+～++	-～+
过碘酸希夫（PAS）染色	成块或粗颗粒状	弥漫性淡红色或细颗粒状	弥漫性淡红色或细颗粒状
非特异性酯酶（NSE/NEC）	-	-～+，NaF抑制<50%	+，NaF抑制>50%

表30 造血细胞常见的表面免疫学标志物

肿瘤类型	表面免疫学标志物
髓系、单核系	CD33、CD117、CD13、CD14、CD15、CD64
B细胞及其肿瘤	CD10、CD19、CD20、CD22、CD79a
T细胞及其肿瘤	CD2、CD3、CD4、CD7、CD8
NK细胞及其肿瘤	CD16、CD56

表31 WHO的混合表型白血病诊断标准（2016年）

系列	认定标准
髓系	MPO（流式、免疫组化或细胞化学） 或单核系（至少下面中的2个：细胞化学染色的非特异酯酶，CD11c，CD14，CD64，溶菌酶）
T细胞	强表达胞质CD3（用CD3ε链抗体）或膜CD3
B细胞	强表达CD19，同时强表达CD79a、胞质CD22或CD10中的至少1个 弱表达CD19，同时强表达CD79a、胞质CD22或CD10中的至少2个

6. 分类
- 原始细胞≥20%作为WHO（2016）急性白血病的诊断标准。
- 细胞形态学、免疫学、细胞遗传学、分子生物学特征共同组成了MICM分型。
- WHO（2016）分类方案中诊断AML时原始细胞计数百分比是指原始细胞占所有骨髓有核细胞的百分比（表32、表33）。

表32 AML的WHO分型（2016年）

AML伴重现性遗传异常

AML伴t（8；21）（q22；q22.1）；RUNX1-RUNX1T1

AML伴inv（16）（p13.1q22）或t（16；16）（p13.1；q22）；CBFB-MYH11

APL伴PML-RARA

AML伴t（9；11）（p21.3；q23.3）；MLLT3-KMT2A

AML伴t（6；9）（p23；q34.1）；DEK-NUP214

AML伴inv（3）（q21.3q26.2）或t（3；3）（q21.3；q26.2）；GATA2，MECOM

AML（原始巨核细胞）伴t（1；22）（p13.3；q13.3）；RBM15-MKL1

暂定型：AML伴BCR-ABL1

AML伴NPM1突变

AML伴CEBPA双等位基因突变

暂定型：AML伴RUNX1突变

AML伴骨髓增生异常相关改变

治疗相关髓系肿瘤

AML 非特定型

 AML 微分化型

 AML 未分化型

 AML 部分分化型

 急性粒-单核细胞白血病

 急性单核细胞白血病

 纯红白血病

 急性巨核细胞白血病

 急性嗜碱性粒细胞白血病

 急性全髓白血病伴骨髓纤维化

骨髓肉瘤

 唐氏综合征相关性骨髓增生

表33　ALL 的 WHO 分型（2016年）

B 前体淋巴细胞白血病/淋巴瘤

 B 淋巴细胞白血病/淋巴瘤，非特定型

 B 淋巴细胞白血病/淋巴瘤伴重现性遗传异常

 B 淋巴细胞白血病/淋巴瘤伴 t（9；22）（q34.1；q11.2）；BCR-ABL1

 B 淋巴细胞白血病/淋巴瘤伴 t（v；11q23.3）；KMT2A 重排

 B 淋巴细胞白血病/淋巴瘤伴 t（2；21）（p13.2；q22.1）；ETV6-RUNX1

 B 淋巴细胞白血病/淋巴瘤伴超二倍体

 B 淋巴细胞白血病/淋巴瘤伴亚二倍体

 B 淋巴细胞白血病/淋巴瘤伴 t（5；14）（q31.1；q32.3）；IL3-IGH

 B 淋巴细胞白血病/淋巴瘤伴 t（1；19）（q23；p13.3）；TCF3-PBX1

 暂定型：B 淋巴细胞白血病/淋巴瘤，BCR-ABL1 样

 暂定型：B 淋巴细胞白血病/淋巴瘤伴 Iamp21

T 前体淋巴细胞白血病/淋巴瘤

 暂定型：早期前 T 淋巴细胞白血病

 暂定型：NK 细胞白血病/淋巴瘤

7. 鉴别诊断

　　主要与骨髓增生异常综合征、类白血病反应、传染性单核细胞增多症等鉴别。

8. 治疗

- 根据患者的年龄、疾病特点及疗效进行分层治疗，治疗方法包括传统的化疗和造血干细胞移植，以及近年来出现的免疫治疗和靶向治疗。在本病治疗的同时，给予对症支持治疗。
- 异基因造血干细胞移植（allo-HSCT）是复发、难治性急性白血病唯一可能获得长期缓解的治疗措施，移植前通过挽救方案获得缓解有利于提高移植疗效。对于allo-HSCT后复发患者可尝试供者淋巴细胞输注（DLI）、二次移植等。
- 靶向及免疫治疗吉瑞替尼（靶向FLT3）、维奈克拉（靶向BCL2）、艾伏尼布（靶向IDH1）、CD19/CD3双抗（贝林妥欧，靶向CD19）、奥加伊妥珠单抗（靶向CD22）及嵌合抗原受体T细胞免疫治疗（CAR-T），被越来越多地应用在急性白血病，尤其是复发难治急性白血病的治疗中。

　　　　　　　　　　　　　　　　　　　　　　　（魏　辉）

■ 急性髓系白血病

1. 预后分级（表34）

表34　中国（2021）AML预后分级

预后等级	细胞遗传学	分子遗传学
预后良好	inv（16）（p13q22） t（16；16）（p13；q22） t（8；21）（q22；q22）	NPM1突变但不伴有FLT3-ITD突变，或者伴有低等位基因比FLT3-ITD突变[①] CEBPA双突变
预后中等	正常核型 t（9；11）（p22；q23） 其他异常	inv（16）（p13；q22）或t（16；16）（p13；q22）伴有C-kit突变[②] t（8；21）（q22；q22）伴有C-kit突变[②] NPM1突变伴有高等位基因比FLT3-ITD突变[①]

预后等级	细胞遗传学	分子遗传学
预后不良	单体核型 复杂核型（≥3种），不伴有t（8； 21）（q22；q22）、inv（16）（p13 q22） 或t（16；16）（p13；q22） 或t（15；17）（q22；q12） −5 −7 5q− −17或abn（17p） 11q23染色体易位，除外t（9； 11） inv（3）（q21q26.2） 或t（3；3） （q21q26.2） t（6；9）（p23；q34） t（9；22）（q34.1；q11.2）	TP53突变 RUNX1（AML1）突变③ ASXL1突变③ 高等位基因比FLT3-ITD 突变①③

注：①低等位基因比为＜0.5，高等位基因比为≥0.5。如没有进行FLT3等位基因比检测，FLT3-ITD阳性应该按照高等位基因比对待。②C-kit D816对t（8；21）（q22；q22）、inv（16）（p13；q22）具有预后影响，其他的突变位点对预后没有影响，仍归入预后良好组。③这些异常如果发生于预后良好组时，不应作为不良预后标志；单体核型，两个或两个以上常染色体单体，或一个常染色体单体合并至少一个染色体结构异常。

DNMT3a、RNA剪接染色质修饰基因（SF3B1、U2AF1、SRSF2、ZRSR2、EZH2、BCOR、STAG2）突变，这类基因突变的同时不伴有t（8；21）（q22；q22）、inv（16）（p13q22）或t（16；16）（p13；q22）或t（15；17）（q22；q12）者，预后不良。但其循证医学证据级别不能等同于TP53、ASXL1、RUNX1等突变，暂不作为预后分级的依据。

2. 治疗

确诊后，应根据患者意愿和疾病特点，制订个体化化疗方案并及早治疗。

- 对症支持治疗：高白细胞AML用羟基脲降低白细胞水平，除急性早幼粒细胞白血病（APL）外，可采用白细胞分离术清除过高的白细胞。给予碱化和水化，预防高尿酸血症及电解质紊乱，给予血制品及抗感染等对症治疗。

- 联合化疗

  ✓ 按照治疗目标，白血病的联合化疗可分为两个阶段，即诱导缓解治疗和缓解后治疗，缓解后治疗又由巩固治疗和维持治疗两部分构成。随着近年靶向治疗药物的出现，靶向药物逐渐与化疗联合或单独应用于AML的治疗。

◆ 非APL的AML诱导缓解治疗：初治成人非APL的AML诱导治疗方案的组成以蒽环类药物联合阿糖胞苷为基础，常用的有去甲氧柔红霉素（IDA）或柔红霉素（DNR）联合阿糖胞苷（Ara-C）组成的IA/DA（3＋7）方案，常用的药物还有高三尖杉酯碱（HHT）、阿克拉霉素、米托蒽醌等药物，可以组成HAD、HAA等方案。

◆ 非APL的AML缓解后治疗：根据预后分级和MRD分层治疗。高危组，首选异体HSCT；中低危组巩固治疗后MRD阴性的患者首选大剂量Ara-C为主的巩固化疗。对于MRD持续阳性或由阴性转为阳性的患者，应考虑造血干细胞移植治疗，对FLT3-ITD阳性患者移植后可以应用FLT3抑制剂维持治疗，其他患者可以用去甲基化维持治疗。

◆ 老年AML的治疗：老年患者年龄 <75 岁、一般情况好、不具有不良预后因素，可用标准 $3＋7$ 方案诱导治疗。年龄 ≥ 75 岁、一般情况差或具有不良预后因素患者可以用去甲基化药物联合维奈克拉等低强度治疗。老年AML患者在巩固治疗结束后，可以应用去甲基化药物维持治疗。一般情况可且有合适供者的患者在缓解后可行降低强度预处理造血干细胞移植。

◆ APL的治疗：APL根据白细胞数和血小板数量进行预后分组。低危组：$WBC < 10 \times 10^9/L$ 且 $PLT > 40 \times 10^9/L$；中危组：$WBC < 10 \times 10^9/L$ 且 $PLT < 40 \times 10^9/L$；高危组：$WBC > 10 \times 10^9/L$。目前常将低危组和中危组放在一起作为低危组。

◆ APL存在出血倾向，往往由于出血导致早期死亡。因此，对于疑诊APL者，应先口服全反式维甲酸（ATRA）治疗，待明确诊断后再调整诊疗方案。对于中低危组APL采用ATRA联合三氧化二砷（ATO）治疗。对于高危组患者，可以采用ATRA口服并联合ATO及蒽环类药物治疗。在APL诱导治疗过程中，为了减少出血的风险，应维持 $PLT > 40 \times 10^9/L$，纤维蛋白原1.5g/L。另外，需警惕分化综合征的出现。

（魏　辉）

■ 急性淋巴细胞白血病

1. 分型（表35、表36）。

表35 依分化发育阶段划分的B-ALL/LBL分类

免疫学分型	CD79a	CD19	TdT	CD10	Cyμ	sIgM
Pro-B	+	+	+	−	−	−
Common	+	+	+	+	−	−
Pre-B	+	+	+	+/−	+	−
Mature B	+	+	−	+/−	+/−	+

表36 依分化发育阶段划分的T-ALL/LBL分类

	CD7	cCD3	sCD3	CD4	CD8	CD1a	CD2	CD5
I（early）	+	+	−	−	−	−	+	+
II（intermediate）	+	+	−	+	+	+	+	+
III（late）	+		+	+/−	+/−	−		+

- 早期前体T细胞急性淋巴细胞白血病（ETP-AL）：近年来提出的分型，分别占儿童和成人T细胞系急性淋巴细胞白血病（ALL）的10%～13%和5%～10%。免疫表型特点：CD7阳性、CD8和CD1a阴性，至少表达1种髓系干细胞标志物（CD34、CD117、HLA-DR、CD13、CD33、CD11b和CD65），CyCD3阳性（少数甚至mCD3阳性），CD2和CD4可阳性，CD5常为阴性（或阳性率＜75%）。
- BCR-ABL1样ALL：与BCR/ABL1阳性（Ph染色体阳性）ALL患者具有相似的基因表达谱；共同特征是涉及其他酪氨酸激酶的易位、CRLF2易位；涉及酪氨酸激酶突变的易位可累及ABL1（伙伴基因并非BCR）、ABL2、PDGFRB、NTRK3、TYK2、CSF1R、JAK2等，形成多种融合基因。
- BCR-ABL1样ALL的筛查流程见图1。

2. 预后分层
- 急性B淋巴细胞白血病的细胞遗传学预后分组（NCCN 2022）见表37。
- 中国成人ALL预后危险度分组（非遗传学因素）见表38。

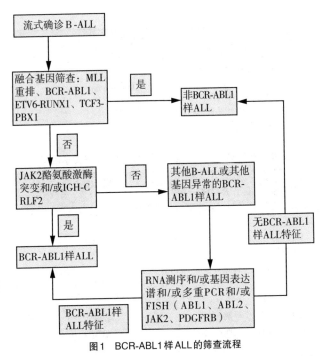

图1　BCR-ABL1样ALL的筛查流程

注：图片引自Herold T，Gökbuget N. Philadelphia-Like Acute Lymphoblastic Leukemia in Adults［J］. Curr Oncol Rep，2017，19（5）：31.

表37　急性B淋巴细胞白血病的细胞遗传学预后分组（NCCN 2022）

组别	细胞遗传学
预后良好组	高超二倍体（51～65条染色体；4、10、17三体预后最好）
	t（12；21）（p13；q22）或TEL-AML1
预后不良组	低二倍体（＜44条染色体）
	KMT2A重排：t（4；11）或其他
	t（v；14q32）/IgH
	t（9；22）（q34；q11.2）或BCR-ABL1（在没有酪氨酸激酶时代定义的高危组）
	复杂染色体异常（≥5种染色体异常）
	BCR-ABL1样（Ph样）ALL
	JAK-STAT（CRLF2r、EPORr、JAK1/2/3r、TYK2r；SH2B3、IL7R、JAK1/2/3突变）

续 表

组别	细胞遗传学
	ABL同源激酶重排阳性(如ABL1、ABL2、PDGFRA、PDGFRB、FGFR)
	其他(NTRKr、FLT3r、LYNr、PTL2Br)
	21号染色体内部扩增(iAMP21-ALL)
	t(17;19)或TCF3-HLF融合基因阳性
	IKZF1改变

表38 中国成人ALL预后危险度分组(非遗传学因素)

项目	预后好	预后差	
		B-ALL	T-ALL
诊断时			
WBC ($\times 10^9$/L)	<30	>30	>100
免疫表型	胸腺T	Pro-B(CD10$^-$) Pre-B(CD10$^-$)	Early-T(CD1a$^-$,sCD3$^-$) 成熟T(CD1a$^-$,sCD3$^+$)
治疗个体反应			
达CR时间	早期	较晚(>3～4周)	
CR后MRD	阴性/$<10^{-4}$	阳性$>10^{-4}$	
年龄	<35岁	$\geqslant 35$岁	

注:CR,完全缓解;MRD,微小残留病。其他因素有依从性、耐受性等,多药耐药基因过表达、药物代谢相关基因的多态性等。

3. 治疗

ALL治疗包括4个部分,即诱导缓解治疗(部分患者需要预治疗)、巩固强化治疗、维持治疗和髓外白血病(主要是中枢神经系统白血病)的预防,总疗程大约3年。

- 诱导缓解治疗:以长春新碱(VCR)和泼尼松(P)为基础,联合柔红霉素(DNR)、左旋天冬酰胺酶(L-ASP)、环磷酰胺(C)组成的V(DCL)P方案是常用的ALL诱导缓解方案。参照儿童ALL的方案,成人ALL治疗主要是增加抗代谢药物及更严格地按照方案日程进行治疗。
- 缓解后治疗:ALL的缓解后化疗包括巩固强化治疗和维持治疗。ALL的巩固强化治疗是一种包括多种药物组成的"鸡尾酒"方案,一种是被广为应用的BFM方案;另一种是MD Anderson肿瘤中心的HyperCVAD方案。巯嘌呤(6-MP)和甲氨蝶呤(MTX)是构成维持治疗的基础方案。ph$^+$ALL在治疗时需要联用酪氨酸激酶抑制剂，MRD阳性患者推荐CD19/CD3双抗治疗，预后差、MRD持续阳性及T-ALL应考虑行异基因干细胞移植。

- 中枢神经系统白血病的预防：主要是通过鞘内注射进行预防，T-ALL、成熟B-ALL、高白血病细胞数、血清LDH增高是CNSL的高危因素。

（魏　辉）

■ 低增生性急性白血病

1. 概述
- 低增生性白血病是白血病的一种特殊类型，指一个以上部位骨髓有核细胞增生低下或重度低下，但原始细胞＞20%。
- 临床上多为急性粒细胞白血病，少见低增生性急性淋巴细胞白血病。

2. 临床特征
　　肝、脾、淋巴结一般不肿大。

3. 实验室检查
- 外周血：常全血细胞减少，偶见原始细胞或幼稚细胞。
- 骨髓
  ✓ 两个以上不同部位穿刺检查增生减低或重度减低，但原始细胞＞20%。
  ✓ 骨髓活检证实为低增生性白血病。

4. 鉴别诊断
　　主要与再生障碍性贫血、骨髓增生异常综合征和骨髓纤维化鉴别。
- 急性白血病骨髓中白血病细胞过多，抽取困难。
- 急性白血病合并骨髓纤维化，导致"干抽"。

5. 治疗
　　对低增生性急性粒细胞白血病化疗强度不宜过大。
- 可选择经典DA、HA等方案，剂量可以适当减少。
- 去甲基化药物，或者去甲基化药物联合维奈克拉。
- 合用G-CSF减少并发症。

（魏　辉）

■ 成人T淋巴细胞白血病

1. 概述
- 成人T淋巴细胞白血病（ATL）是一种T淋巴细胞增殖性综合

征，是外周T细胞淋巴瘤的一个亚型，其致病因子为人类嗜T细胞白血病病毒1型（HTLV-1）。

- 发病具有地域性，日本西南部、加勒比海地区及美国东南部发病率较高，中美洲、南美洲、非洲和我国福建沿海地区也有少数散发病例。

- 证实致病因子为HTLV-1；大多数HTLV-1感染者无症状，只有2%～4%发展为ATL。

2. 临床特征

- 临床病程多种多样，4/5患者为白血病表现，包括急性、慢性或隐袭型；1/5病例呈淋巴瘤表现；侵袭性急性型中位年龄40岁。

- 典型者表现
  - ✓ 急性起病。
  - ✓ 皮肤损伤发展迅速，可呈肿瘤、结节、斑块、丘疹、红皮病等表现；为表皮点状浸润，或Pautrier微小脓肿。
  - ✓ 均存在淋巴结肿大，多有腹膜后淋巴结肿大，肺门淋巴结肿大常见，但纵隔淋巴结肿大极少。
  - ✓ 肺间质、肝、脾、胃肠道、中枢神经系统常受累。
  - ✓ 高钙血症很常见，伴或不伴溶骨损害。
  - ✓ 易合并机会性感染，包括细菌和真菌（如卡氏肺孢子菌）等。

3. 实验室检查

- 外周血：外周血白细胞（5～100）$\times 10^9$/L，贫血和血小板减少不常见；高钙血症；血清碱性磷酸酶（ALP）升高；外周血多见多形性淋巴细胞，染色质中度凝集，核仁不明显，不规则轮状将核分为数叶；HTLV-1血清学或分子生物学检测呈阳性。

- 骨髓象及组织病理学检查：骨髓象可见多形性淋巴细胞浸润，典型瘤细胞核呈花瓣样或扭曲折叠。明显淋巴瘤表现患者可见多种组织类型：弥漫型、极低分化小细胞、混合大/小细胞、大免疫母细胞。

- 免疫表型：细胞表面标志特征为成熟辅助T淋巴细胞：CD2、CD3、CD5、CD25及IL-2受体P55亚单位，CD7通常阴性；多数患者T细胞CD4$^+$CD8$^-$。大的转化细胞可CD30阳性，但间变性淋巴瘤激酶（ALK）和细胞毒分子阴性。肿瘤细胞常表达调节T细胞的细胞因子受体，如CCR4和FOXP3。

- 癌基因：克隆性TCRβ阳性；染色体改变多种多样，如3、7、21三体；X单体（女性）；Y缺失（男性）；14q11或14q32易位；1p、3q、5q、6q、7p、9q、10p和13q缺失等；可检测到p53、 p15INK4B 和 p16INK4A 缺失。

4. 鉴别诊断

主要与 Sézary 综合征及其他不成熟和成熟 T 细胞恶性肿瘤鉴别（表39）。

表39　ATL 的鉴别诊断

要点	ATL	Sézary 综合征及其他 T 细胞肿瘤
流行病学	HTLV-1 阳性	极少 HTLV-1 阳性
皮肤侵犯	表皮点状浸润；可见 Pautrier 微小脓肿，但缺乏慢性蕈前样阶段	Pautrier 微小脓肿，可见蕈样改变
细胞形态学	多形性淋巴细胞，染色质中度凝集，核仁不明显，不规则轮状将核分为数叶	核不规则性不明显

5. 治疗

- 无症状隐袭型：密切随访，不予治疗。
- 慢性型、有症状的隐袭型、无大包块（淋巴结直径 < 3cm）的急性型：一线治疗方案 α 干扰素（IFN-α）联合齐多夫定，二线治疗方案为 CHOP 样方案化疗。
- 淋巴瘤、有大包块的急性型：CHOP 样方案化疗，可同时或序贯 IFN-α 联合齐多夫定治疗。
- 所有的急性型及淋巴瘤型均推荐异基因造血干细胞移植。
- 所有的侵袭型患者均应进行中枢神经系统白血病的预防性治疗。

6. 预后

预后不良因素包括临床症状差、LDH 水平高、年龄 > 40 岁、肿瘤体积大、高钙血症，以及 p53、p15INK4B、p16INK4A 肿瘤抑制基因改变等。

（魏　辉）

■ 肥大细胞白血病

1. 概述

- 肥大细胞白血病（MCL）既往又称组织嗜碱性细胞白血病。根据 WHO 造血和淋巴组织肿瘤分类，将惰性系统性肥大细胞增生症（ISM）、系统性肥大细胞增生症伴非肥大细胞克隆性血液病（SM-AHNMD）、侵袭性系统性肥大细胞增生症

（ASM）和肥大细胞白血病（MCL）统一归为系统性肥大细胞增生症（SM）。

- 该类疾病的特征表现为肥大细胞浸润皮肤外器官系统引起器官增大、功能障碍及肥大细胞释放炎症介质引起的变态反应；常累及骨髓并发生显著的形态学改变，其他常见的受累器官包括脾、淋巴结、肝和胃肠道等。
- SM常发生于30岁以上的成年人。
- 克隆性疾病，多数患者可检测到编码受体酪氨酸激酶的原癌基因KIT（密码子D816V）突变，在SM的发病机制中起到重要作用；近来研究发现部分患者还存在FIP1L1-PDGFRα融合基因，激活PDGFRα酪氨酸激酶。

2. 诊断
- WHO SM的诊断标准（表40）。

表40　WHO SM诊断标准

在骨髓涂片和/或皮肤以外的器官中见到多灶性聚集成簇的肥大细胞（≥15个肥大细胞，且被类胰蛋白酶免疫组化染色或其他特异性染色所证实），加上以下4项中的1项或具备4项中3项即可诊断：

骨髓或皮肤外器官组织活检标本中，≥25%浸润的肥大细胞为纺锤形或不典型肥大细胞；或骨髓涂片≥25%肥大细胞为不成熟或不典型的肥大细胞

骨髓、血液或皮肤外器官可检测到KIT基因（密码子D816V）突变

除正常肥大细胞标志物，骨髓、血液或肤外器官的肥大细胞表达CD25和/或CD2

血清类胰蛋白酶水平持续＞20ng/ml（有髓系克隆性疾病除外）

- 骨髓中肥大细胞超过20%诊断为肥大细胞白血病（MCL）。MCL是恶性程度最高的SM亚型，器官的病变进展迅速，浸润的肥大细胞具有原始细胞形态。往往预后较差，生存期常＜12个月。

3. 鉴别诊断
　　肥大细胞白血病应与嗜碱性粒细胞白血病鉴别（表41）。

表41　肥大细胞白血病与嗜碱性粒细胞白血病鉴别诊断

	肥大细胞（组织嗜碱性细胞）	嗜碱性粒细胞
形态	胞质内大量嗜苯胺蓝颗粒和中间型颗粒，嗜碱颗粒较少；颗粒可遮盖胞核，但核一般仍可见	胞质中嗜碱颗粒粗大而密集，往往遮盖胞核；偶可见Aüer小体

64

肥大细胞（组织嗜碱性细胞）	嗜碱性粒细胞
组化　SB和闪光蓝染色阳性，NAS-DCE、氨基葵酸酯酶也阳性	甲苯胺蓝或闪光蓝强阳性，特异度高；SB多阴性

注：SB，苏丹黑B；NAS-DCE，氯乙酸AS-D萘酚酯酶。

4. 治疗
- 对症治疗
  - ✓ 避免肥大细胞炎症介质释放激发：①物理刺激如温度改变、身体劳累、皮肤损伤处的摩擦与按压、过度日光照射、运动等。②情绪压抑与焦虑等。③药物如阿司匹林、非甾体抗炎药、阿片类镇痛药、全身麻醉时肌肉松弛药、放射性核素显影剂、β受体阻滞剂、α受体阻滞剂和胆碱能受体阻滞剂等。④毒素如蛇毒和昆虫叮咬等。⑤聚合物如右旋糖酐及明胶等。⑥生物反应调节剂IFN-α等。
  - ✓ 治疗急、慢性炎症介质释放的症状：H₁和H₂受体阻滞剂对组胺相关症状一般有效。糖皮质激素、色甘酸二钠和白三烯拮抗剂等也可选用。
- 分子靶向治疗：对具有FIP1L1-PDGFRα融合基因表达的患者，伊马替尼治疗是首选，100mg/d即可获得完全而较持久的疗效。伊马替尼应用最初1～2周应同时联合泼尼松。对于有KIT（密码子D816V）突变的患者可以选择阿伐替尼。
- 应用IFN-α治疗前2周应同时应用泼尼松。克拉屈滨可用于IFN-α无效或不能耐受者。
- 复发难治的患者可以选择异基因造血干细胞移植。

（魏　辉）

■ 嗜酸性粒细胞白血病

1. 概述
- 慢性嗜酸性粒细胞白血病（CEL）是一种少见的嗜酸性前体细胞自主性、克隆性增殖，导致外周血、骨髓及周围组织嗜酸性粒细胞持续增多的骨髓增殖性肿瘤。
- 白血病浸润或嗜酸性粒细胞释放细胞因子、酶或其他蛋白导致器官损害，可有心血管、肺、神经系统、肾和胃肠道等受累，其中以心血管系统病变最为突出。
- WHO造血与淋巴组织肿瘤分类中将慢性嗜酸性粒细胞白血病-不另做分类（CEL-NOS）/高嗜酸性粒细胞综合征（HES）并列归为骨髓增殖性肿瘤（MPN）的一个亚型。

65

2. 诊断与鉴别诊断

- CEL-NOS 2016年WHO诊断标准（修订版）
  - ✓ 嗜酸性粒细胞持续增多（$>1.5\times10^9/L$）。
  - ✓ 无BCR-ABL融合基因阳性的CML、真性红细胞增多症（PV）、原发性血小板增多症（ET）、原发性骨髓纤维化（PMF）、慢性中性粒细胞白血病（CNL）、慢性粒-单核细胞白血病（CMML）或不典型CML。
  - ✓ 无PDGFRA、PDGFRB或FGFR1基因重排。
  - ✓ 无PCM1-JAK2、ETV6-JAK2或BCR-JAK2融合基因。
  - ✓ 外周血和骨髓原始细胞<20%，且除外inv（16）（p13q22）或t（16；16）（p13；q22）或其他AML。
  - ✓ 证实克隆性细胞或分子遗传学异常，或外周血原始细胞≥2%，或骨髓原始细胞>5%。
  - ✓ 对于无克隆性异常或原始细胞增多的嗜酸性粒细胞增多患者，应诊断为HES。

3. 治疗

- 治疗指征：应以重要器官受累和功能障碍作为主要治疗指征，一般将嗜酸性粒细胞计数（$1.5\sim2$）$\times10^9/L$作为治疗的阈值。
- CEL-NOS的治疗：可选择羟基脲、干扰素及伊马替尼治疗；在药物不能控制病情进展的患者，若年龄<50岁、有合适的供者且身体状况良好，可考虑异基因造血干细胞移植。
- HES的治疗：糖皮质激素仍是首选药物。泼尼松1mg/（kg·d）口服，病情缓解后逐渐减少剂量，在2～3个月内减至半量，并进一步缓慢减少到能控制疾病的最小剂量。二线可选择羟基脲、干扰素及伊马替尼治疗。

（魏　辉）

■ 急性嗜碱性粒细胞白血病

1. 概述

- 急性嗜碱性粒细胞白血病（ABL）是一种罕见白血病，WHO造血与淋巴组织肿瘤分类中将急性嗜碱性粒细胞白血病归为急性髓系白血病（AML）的一个类型，占急性白血病的比例不足1%。
- 发病急，外周血中有早幼、中幼或晚幼嗜碱性粒细胞；临床可有皮肤浸润、器官增大和高组胺血症的表现。

2. 临床表现

- 类似急性粒细胞白血病，起病急。
- 临床可有贫血、发热、乏力、出血等；可有肝脾大；淋巴结肿大少见；可有皮肤浸润、高组胺血症的表现，如面部潮红、荨麻疹、心动过速、消化性溃疡等。

3. **实验室检查**

- 血象：白细胞计数多增高，也可正常或减低，分类各阶段嗜碱性粒细胞均可增高，常占20%～80%。
- 骨髓象：增生明显至极度活跃；原始细胞≥20%，嗜碱性粒细胞≥40%；嗜碱性粒细胞明显增多，核左移，各阶段嗜碱性粒细胞易见，细胞中等大小，核质比例高，核呈卵圆形、圆形或双分叶形，染色质松散，胞质中嗜碱性颗粒粗大而密集，通常遮盖胞核；可见含少量嗜碱性颗粒的原始及早幼粒细胞，偶见Aüer小体。
- 免疫组化：甲苯胺蓝或闪光蓝强阳性，有特异性；酸性磷酸酶（ACP）染色常为弥漫性阳性，一些患者PAS染色呈团块状；氯乙酸AS-D萘酚酯酶（NAS-DCE）染色呈阳性/阴性；髓过氧化物酶（MPO）、苏丹黑B（SB）染色多为阴性。
- 电镜：嗜碱性颗粒具有不成熟嗜碱性粒细胞或肥大细胞颗粒的超微结构特点。
- 骨髓活检：原始细胞弥漫性浸润，可伴不成熟嗜碱性粒细胞增多；白血病细胞向肥大细胞分化时，细胞核呈卵圆形，细胞质细长，且常有明显的网状纤维增生。
- 免疫表型：多为髓系表型，可有CD9、CD25、TdT阳性，但淋系特异性标志物阴性。
- 细胞遗传学：可见t（X；6）（p11.2；q23.3）、t（3；6）（q21；p21）或12p异常。

4. **诊断标准**

- 临床上有白血病的表现。
- 外周血中嗜碱性粒细胞明显增多。
- 骨髓中大量嗜碱性粒细胞，原粒细胞>5%，嗜碱性中幼、晚幼粒细胞亦增多，有核左移现象，胞质中有粗大嗜碱性颗粒。
- 脏器有嗜碱性粒细胞浸润。

5. **鉴别诊断**

包括骨髓增殖性肿瘤的急变期，伴有t（6；9）（p23；q34.1）或BCR-ABL的AML，系统性肥大细胞增生症，肥大细胞白血病。

6. **治疗与预后**

- 治疗同急性粒细胞白血病。
- 防治嗜碱性粒细胞破坏释放颗粒性物质引起并发症。
- 预后不良，达完全缓解后建议及时寻找合适的供者行异基因干细胞移植。

（魏　辉）

■ 急性混合细胞白血病

1. 概述

- 急性混合细胞白血病（acute mixed leukemia）包括急性未分化白血病（acute undifferentiated leukemia）和混合表型急性白血病（MPAL），既往称急性杂合性白血病（HAL）或系列不明急性白血病（acute leukemias of ambiguous lineage）。

- 急性未分化白血病是指不表达特异性淋巴系或髓系标志的急性白血病。

- 混合表型急性白血病指急性白血病中两系/两系以上共同累及的一组疾病，常为淋巴系和髓系，少见T、B淋巴细胞系同时累及，诊断主要依靠免疫表型。

- 基因异常常累及MLL或BCR-ABL异常。如果累及t（8；21）、inv（16）、PML-RARA融合基因或FGFR1基因易位，即使免疫表型符合混合表型急性白血病，也不应诊断混合表型急性白血病。

2. 诊断

急性混合细胞白血病的诊断采用WHO标准（表42），诊断中应与Ly＋AML和My＋ALL区别。需注意，表42只适用于一群细胞同时表达两个或两个以上系列的抗原，需要判断是否混合表型急性白血病时使用。对于一群细胞仅表达一个系列抗原的类型判断，并不需要符合表40的标准。

表42　WHO的混合表型急性白血病诊断标准

系列	认定标准
髓系	MPO（流式，免疫组化或细胞化学）或者单核系（至少下面中的2个：细胞化学染色的非特异性酯酶，CD11c，CD14，CD64，溶菌酶）
T细胞	强表达胞质CD3（用CD3ε链抗体）或者膜CD3
B细胞	强表达CD19，同时强表达CD79a、胞质CD22或CD10中的至少一个
	弱表达CD19，同时强表达CD79a、胞质CD22或CD10中的至少两个

3. 治疗

对于最佳的MPAL诱导缓解方案尚无统一的共识。

- 首选ALL类型方案，也可以选择AML或ALL、AML混合类型方案。

- 对于Ph染色体阳性的MPAL患者，应加用酪氨酸激酶抑制剂治疗。
- 对年轻、临床状况好、有适合供者的患者，主张早期行allo-HSCT。

（魏　辉）

■ 中枢神经系统白血病

1. 概述
- 中枢神经系统白血病（CNSL）是白血病细胞侵犯脑膜、脑神经、脑组织、脊髓等部位的一类综合征，其中以蛛网膜和硬脊膜受累最多见，表现为颅内压增高和脑膜刺激征。
- CNSL可发生于急性白血病的任何时期，但多发生于缓解期，特别是未接受预防性治疗者，急性淋巴细胞白血病（ALL）较急性髓系白血病（AML）更易发生。

2. 发病机制
- 存在血脑屏障，大部分抗白血病药物难以在局部达到有效的血药浓度。
- PLT减少，中枢神经系统可发生灶性出血和/或白血病细胞停滞在中枢神经系统中。

3. 易感因素
- WBC计数增高或高白细胞白血病。
- 年龄小、脾明显增大和存在其他脏器浸润者。
- ALL。
- AML中M5、M2b等易髓外浸润的类型。
- LDH增高者。
- 有报道CD56表达阳性者CNSL危险性增高。

4. 临床表现
- 颅内压增高表现：头痛、恶心、呕吐、心动过缓，查体可见视盘水肿、血压升高、颈项强直、克氏征阳性等。
- 精神症状和意识障碍。
- 脑神经受损表现：可有面瘫、视力障碍、瞳孔变化、眩晕等第Ⅱ、Ⅲ、Ⅳ、Ⅴ、Ⅶ、Ⅻ对脑神经受损表现，ALL常见。
- 偶有下丘脑综合征，如多尿、多食、体重增加等。

5. 脑脊液检查
- 压力增高：＞200mmH$_2$O，或滴数＞60滴/分。
- 见到白血病细胞（可借助流式细胞技术）。

- 生化检查：蛋白＞0.45g/L，或潘氏试验阳性。
- 脑脊液 β_2 微球蛋白增高，特别是脑脊液和血清 β_2 微球蛋白比值增高。
- 脑脊液中 LDH、铁蛋白、腺苷脱氨酶（ADA）、末端脱氧核苷酸转移酶（TdT）等可增高。

6. 诊断标准
- 中枢神经系统白血病状态分类
  - ✓ CNS-1：白细胞分类无原始淋巴细胞（不考虑脑脊液白细胞计数）。
  - ✓ CNS-2：脑脊液白细胞计数＜$5×10^6$/L，可见原始淋巴细胞。
  - ✓ CNS-3：脑脊液白细胞计数≥$5×10^6$/L，可见原始淋巴细胞。
- 目前 CNSL 尚无统一诊断标准。1985 年讨论关于 ALL 预后差的危险因素时，提出 CNSL 下列诊断标准：脑脊液白细胞计数≥$5×10^6$/L，离心标本证明细胞为原始细胞者，即可诊断 CNSL。

7. 治疗
- 预防性治疗
  - ✓ 鞘内注射（IT）MTX＋地塞米松（DXM）或 Ara-C＋DXM 或三药联合（剂量根据年龄调整），诱导缓解治疗时每周 1 次，然后每月 1 次，应维持 1 年。
  - ✓ 全颅脑照射（CRT），剂量根据年龄调整（12～18Gy）。现已不主张包括脊髓和扩大的放疗。
  - ✓ 全颅脑照射＋鞘内注射。
  - ✓ 目前多数研究认为早期全身强化化疗和鞘内化疗而不给予 CRT，完全能够有效预防 CNSL。
  - ✓ 同时应联合全身化疗：中至大剂量 MTX 和/或中至大剂量 Ara-C。
- 确诊后治疗
  - ✓ 鞘内注射 MTX＋DXM 或 Ara-C＋DXM 或三药联合，2 次/周，直至脑脊液正常；以后每周 1 次，持续 4～6 周。
  - ✓ 也可以在鞘内注射化疗药物至脑脊液白细胞数正常、症状体征好转后再行放疗（头颅＋脊髓放疗），同时应联合全身化疗。

（魏　辉）

■ 儿童急性白血病

概述
- 白血病是儿童及青少年时期占首位的恶性疾病。
- 儿童急性白血病的诊断、鉴别诊断及治疗原则，与成人急性白血病大致相似，可见相关内容。

- 儿童及青少年急性髓系白血病的亚型构成明显不同于成人。
- 其他少见的儿童及青少年特有的类型，包括婴儿白血病、唐氏综合征伴发的白血病。
- 下文主要介绍儿童白血病与成人不同的部分。

（张　丽）

■ 儿童急性淋巴细胞白血病

1. 概述
- 儿童急性淋巴细胞白血病：依据骨髓细胞形态学－免疫分型－细胞遗传学－分子生物学（MICM）进行诊断与分析，需符合其中一项：①细胞形态学，骨髓中原始及幼稚淋巴细胞≥20%。②若骨髓中原始幼稚细胞比例不足20%，则必须有分子诊断确定存在ALL致病基因。
- 中枢神经系统白血病（CNSL）
  ✔新诊断的ALL，需通过脑脊液和影像学检查，对其中枢神经系统状态进行评估和分级。中枢神经系统状态对于CNSL的诊断、预防和治疗具有重要的指导意义。
  ✔CNS状态分级：见表43。

表43　CNS状态分级

分级	条件
CNS-1	需要同时符合以下3项：①脑脊液中无白血病细胞。②无CNS异常的临床表现，即无明显的与白血病有关的脑神经麻痹。③无CNS异常的影像学依据
CNS-2	符合以下任何1项：①腰穿无损伤，即脑脊液不混血，RBC：WBC≤100：1时，脑脊液中WBC≤5×10⁶/L，并可见到明确的白血病细胞。②腰穿有损伤，即脑脊液混血（RBC：WBC＞100：1）时，脑脊液中见到明确的白血病细胞。③腰穿有损伤，为血性脑脊液，如初诊外周血WBC＞50×10⁹/L，则归为CNS-2
CNS-3（即CNSL）	符合以下任何1项：①脑脊液中RBC：WBC≤100：1，WBC＞5×10⁶/L，并以白血病细胞为主，或白血病细胞所占比例高于外周血幼稚细胞百分比。②无其他明确病因的脑神经麻痹。③CT/MRI显示脑或脑膜病变，并除外其他中枢神经系统疾病

- 睾丸白血病（TL）：诊断主要依据临床特征和超声检查。ALL患者TL表现为睾丸单侧或双侧增大，质地变硬或呈结节状，缺乏弹性感，透光试验阴性，超声检查可发现睾丸呈非均质性浸润。初诊患儿TL可不做活检。经过全身化疗骨髓和睾丸

病变缓解的患儿，再出现睾丸增大者或B超显示有浸润表现，应进行活检，以确定是否为TL复发。

2. 危险度分组标准

ALL诊断后，需根据危险因素进行分组。分组的原则应综合考虑诊断时的年龄、外周血白细胞计数、髓外白血病状态、肿瘤细胞遗传学特征及治疗反应。国内儿童ALL的危险度分组（2021年中国临床肿瘤学会儿童及青少年白血病诊疗指南）见表44。

表44 儿童ALL的危险度分组（2021年中国临床肿瘤学会儿童及青少年白血病诊疗指南）

危险度分组	标准
低危组	1岁≤年龄＜10岁 WBC＜50×10⁹/L 诱导d15-d19骨髓M1（原淋＋幼淋＜5%）；或诱导d33-d45骨髓M1 诱导d15-d33骨髓MRD＜1%和巩固治疗前MRD＜0.01% 无CNSL（CNS-3级状况），无睾丸浸润 无t（9；22），t（1；19），t（4；11）核型和BCR-ABL融合及MLL重排 无亚二倍体核型
中危组	年龄≥10岁 初诊时WBC≥50×10⁹/L 诊断时已发生CNS-2、CNSL和/或睾丸浸润 t（1；19）/E2A-PBX1 诱导d15-d19骨髓M2（5%≤原淋＋幼淋＜20%）且诱导d33-d45骨髓M1 Ph⁺ALL Ph样ALL iAMP21 T-ALL 诱导d15-d19：0.1%≤MRD＜10%或诱导治疗后（d33-d45）0.01%≤MRD＜1%或巩固治疗前MRD＜0.01%
高危组	符合以下任一项或多项： 诱导d15-d19骨髓M3（原淋＋幼淋≥20%） 诱导d33-d45骨髓未完全缓解M2及M3 t（4；11）核型或其他MLL重排阳性 低二倍体（≤44）或DI指数＜0.8 IKZF阳性 MEF2D重排 TCF3-HLF/t（17；19）（q22；p13） 诱导治疗后（d33-d45）评估纵隔瘤灶没有缩小到最初肿瘤体积的1/3，评为高危；巩固治疗前仍存在瘤灶者列入高危 诱导d15-d19：MRD≥10%，或诱导治疗后（d33-d45）MRD≥1%，或巩固治疗前MRD≥0.01%

3. 治疗

- ALL的治疗是以化疗为主的综合治疗模式。ALL确诊后，应依据危险度分组进行分层治疗，以取得最佳治疗效果。系统化疗的全过程，包括诱导缓解治疗、缓解后治疗、维持治疗。其间，还包含CNSL的预防和治疗。Ph^+ALL和Ph^-样ALL需要联合靶向药物治疗。化疗总疗程为2～2.5年。仅极少数高危、难治、复发的ALL患儿需要造血干细胞移植治疗。治疗方案推荐可使用《儿童急性淋巴细胞白血病诊疗规范（2018年版）》或CCCG -ALL 2015诊疗方案。

- 治疗原则和方案

    ✓诱导缓解：见表45。

    ✓缓解后强化巩固治疗：高剂量MTX（每2周1次，共4轮），详见表46。

    ◆ 根据危险度分组采取个体化治疗。

    ◆ 高剂量MTX早期强化，有助于髓外浸润的预防和控制。

    ◆ T-ALL应加用高剂量CTX和Ara-C。

    ◆ 近来主张在低危和中危（标危）患者中减少柔红霉素（DNR），未降低疗效的同时减少远期心肌损害不良反应。

    ✓维持治疗：应持续24～36个月。

    ✓注意髓外白血病，特别是CNSL的防治。

    ◆ 研究显示规范的腰穿鞘内注射化疗取代全颅脑照射（CRT）预防CNSL，CNSL发病率未增高，同时降低放疗相关远期不良反应的发生。在全身化疗骨髓缓解的患者出现脑膜白血病，在完成延迟强化治疗后，维持治疗前接受颅脑放疗，剂量为12Gy。

    ◆ 初诊时合并睾丸白血病可以不放疗，但在全身化疗的巩固治疗结束后，B超检查仍有病灶者进行活检，若确定白血病细胞残留者需睾丸放疗；或在全身化疗骨髓缓解的患者出现睾丸白血病复发，也需放疗。一般做双侧睾丸放疗，剂量为18～24Gy，在全身强化疗结束维持治疗前进行。

    ✓造血干细胞移植：适用于高危、诱导缓解治疗失败、复发或难治以及持续存在MRD的患者。

    ✓引进新的治疗药物及方法：倍林妥单抗、Bcl-2抑制剂、CAR-T治疗等。

表45 儿童 ALL 诱导缓解治疗方案（CCCG 2015）

分期	药物	分组	剂量	途径	频次	治疗日期	备注
窗口期	地塞米松（DEX）	LR/IR/HR	6mg/（m²·d）	静脉注射/口服		第1～4天	WBC≥50×10⁹/L，前一天增加DEX 3mg/m²一次。第5天查外周血幼稚细胞 1周内有≥4天糖皮质激素用药史者视具体情况适当缩短窗口期，但L-Asp前至少2天足量糖皮质激素，诱导缓解治疗的时间仍记作d5（第5天）。
诱导缓解	泼尼松（Pred）	LR/IR/HR	45mg/（m²·d）	口服	tid	第5～28天	第29～35天减量，T-ALL: Pred60mg/（m²·d）
	长春新碱（VCR）		1.5mg/m²	静脉注射	qw	第5、12、19、26天	最大2.0mg
	柔红霉素（DNR）		25mg/m²	静脉滴注	qw	第5、12天	LR若第12天WBC<1.0×10⁸/L或ANC<0.3×10⁹/L，第二剂推迟；若7天后仍低于此值，且外周血无幼稚细胞。第二剂可免去
	左旋门冬酰胺酶（L-Asp）		6000U/m²	肌内注射/静脉注射	qod	第6～24天（共10次）	特殊情况用培门冬酰胺酶2000U/m²或欧文门冬酰胺酶10 000U/m²，隔天1次×10）代替 第19天MRD>1%，立即改用PEG-Asp 2000U/m²一次（可用欧文菌Asp 10 000U/m²或大肠埃希菌Asp 6000U/m²，每周3次×2周代替）

常见血液病处理

分期	药物	分组	剂量	途径	频次	治疗日期	备注
诱导缓解	PEG-Asp	IR/HR	2000U/m²	肌内注射		第6、26天	每一次PEG-Asp 2000U/m²；可用欧文菌 Asp 10000U/m²或大肠埃希菌 Asp 6000U/m²，每周3次×2周替换
	IT@&	LR	第5、19天				CNS-2或首次腰穿损伤第8、12、15天加用
		IR	第5、12、19天				T-ALL、CNS-2、CNS-3或首次腰穿损伤第8、15天加用
		HR	第5、8、12、15、19天				@IT间隔<1周时应注意肾功能和MTX浓度，必要时亚叶酸钙5mg/m²，每6小时1次解救
	环磷酰胺（CTX）		1000mg/m²	静脉滴注		第29天	WBC>4.0×10⁹/L且ANC>1.0×10⁹/L可以提前到第27天，WBC<2.0×10⁹/L或
	Ara-C	LR/IR/HR	50mg/m²	皮下注射	q12h	第29~35天	ANC<0.8×10⁹/L者可以延迟到第33天。
	6-MP	IR	60mg/（m²·d）	口服	qn	第29~35天	若第33天仍低于此值者，可将6-MP和 Ara-C剂量减半
	IT					第29天	
	VCR	第19天 MRD≥1% 或T-ALL	1.5mg/m²	静脉注射	qw	第50、57天	上次CAT结束至少2周，若WBC<2.0×10⁹/L或ANC<0.8×10⁹/L或PLT<80×10⁹/L，可以延迟1周，若1周后仍<此值者可将6-MP和Ara-C减半
	PEG-Asp		2000U/m²	肌内注射或静脉注射		第50、50天	
	CTX		1000mg/m²	静脉滴注		第50天	然后低于此值者可将6-MP和Ara-C减半
	Ara-C		50mg/m²	皮下注射	q12h	第50~56天	
	6-MP		60mg/（m²·d）	口服	qn	第50~56天	
	IT					第50天	

表46 儿童ALL巩固治疗计划

次序（周次）	1（W8）	2（W10）		3（W12）		4（W14）		用法
		剂量	用法	剂量	用法	剂量	用法	
MTX	LR: $3g/m^2$ IR/HR: $5g/m^2$	同1（W8）	同1（W8）	同1（W8）	同1（W8）	同1（W8）	同1（W8）	前一天开始水化：3000ml/（m^2·d），共4天 第1天以1/10总量MTX半小时内滴注，余量23小时内均匀滴注 碱化尿液：第1天开始用5%碳酸氢钠5ml/kg连用3天，维持尿pH在7～8 44小时监测MTX浓度
6-MP	$25mg/m^2$，每晚1次×14天	同1（W8）	同1（W8）	同1（W8）	同1（W8）	同1（W8）	同1（W8）	
亚叶酸钙	$15mg/m^2$，MTX开始42小时起，6小时1次×3次	同1（W8）	同1（W8）	同1（W8）	同1（W8）	同1（W8）	同1（W8）	
IT	第1天	同1（W8）	同1（W8）	同1（W8）	同1（W8）	同1（W8）	同1（W8）	

注：①ANC < $0.3×10^9$/L或WBC < $1×10^9$/L或PLT < $50×10^9$/L推迟。②肾功能不全者MTX起始给药剂量根据内生肌酐清除率（CCr）> 正常值ALT > 正常值5倍或TBil > 34μmol/L，DBil > 24μmol/L或有黏膜炎、高剂量MTX治疗须推迟。既往有MTX所致明显黏膜炎或任何原因的回盲部炎症症状者，解救5次，36小时前出现明显毒性反应者，再根据MTX浓度调整解救剂量。④MTX第二天监测血清肌酐（SCr），异常者应增加解救次数到MTX浓度 < 0.1μmol/L（或实验室最低检测限度），解救可以提前到36小时。⑤其同监测血常规，ANC < $0.5×10^9$/L或WBC < $1.5×10^9$/L或PLT < $50×10^9$/L停用6-MP。⑥44小时MTX浓度1～5μmol/L者，下次MTX基准剂量减少20%；44小时MTX浓度 ≤ 10μmol/L者，下次MTX基准剂量减少20%；44小时MTX浓度 > 10μmol/L者，下次MTX基准剂量减少40%；44小时MTX浓度 > 10μmol/L者，下次并继续每天监测SCr，并在下次HDMTX必须查血清CCr，如果CCr异常，再在基准剂量基础上按方案中规定的比例进一步减量。若MTX基准剂量减少60%，并在下次HDMTX必须查清血清CCr，如果CCr异常，再在基准剂量基础上按方案中规定的比例进一步减量。若下一次44小时MTX浓度小于最低检测限度，可以在后续治疗计划中增加20%。

76

4. 继续治疗

● 第一阶段：间期治疗和再诱导治疗。

  ✓ 计划：见表47。

表47　间期治疗和再诱导治疗计划

周数	LR	IR/HR
1	6-MP＋DEX＋VCR（IT）	DEX＋DNR＋VCR＋6-MP＋Peg-Asp（IT）
2	6-MP＋MTX	6-MP
3	6-MP＋MTX	6-MP
4	6-MP＋DEX＋VCR（IT）	DEX＋DNR＋VCR＋6-MP＋Peg-Asp（IT）
5	6-MP＋MTX	6-MP
6	6-MP＋MTX	6-MP
7	再诱导1（IT）	DEX＋DNR＋VCR＋6-MP＋Peg-Asp（IT）
8	再诱导1	6-MP
9	再诱导1	6-MP
10	6-MP＋MTX	DEX＋DNR＋VCR＋6-MP＋Peg-Asp（IT）
11	6-MP＋MTX	6-MP
12	6-MP＋MTX	6-MP
13	6-MP＋DEX＋VCR（IT）	DEX＋DNR＋VCR＋6-MP＋Peg-Asp（IT）
14	6-MP＋MTX	6-MP
15	6-MP＋MTX	6-MP
16	6-MP＋MTX	6-MP
17	再诱导2（IT）	再诱导（IT）
18	再诱导2	再诱导
19	再诱导2	再诱导

  ✓ 治疗剂量和用法：见表48。

表48 间期治疗和再诱导治疗剂量和用法

药物	剂量和用法
6-MP[2]	LR 50mg/（$m^2 \cdot d$），第1～7天，qn[1] HR 25mg/（$m^2 \cdot d$），第1～7天，qn[1]
MTX	25mg/m^2，口服，第1天[1][2]
PEG-Asp	2000U/m^2，肌内注射或静脉注射，第3天[3]
VCR	1.5mg/m^2（最大2.0mg），第1天
DNR	25mg/m^2，第1天[1]
Dex	LR 8mg/（$m^2 \cdot d$），第1～7天，分两次 HR 12mg/（$m^2 \cdot d$），第1～5天，分两次

注：①ANC$<0.5\times10^9$/L或WBC$<2\times10^9$/L或PLT$<50\times10^9$/L，停用。
②DEX开始后1周WBC和ANC不能比DEX前增1倍者，6-MP和MTX
剂量减30%～50%；DEX开始后1周WBC和ANC≤Dex起始时数值且
WBC$<4.0\times10^9$/L或ANC$<1.0\times10^9$/L者，停用6-MP和MTX≥1周直到
WBC$\geq2.0\times10^9$/L且ANC$\geq0.5\times10^9$/L，后续6-MP及MTX剂量减30%。
若每一轮治疗的最后1周WBC$\geq3.5\times10^9$/L且ANC$\geq1.2\times10^9$/L，下一轮
6-MP或MTX加量25%。③可以用普通大肠埃希菌Asp 20 000U/m^2每周1
次，共3周代替，或欧文菌Asp20 000U/m^2每周2次，连用3周代替。

✓ 再诱导：

◆ LR再诱导方案1和方案2：见表49。

表49 LR再诱导治疗方案

药物	剂量	治疗日期
DEX	8mg/（$m^2 \cdot d$）（分两次）	第1～7天，第15～21天
VCR	1.5mg/m^2（最大2mg）	第1、8、15天
DNR	25mg/m^2	第1天（只在再诱导1用）
L-Asp[1]	6000U/m^2	第3、5、7、9、11、13、15、17、19、21天
IT		第1天

注：①L-Asp以普通大肠埃希菌Asp计，若无相应制剂或对普通大
肠埃希L-Asp过敏可以用欧文菌Asp 10 000U/m^2，隔天1次共10次代替，
也可以用培Peg-Asp 2000U/m^2，共1次代替。

◆ IR/HR再诱导：见表50。

表50 IR/HR再诱导治疗方案

药物	剂量	治疗日期
DEX	8mg/（m² · d）（分两次）	第1～7天，第15～21天
VCR	1.5mg/m²（最大2.0mg）	第1、8、15天
Ara-C	2g/m²，q12h 1次	第1、2天
PEG-Asp[①]	2000U/m²	第3天
IT		第1天

注：①PEG-Asp过敏者，可以用普通大肠埃希菌L-Asp 20 000U/m²，每周1次共3次，或欧文菌门冬酰胺酶20 000U/m²每周2次，连用3周代替。

● 第二阶段：维持治疗。

  ✓ 计划：见表51。

表51 维持治疗计划

周数	LR	IR/HR
1	MTX + 6-MP	MTX + 6-MP
2	MTX + 6-MP	MTX + 6-MP
3	MTX + 6-MP	CTX + VCR + Ara-C + DEX + IT
4	6-MP + DEX + VCR + IT	休疗1周
	重复共5次	

周数	LR-A	LR-B	I/HR-A	I/HR-B
1	MTX + 6-MP	MTX + 6-MP	MTX + 6-MP	MTX + 6-MP
2	MTX + 6-MP	MTX + 6-MP	MTX + 6-MP	MTX + 6-MP
3	MTX + 6-MP	MTX + 6-MP	MTX + 6-MP	MTX + 6-MP
4	MTX + 6-MP	MTX + 6-MP	MTX + 6-MP	MTX + 6-MP
5	MTX + 6-MP	MTX + 6-MP	MTX + 6-MP	MTX + 6-MP
6	MTX + 6-MP	MTX + 6-MP	MTX + 6-MP	MTX + 6-MP
7	MTX + 6-MP	MTX + 6-MP	CXT + Ara-C + Dex + VCR + IT	CXT + Ara-C + IT
8	MTX + 6-MP + DEX + VCR	MTX + 6-MP	休疗1周	休疗1周
	重复共7次		重复共7次	
	MTX + 6-MP至总疗程2.5年			

✓剂量及用法

- ◆ 6-MP：50mg/（$m^2 \cdot d$），每晚1次。
- ◆ MTX：25mg/m^2，第8天。
- ◆ DEX：8mg/（$m^2 \cdot d$），第1～7天。
- ◆ 随机试验开始改6mg/（$m^2 \cdot d$），第1～7天。
- ◆ VCR：1.5mg/m^2（最大2.0mg），第1天。
- ◆ CTX：300mg/m^2，第1天。
- ◆ Ara-C：300mg/m^2，第1天。

5. 疗效评估（表52）

表52　儿童ALL疗效评估标准

定义	标准
完全缓解（CR）	外周血无幼稚细胞，Hb＞90g/L，ANC＞$1.0×10^9$/L，PLT＞$100×10^9$/L 骨髓三系造血恢复，原始幼稚细胞＜5% 临床和影像学评估无白血病浸润的证据。脑脊液中无白血病细胞 之前存在的纵隔肿块在诱导治疗结束后，必须至少减少到最初肿瘤体积的1/3
CR伴血细胞不完全恢复	ANC≤$1.0×10^9$/L，PLT≤$100×10^9$/L，其他满足CR的标准
难治	诱导缓解治疗结束未能CR
复发	已取得CR后再次出现骨髓原始幼稚细胞≥20%，或有证据表明髓外白血病细胞浸润

注：NCCN指南关于复发的定义为，CR后在外周血或骨髓中重新出现原始细胞＞5%或之前存在的分子发现＞1%或出现任何髓外病变。

6. 治疗反应评估（表53）

表53　治疗反应骨髓形态学状态及其评估标准

分类名称	标准
骨髓细胞学	
M1	骨髓涂片幼稚细胞＜5%
M2	5%≤骨髓涂片幼稚细胞＜20%
M3	骨髓涂片幼稚细胞≥20%
骨髓MRD	＜0.01%为阴性

（张　丽）

■ 儿童复发急性淋巴细胞白血病

1. 诊断

根据复发部位分类。

- 单纯骨髓复发：符合以下任一项且其他部位无白血病细胞浸润证据：患儿骨髓中原始/幼稚淋巴细胞＞20%（形态或流式细胞学）；骨髓中原始/幼稚淋巴细胞为5%～20%（形态或流式细胞学）且伴有分子生物学转阳证据；骨髓中原始/幼稚淋巴细胞为5%～20%（形态或流式细胞学）但无分子生物学转阳证据，需至少2次结果，2次结果应间隔10～14天且非同一实验室检测。
- 单纯髓外复发：有证据表明髓外组织有白血病细胞浸润，同时骨髓涂片幼稚淋巴细胞＜20%。
- 联合复发：有证据表明，髓外组织有白血病细胞浸润，同时骨髓涂片幼稚淋巴细胞≥20%。

2. 治疗
- 临床试验。
- 免疫治疗：如贝林妥欧单抗、CAR-T。
- 靶向治疗：如酪氨酸激酶抑制剂、Bcl-2抑制剂。
- 中枢神经系统的复发：大剂量化疗、放疗、CAR-T治疗。

（张　丽）

■ 唐氏综合征相关性急性淋巴细胞白血病

- 唐氏综合征又称21-三体综合征，是临床最常见的染色体数目异常的遗传病。发生白血病的概率为正常人群的10～20倍。
- 唐氏综合征相关性急性淋巴细胞白血病（DS-ALL）占儿童ALL的1.5%～3.1%。
- 临床表现不具特殊性。缺乏特异性细胞遗传学改变。基于患儿的遗传性健康状态和免疫系统异常，诱导缓解期间感染发生率高且严重，易发生细胞毒药物的不良反应。应注意个体化治疗选择。
- 预后较差，治疗相关性病死率高，易复发。
- 建议治疗前评估患儿的免疫状态，包括但不限于IgA、IgG、IgM定量及细胞免疫功能检测。如果有条件，建议进行药物代谢基因组检测（MTX、6-MP、CTX、L-ASP、Ara-C、VCR、糖皮质激素）。
- 药物剂量参考ALL治疗方案，适当降低剂量，对于增生减低和婴儿的DS-ALL患者，可将剂量降低至标准剂量的75%，防止发生严重感染和治疗相关性死亡。可以适当降低门冬酰胺酶剂量，对于年龄＞10岁的患者，更应注意发生变态反应、出血性胰腺炎、高血糖、凝血功能紊乱、肝功能损害等不良反应，及时复查肝功能、出凝血指标、淀粉酶及脂肪酶等。应用地塞米松期间，若不良反应大，可服1周、停1周，或改为泼尼松治疗。特别警惕长期应用糖皮质激素导致的股骨头坏死，一般需要降低其剂量。

（张　丽）

■ 儿童急性髓系白血病

1. 概述

- 儿童急性髓系白血病的诊断同成人急性髓系白血病。
- 急性巨核细胞白血病（AMKL）在儿童较成人更为常见。AMKL患儿发病年龄多小于3岁，男童稍多。

2. 临床表现

以发热、贫血、出血为主，尤以发热更为突出，初诊时多不伴肝脾及淋巴结肿大。

3. 实验室检查

- 外周血白细胞总数低于其他类型急性白血病，多伴LDH水平升高。
- 形态学上原始巨核细胞具有边缘不齐，胞质丰富，内可见空泡、颗粒、染色质致密等典型特点。但AMKL患儿骨髓穿刺时常出现干抽，部分患儿骨髓涂片中的原始细胞比例不足20%，如果有重现性细胞遗传学改变，也可以诊断。
- 根据患儿是否伴有唐氏综合征（DS），将AMKL分为DS-AMKL及非DS-AMKL。
- t（1；22）（p13；q13）是非DS-AMKL中的一种特异染色体核型，可产生RBM15-MKL1融合基因，目前国际上关于其预后意义尚未达成一致。

4. 治疗

- DS-AMKL患儿采用较低强度的单纯化疗即可实现持续完全缓解（CR），其总生存率可达79% ～ 91%。
- 非DS-AMKL对标准化疗反应不佳，复发率高，总生存率仅为53% ～ 70%。但HSCT可改善预后。

（张　丽）

■ 儿童急性早幼粒细胞白血病

1. 概述

- 儿童急性早幼粒细胞白血病（APL）中98%的患者存在PML-RARα融合基因，另有低于2%的APL患者为其他类型融合基因。

- 一旦怀疑 APL，不必等确诊，应急诊给予全反式维 A 酸（ATRA）治疗；积极的血制品替代治疗，通过血小板输注尽量使血小板计数维持在 $50 \times 10^9/L$ 以上；冷沉淀、凝血酶原复合物、纤维蛋白原、新鲜冰冻血浆输注维持纤维蛋白原在 1.5g/L 以上。
- 儿童 APL-t（15；17）-PML/RARα（＋）的治疗方案见表54。

表54　儿童 APL-t（15；17）-PML/RARα（＋）治疗方案

治疗分期	治疗药物	用法
诱导缓解治疗	ATRA	$25 \sim 30mg/（m^2 \cdot d）\times 1 \sim 42$天
	三氧化二砷	$0.15mg/（kg \cdot d）\times 28$天
	复方黄黛片	$60mg/（kg \cdot d）\times 28$天
	蒽环类柔红霉素	$40mg/（m^2 \cdot d）\times 3$天
	或去甲氧柔红霉素	$8mg/（m^2 \cdot d）\times 3$天
	或高三尖杉酯碱	$1 \sim 2mg/（m^2 \cdot d）$，连用 $1 \sim 14$天
巩固治疗	经以上治疗仍为 PCR 阳性患儿用大剂量 Ara-C±auto-HSCT	
维持治疗	联合化应用 ATRA、6-巯嘌呤、氨甲蝶呤维持，有助于提高疗效	

注：应注意维 A 酸治疗过程中，如维 A 酸综合征和假性脑瘤综合征等不良反应的鉴别和防治。诱导缓解治疗注意出凝血功能异常的治疗和纠正。一般采用砷剂＋ATRA±2 ～ 3疗程蒽环类药物的化疗达到 PCR 阴性，增加蒽环类药物剂量有助于提高疗效。

- 颅内出血是 APL 最主要的致死原因，因此，患儿一旦出现头痛及其他可疑颅内出血的表现，应立即行影像学检查以排除颅内出血。
- APL 患儿诊断时发生脑膜白血病非常罕见，诱导缓解治疗1周内应避免腰椎穿刺。

2. 分化综合征的防治

- 分化综合征（DS）的临床表现有不明原因发热、呼吸困难、胸腔或心包积液、肺部浸润、肾衰竭、低血压、体重增加5kg或较同时段基础体重增加10%。符合上述2 ～ 3个体征表现属于轻度 DS，符合4个或以上者属于重度 DS。
- 不应过分强调 DS 的确诊，对怀疑 DS 的患儿，应尽早给予地塞米松 $10mg/（m^2 \cdot d）$ 治疗，最大量10mg/d，分1 ～ 2次使用，症状好转后减停。

- 重症伴有脏器功能障碍患儿，应该给予相应脏器的功能支持。
- 需要ICU监护和支持，以及对糖皮质激素治疗无反应或明显加重的患儿可考虑暂时停用ATRA和砷剂。
- 症状完全消失后重新开始诱导缓解治疗。

3. 砷剂不良反应监测

治疗前进行心电图检查评估有无QT间期延长，肝肾功能相关检查，同时注意口服砷剂患者的消化道反应。

4. 随访

PCR检测PML-RARα，每3～6个月1次，持续2年；然后每6个月检测，持续2年。

（张　丽）

■ 唐氏综合征相关性急性髓系白血病

- 唐氏综合征相关性急性髓系白血病（DS-AML）对蒽环类及阿糖胞苷类敏感性远高于非DS-AML，中枢神经系统白血病发病率极低。
- 近年减少化疗剂量后，5年总生存率＞80%。
- 年龄＞4岁或未检测到GATA1基因突变预后不良，应按照非DS-AML方案化疗。

（张　丽）

■ 婴儿白血病

- 婴儿白血病指年龄≤12月龄的儿童白血病。
- 细胞遗传学特征是在11q23上涉及组蛋白赖氨酸甲基转移酶2A基因（KMT2A，曾称混合谱系白血病MLL基因）的平衡染色体易位。
- MLL基因重排在婴儿ALL中发生率为70%～80%，在婴儿AML中发生率为50%。
- 目前已鉴定出90余种不同的KMT2A伴侣基因。在婴儿ALL中，93%患儿MLL基因与以下4个伴侣基因发生重排：AFF1（AF4，49%）、MLLT1（ENL，22%）、MLLT3（AF9，17%）和MLLT10（AF10，5%）。在婴儿AML中，66%患儿MLL基因与以下3个伴侣基因发生重排：MLLT3（AF9，22%）、MLLT10（AF10，27%）和ELL（17%）。

（张　丽）

■ 骨髓增生异常综合征

1. 概述
- 骨髓增生异常综合征（MDS）是一组克隆性造血干细胞疾病，

84

特征为一系或多系发育异常，无效性病态造血，可伴有原始粒细胞增多。

- 临床表现外周血细胞减少，器官增大不常见；可进展为急性髓系白血病（AML）或死于骨髓衰竭。
- MDS可为原发性或继发于烷化剂治疗和/或放疗后。多发生于老年患者，不同文献报道中位发病年龄60～75岁。

2. 诊断

- MDS最低诊断标准见表55。

表55　MDS最低诊断标准

诊断标准	具体要求
必要条件	持续4个月一系或多系血细胞减少（若检出原始细胞增多或MDS相关细胞遗传学异常，无须等待可诊断MDS） 排除其他可导致血细胞减少和发育异常的造血及非造血系统疾病
主要标准	发育异常细胞：骨髓涂片中红系、粒系、巨核细胞系发育异常细胞比例≥10% 环状铁粒幼红细胞：占有核红细胞比例≥15%，或≥5%且同时伴有SF3B1突变 原始细胞：骨髓涂片原始细胞达5%～19%（或外周血涂片2%～19%） 常规核型分析或FISH检出有MDS诊断意义的染色体核型
辅助标准	骨髓活检切片的形态学或免疫组化结果支持MDS诊断 骨髓细胞流式细胞术检测发现多个MDS相关的表型异常，并提示红系和/或髓系存在单克隆细胞群 基因测序检出MDS相关基因突变，提示存在髓系细胞的克隆群体

✓ MDS诊断需满足2个必要条件和1个主要标准。

✓ 对于符合必要条件、未达主要标准、存在输血依赖的大细胞性贫血等常见MDS临床表现的患者，如符合≥2条辅助标准，诊断为疑似MDS。

- 血细胞减少的标准：ANC＜1.8×10⁹/L，Hb＜100g/L，PLT＜100×10⁹/L。

3. 鉴别诊断

- MDS的诊断依赖骨髓细胞分析中细胞发育异常的形态学表现、原始细胞比例升高和细胞遗传学异常。

- MDS的诊断仍然是排除性诊断，应首先排除反应性血细胞减少或细胞发育异常，常见需要与MDS鉴别的因素或疾病如下。

  ✓ 先天性或遗传性血液病：如先天性红细胞生成异常性贫血、遗传性铁粒幼细胞贫血、先天性角化不良、范科尼贫血、先天性中性粒细胞减少症和先天性纯红细胞再生障碍等。

  ✓ 其他累及造血干细胞的疾病：如再生障碍性贫血、阵发性睡眠性血红蛋白尿症（PNH）、原发性骨髓纤维化、大颗粒淋巴细胞白血病（LGL）、急性白血病（尤其是伴有血细胞发育异常的患者、低增生性AML或AML-M7）等。

  ✓ 维生素B_{12}或叶酸缺乏。

  ✓ 接受细胞毒性药物、细胞因子治疗或接触有血液毒性的化学制品或生物制剂等。

  ✓ 慢性病贫血（如感染、非感染性疾病或肿瘤）、慢性肝病、慢性肾功能不全、病毒（如HIV、CMV、EBV等）感染。

  ✓ 自身免疫性血细胞减少、甲状腺功能减退或其他甲状腺疾病。

  ✓ 重金属（如砷剂等）中毒、过度饮酒、铜缺乏。

4. WHO（2016）分型（表56）

5. 预后分组

- MDS患者常用的危险度分组系统为修订的国际预后积分系统（IPSS-R）。IPSS-R积分系统被认为是目前MDS预后评估的金标准，是MDS预后国际工作组在2012年对IPSS预后评分系统进行修订的最新版本（表57）。

表 56 MDS 的 WHO（2016）分型

疾病类型	发育异常	血细胞减少	环状铁粒幼红细胞	骨髓和外周血原始细胞	常规核型分析
MDS 伴单系血细胞发育异常（MDS-SLD）	1 系	1～2 系	<15% 或 <5%[①]	骨髓 <5%，外周血 <1%，无 Aüer 小体	任何核型，但不符合伴单纯 del（5q）MDS 标准
MDS 伴多系血细胞发育异常（MDS-MLD）	2～3 系	1～3 系	<15% 或 <5%[①]	骨髓 <5%，外周血 <1%，无 Aüer 小体	任何核型，但不符合伴单纯 del（5q）MDS 标准
MDS 伴环状铁粒幼红细胞（MDS-RS）					
MDS-RS-SLD	1 系	1～2 系	≥15% 或 ≥5%[①]	骨髓 <5%，外周血 <1%，无 Aüer 小体	任何核型，但不符合伴单纯 del（5q）MDS 标准
MDS-RS-MLD	2～3 系	1～3 系	≥15% 或 ≥5%[①]	骨髓 <5%，外周血 <1%，无 Aüer 小体	任何核型，但不符合伴单纯 del（5q）MDS 标准
MDS 伴单纯 del（5q）	1～3 系	1～2 系	任何比例	骨髓 <5%，外周血 <1%，无 Aüer 小体	仅有 del（5q），可以伴有 1 个其他异常 [-7 或 del（7q）除外]
MDS 伴原始细胞增多（MDS-EB）					
MDS-EB1	0～3 系	1～3 系	任何比例	骨髓 5%～9% 或外周血 2%～4%，无 Aüer 小体	任何核型
MDS-EB2	0～3 系	1～3 系	任何比例	骨髓 10%～19% 或外周血 5%～19% 或有 Aüer 小体	任何核型

续 表

疾病类型	发育异常	血细胞减少	环状铁粒幼红细胞	骨髓和外周血原始细胞	常规核型分析
MDS，不能分类型（MDS-U）					
外周血原始细胞1%	1～3系	1～3系	任何比例	骨髓<5%，外周血=1%②，无Auer小体	任何核型
单系血细胞发育异常伴全血细胞减少	1系	3系	任何比例	骨髓<5%，外周血<1%，无Auer小体	任何核型
伴有诊断意义核型异常	0系	1～3系	<15%③	骨髓<5%，外周血<1%，无Auer小体	有定义MDS的核型异常

注：血细胞减少定义为Hb<100g/L，PLT<100×10⁹/L，ANC<1.8×10⁹/L。较少情况下MDS可见这些水平以上的轻度贫血或血小板减少，外周血单核细胞必须<1×10⁹/L。①如果存在SF3B1突变。②外周血=1%的原始细胞必须在两次不同时间的检查同时记录。③若环状铁粒幼红细胞≥15%的患者有明显红系发育异常，则归类为MDS-RS-SLD。

表57　IPSS-R积分标准及危险度划分

预后变量	积分						
	0	0.5	1	1.5	2	3	4
细胞遗传学[①]	极好		好		中等	差	极差
骨髓原始细胞(%)	≤2		2~5		5~10	>10	
Hb(g/L)	≥100		80~100	<80			
PLT(×10⁹/L)	≥100	50~100	<50				
ANC(×10⁹/L)	≥0.8	<0.8					

注：①极好，-Y，del（11q）；好，正常核型，del（5q），12p-，del（20q），del（5q）附加另一种异常；中等，del（7q），+8，+19，i（17q），其他1个或2个独立克隆的染色体异常；差，-7，inv（3）/t（3q）/del（3q），-7/del（7q）附加另一种异常，复杂异常（3个）；极差，复杂异常（>3个）。IPSS-R危险度分组：极低危：≤1.5分；低危：>1.5~3分；中危：>3~4.5分；高危：>4.5~6分；极高危：>6分。

6. 治疗

- MDS患者自然病程和预后的差异性很大，治疗宜个体化。应根据MDS患者的预后分组，结合患者年龄、体能状况、合并疾病、治疗依从性等进行综合分析，选择治疗方案。MDS可按预后积分系统分为两组：较低危组［IPSS-R极低危组、低危组和中危组（≤3.5分）］和较高危组［IPSS-R中危组（>3.5分）、高危组和极高危组］。较低危组MDS的治疗目标是改善造血功能、提高生活质量；较高危组MDS治疗目标是延缓疾病进展、延长生存期和治愈。

- 支持治疗：包括成分输血、红细胞生成素（EPO）、粒细胞集落刺激因子（G-CSF）或粒细胞-巨噬细胞集落刺激因子（GM-CSF）。为大多数高龄、低危组MDS患者所采用。支持治疗旨在改善症状、预防感染出血和提高生活质量。

- 免疫抑制治疗（IST）：ATG单药或联合环孢素进行IST，选择以下患者可能有效：≤60岁的低危或中危-1患者，或者骨髓增生低下，HLA-DR15或伴有小的PNH克隆。不推荐原始细胞>5%伴染色体-7或复杂核型者使用IST。

- 免疫调节治疗：常用的免疫调节药物包括沙利度胺和来那度胺等。对于伴有del（5q）±1种其他异常（除-7/7q-外）的较低危组MDS患者，可应用来那度胺治疗，大部分患者可减轻或脱离输血依赖，并获得细胞遗传学缓解。伴有del（5q）的MDS患者，如出现下列情况不建议应用来那度胺：①骨髓原始细胞比例>5%。②复杂染色体核型。③IPSS-中危-2或高危组。④TP53基因突变。

- 去甲基化药物治疗：包括5-阿扎胞苷（AZA）和5-阿扎-2-脱氧胞苷（地西他滨）。去甲基化药物可应用于较高危组MDS患者，与支持治疗组相比，去甲基化药物治疗组可降低患者向AML进展的风险、改善生存。

- 细胞毒性化疗：较高危组尤其是原始细胞比例增高的患者预后较差，化疗是非造血干细胞移植（HSCT）患者的治疗方式之一，多采取小剂量的预处理方案。预处理方案治疗较高危组MDS患者的完全缓解率可达40％～60％，且老年或身体功能较差的患者对预处理方案的耐受性优于常规AML化疗方案。预处理方案也可与去甲基化药物联合。

- 异基因造血干细胞移植（allo-HSCT）：是目前唯一能治愈MDS的方法，造血干细胞来源包括同胞全相合供者、非血缘供者和单倍型相合血缘供者。其适应证：①年龄＜65岁、较高危组MDS患者。②年龄＜65岁、伴有严重血细胞减少、经其他治疗无效或伴有不良预后遗传学异常（如-7、3q26重排、TP53基因变异、复杂核型、单体核型）的较低危组患者。

- 其他：雄激素对部分有贫血表现的MDS患者有促进红系造血作用，包括达那唑、司坦唑醇等。接受雄激素治疗的患者应定期检测肝功能。

7. 疗效评估

MDS国际工作组（IWG）于2000年提出国际统一疗效评估标准，2006年进一步修订，使不同临床治疗方案结果间具有可比性（表58）。

表58 IWG的MDS疗效评估标准（2006）

类别	疗效标准（疗效必须维持≥4周）
完全缓解	骨髓：原始细胞≤5%且所有细胞系成熟正常[①] 应注明持续存在的病态造血（发育异常）[①] 外周血： Hb：≥110g/L ANC：≥$1.0×10^9$/L PLT：≥$100×10^9$/L 原始细胞0
部分缓解	外周血细胞绝对值达到完全缓解标准，必须持续至少2个月 其他条件均达到完全缓解标准（凡治疗前有异常者），但骨髓原始细胞仅较治疗前减少≥50%，但仍＞5% 不考虑细胞增生程度和形态学

类别	疗效标准（疗效必须维持≥4周）
骨髓完全缓解	骨髓：原始细胞≤5%且较治疗前减少≥50% 外周血：如果达到血液学改善，应同时注明
疾病稳定	未达到部分缓解的最低标准，但至少8周以上无疾病进展证据
治疗失败	治疗期间死亡或病情进展，表现为血细胞减少加重、骨髓原始细胞比例增高或较治疗前发展为更进展的FAB亚型
完全缓解或部分缓解后复发	至少有下列1项： 骨髓原始细胞比例回升至治疗前水平 粒细胞或血小板数较达最佳疗效时下降50%或以上 Hb下降≥15g/L或依赖输血
细胞遗传学反应	完全缓解：染色体异常消失且无新发异常 部分缓解：染色体异常减少≥50%
疾病进展	原始细胞<5%者：原始细胞增加≥50%，达到5% 原始细胞5%～10%：原始细胞增加≥50%，达到10% 原始细胞10%～20%者：原始细胞增加≥50%，达到20% 原始细胞20%～30%者：原始细胞增加≥50%，达到30% 下列任何1项： 粒细胞或血小板数较最佳缓解/疗效时下降≥50% 血红蛋白下降≥20g/L 依赖输血
生存	结束时点： 总生存：任何原因死亡 无变故生存：治疗失败或任何原因死亡 无进展生存：病情进展或死于MDS 无病生存：至复发时为止 特殊原因死亡：MDS相关死亡
血液学改善	
红系反应（治疗前Hb<110g/L）	Hb升高≥15g/L 红细胞输注减少，与治疗前比较，每8周输注量至少减少4U。仅治疗前Hb≤90g/L且需红细胞输注者才纳入红细胞输注疗效评估
血小板反应（治疗前PLT<100×10^9/L）	治疗前PLT>20×10^9/L者，净增值≥30×10^9/L；或从<20×10^9/L增高至>20×10^9/L，且至少增高100%

常见血液病处理

类别	疗效标准（疗效必须维持≥4周）
中性粒细胞反应 （治疗前ANC< $1.0×10^9/L$）	增高100%以上和绝对值增高>$0.5×10^9/L$
血液学改善后进展 或复发[2]	有下列至少1项： 粒细胞或血小板数较最佳疗效时下降≥50% Hb下降≥15g/L 依赖输血

注：①病态造血（发育异常）的改变应考虑病态造血（发育异常）改变的正常范围。②在没有如感染、重复化疗疗程、胃肠道出血、溶血等其他情况的解释下。

（徐泽锋）

■ 骨髓增殖性肿瘤

- 骨髓增殖性肿瘤（MPN）是一组以骨髓一系或多系（如粒系、红系、巨核系）过度增殖为特征的一类造血干细胞克隆性疾病。
- 该类疾病包括慢性髓细胞白血病（BCR-ABL阳性）、Ph染色体阴性的骨髓增殖性肿瘤和少见类型MPN（表59）。
- Ph染色体阴性的骨髓增殖性肿瘤包括真性红细胞增多症（PV）、原发性血小板增多症（ET）和原发性骨髓纤维化（PMF），这组疾病共有致病基因JAK2 V617F突变，约20%的ET和PMF患者还可出现CALR或MPL基因突变。

表59 骨髓增殖性肿瘤（WHO 2016）

骨髓增殖性肿瘤（MPN）

　慢性髓细胞白血病，BCR-ABL阳性（CML）

　慢性中性粒细胞白血病（CNL）

　真性红细胞增多症（PV）

　原发性骨髓纤维化（PMF）

　　纤维化前/早期原发性骨髓纤维化（pre-PMF）

　　明显纤维化期原发性骨髓纤维化（overt-PMF）

　原发性血小板增多症（ET）

　慢性嗜酸性粒细胞白血病，不另作分类（CEL-NOS）

　骨髓增殖性肿瘤，不能分型（MPN-U）

（徐泽锋）

■ 慢性髓细胞白血病

1. 概述

- 慢性髓细胞白血病（CML）是骨髓造血干细胞克隆性增殖形成的恶性肿瘤，常以粒系增生为主，伴有红系和巨核系增生。
- CML是最常见的MPN，占成人白血病的15%～20%。
- 我国多个地区的流行病学调查显示，CML的年发病率为0.39/10万～0.55/10万，中位发病年龄为45～50岁，男性稍多于女性。

2. 诊断标准

典型的白细胞计数增高、脾大等临床表现，合并Ph染色体和/或BCR-ABL融合基因阳性即可确诊。

3. 分期

临床上分为慢性期（CP）、加速期（AP）和急变期（BP）3期（表60）。

表60　CML分期标准

分期	标准
慢性期	外周血或骨髓中原始细胞＜10% 未达加速期或急变期标准
加速期	符合最少1项以下标准： 外周血白细胞和/或骨髓有核细胞中原始细胞占10%～19%； 外周血嗜碱性粒细胞≥20% 对治疗无反应或非治疗引起的的血小板减少（＜100×10⁹/L）或增高（＞1000×10⁹/L） 治疗无法控制的进行性脾大或白细胞增加 治疗过程中出现Ph染色体基础上的克隆演变
急变期	外周血和/或骨髓有核细胞中原始细胞≥20% 髓外活检原始细胞聚集 髓外原始细胞浸润

4. 预后评估

慢性期患者目前常用的评分系统包括Sokal评分系统和Hasford评分系统，均以临床特点及血液学指标为预后评估因素（表61）。

表 61 Sokal 评分系统和 Hasford 评分系统

临床特征	Sokal 评分系统	Hasford 评分系统
年龄	0.0116×（年龄−43.4）	年龄≥50 岁为 0.6666
脾大 /cm	0.0345×（脾大−7.51)	0.042×脾大
血小板（×10⁹/L）	0.188[（血小板/700)²− 0.563]	≥1500 为 1.0956
原始粒细胞 /%	0.0887×（原始粒细胞−2.10）	0.0584×原始粒细胞
嗜酸性粒细胞 /%	—	0.0413×嗜酸性粒细胞
嗜碱性粒细胞 /%	—	≥3 时为 0.2039
	<0.8 低危，>1.2 高危，其余为中危	积分总和×1000；≤780 低危，≥1480 高危，其余为中危

5. 治疗
- CML 治疗目标是阻止疾病进展，延长生存期。
- 慢性期治疗
  - ✓ 酪氨酸激酶抑制剂（TKI）治疗
    - ◆ 一线治疗：伊马替尼 400mg，每天 1 次；尼洛替尼 300mg，每天 2 次；氟马替尼 600mg，每天 1 次。
    - ◆ 二线治疗：伊马替尼一线治疗耐药或不耐受的患者推荐及时更换二代 TKI 治疗，二代 TKI 针对 T315I 以外的多数伊马替尼耐药的 ABL 激酶区突变有效。尼洛替尼 400mg，每天 2 次；达沙替尼 100mg，每天 1 次；博苏替尼 500mg，每天 1 次；普那替尼 45mg，每天 1 次。
    - ◆ 二线二代 TKI 的选择：目前国内可供选择的二代 TKI 为尼洛替尼和达沙替尼，可参照 BCR-ABL 激酶突变类型进行选择。目前以下 7 种类型突变对于达沙替尼或尼洛替尼选择有明确的指导意义：①T315I，二者均耐药。②F317L/V/I/C、V299L、T315A，采用尼洛替尼治疗更易获得临床疗效。③Y253H、E255K/V、F359C/V/I，采用达沙替尼治疗更易获得临床疗效。
    - ◆ TKI 治疗期间应定期监测血液学、细胞遗传学及分子学反应（表 62），定期评估患者 TKI 治疗耐受性，参照中国 CML 患者治疗反应标准（表 63）进行治疗反应评估，结合患者耐受性，随时调整治疗方案（表 64）。
  - ✓ 其他治疗：因各种原因无法使用 TKI 治疗的患者可考虑干扰素为基础的方案，依然是少部分患者的治疗选择。以下患者可考虑干扰素为基础的方案：①TKI 耐药、不耐受且不适合造血干细胞移植的CML慢性期患者。②各种原因暂时无法应用TKI治疗或无法坚持长期使用TKI的慢性期患者。

✓ allo-HSCT：在TKI治疗时代，allo-HSCT作为二线TKI治疗失败的三线治疗选择，应该严格掌握适应证。

- 加速期治疗：结合患者治疗史和基础疾病，以及BCR-ABL激酶突变情况选择合适的TKI，病情恢复至慢性期者可继续TKI治疗；如果患者有合适的造血干细胞供者来源，可考虑行allo-HSCT。存在T315I突变或二代TKI不敏感突变的患者应尽早行allo-HSCT。

- 急变期治疗：结合患者治疗史和基础疾病，以及BCR-ABL激酶突变情况选择合适的TKI单药或联合化疗提高诱导缓解率，缓解后应尽快行allo-HSCT。

- allo-HSCT在CML中的应用：allo-HSCT作为二线TKI治疗失败后的三线治疗选择，目标人群：①二线TKI治疗失败的慢性期患者。②治疗任何时间出现ABL基因T315I突变的患者。③对多种TKI治疗药物不耐受的患者。④加速或急变期的患者，尤其是TKI治疗期间疾病进展的患者。

表62　CML慢性期治疗反应的定义

分类	定义
血液学反应	
完全血液学反应（CHR）	WBC＜10×10⁹/L，PLT＜450×10⁹/L
	外周血中无髓系不成熟细胞，嗜碱性粒细胞＜5%
	无疾病的症状和体征，可触及的脾大已消失
细胞遗传学反应（CyR）	
无细胞遗传学反应	Ph染色体阳性细胞＞95%
微小细胞遗传学反应（miniCyR）	Ph染色体阳性细胞占66%～95%
次要细胞遗传学反应（mCyR）	Ph染色体阳性细胞占36%～65%
部分细胞遗传学反应（PCyR）	Ph染色体阳性细胞占1%～35%
完全细胞遗传学反应（CCyR）	Ph染色体阳性细胞0
分子学反应	
主要分子学反应（MMR）	BCR-ABL^{IS}≤0.1%（ABL转录本＞10 000）
分子学反应4（MR4）	BCR-ABL^{IS}≤0.01%（ABL转录本＞10 000）
分子学反应4.5（MR4.5）	BCR-ABL^{IS}≤0.0032%（ABL转录本＞32 000）

分类	定义
分子学反应5（MR5）	BCR-ABL^{IS}≤0.001%（ABL转录本>100 000）
分子学无法检测	在可扩增ABL转录本水平下无法检测到BCR-ABL转录本

表63 一线TKI治疗CML慢性期患者治疗反应评价标准

时间	最佳反应	警告	失败
3个月	达到CHR基础上至少达到PCyR（Ph$^+$细胞≤35%）BCR-ABL^{IS}≤10%	达到CHR基础上未达到PCyR（Ph$^+$细胞36%～95%）BCR-ABL^{IS}>10%	未达到CHR无任何CyR（Ph$^+$细胞>95%）
6个月	至少达到CCyR（Ph$^+$细胞=0）BCR-ABL^{IS}≤1%	达到PCyR但未达到CCyR（Ph$^+$细胞1%～35%）1＜BCR-ABL^{IS}≤10%	未达到PCyR（Ph$^+$细胞>35%）BCR-ABL^{IS}>10%
12个月	BCR-ABL^{IS}≤0.1%	0.1%＜BCR-ABL^{IS}≤1%	未达到CCyR（Ph$^+$细胞>0%）BCR-ABL^{IS}>1%
任何时间	稳定或达到MMR	Ph$^+$细胞=0，出现-7或7q-（CCA/Ph$^-$）	丧失CHR或CCyR或MMR[①]，出现伊马替尼或其他TKI耐药性突变，出现Ph染色体基础上其他克隆性染色体异常

注：CHR，完全血液学缓解；CyR，细胞遗传学反应；PCyR，部分细胞遗传学反应；CCyR，完全细胞遗传学反应；MMR，主要分子学反应；IS，国际标准化；CCA/Ph$^-$，Ph染色体的克隆性染色体异常。①连续2次检测明确丧失MMR并且其中1次BCR-ABL^{IS}≥1%。

表64 一线TKI治疗CML慢性期患者治疗调整策略

治疗反应	评估	治疗方案
最佳治疗反应		继续原方案治疗
警告	评价患者依从性评价药物相互作用BCR-ABL激酶突变分析	更换其他TKI继续原方案临床试验一线伊马替尼治疗者可考虑提高伊马替尼剂量

治疗反应	评估	治疗方案
治疗失败	评价患者依从性 评价药物相互作用 BCR-ABL激酶突变分析	更换其他TKI 造血干细胞移植评估 临床试验
不耐受		更换其他TKI 造血干细胞移植评估 临床试验

（徐泽锋）

■ 真性红细胞增多症

1. 概述
- 真性红细胞增多症（PV）是一种以红细胞不受控制地增殖为特征的克隆性造血干细胞疾病。整个髓系（包括粒系和巨核系）也常高度增殖。
- PV起病隐匿，进展缓慢，表现为红细胞增多，后期可进展为骨髓纤维化，少数患者可进展为急性白血病。
- 出血和血栓也是PV的两个主要临床表现。

2. 诊断标准
   采用WHO（2016）标准（表65）。

表65　WHO（2016）真性红细胞增多症诊断标准

诊断标准	具体要求
主要标准	Hb＞165g/L（男性），＞160g/L（女性），或红细胞压积（HCT）＞49%（男性），＞48%（女性），或红细胞容量（RCM）升高 骨髓活检示与年龄不符的细胞过多伴三系增生（全骨髓增生），包括显著红系、粒系、巨核系增生并伴有多形性成熟巨核细胞（细胞大小不等） 有JAK2V617F或JAK2第12号外显子基因突变
次要标准	血清红细胞生成素（EPO）低于正常水平

注：诊断需满足3项主要标准或前2项主要标准加1项次要标准。

3. 真性红细胞增多症后骨髓纤维化（post-PV MF）诊断标准
   采用骨髓纤维化研究和治疗国际工作组（IWG-MRT）标准（表66）。

表66 真性红细胞增多症后骨髓纤维化诊断标准

诊断标准	具体要求
主要标准（以下2条均需满足）	此前按WHO诊断标准确诊为PV 骨髓活检示纤维组织分级为2/3级（按0～3级标准）或3/4级（按0～4级标准）
次要标准（至少符合其中2条）	贫血或不需持续静脉放血（在未进行降细胞治疗情况下）或降细胞治疗来控制红细胞增多 外周血出现幼稚粒细胞、幼稚红细胞 进行性脾大（此前有脾大者超过左肋缘下5cm或新出现可触及的脾大） 以下3项体质性症状中至少出现1项：过去6个月内体重下降＞10%；盗汗；不能解释的发热（＞37.5℃）

4. 预后判断标准

- 血栓风险分组：按年龄和血栓病史分为高危组和低危组。
  - ✓ 高危组：年龄≥65岁和/或此前有PV相关动脉或静脉血栓形成。
  - ✓ 低危组：年龄＜65岁和/或此前无PV相关动脉或静脉血栓形成。
- 生存预后分组
  - ✓ 未行二代测序（NGS）检测患者，采用IWG-PV预后分组积分系统。
    - ◆ 依据：年龄（≥67岁，5分；57～66岁，2分）；WBC＞15×10⁹/L（1分）；静脉血栓形成（1分）。
    - ◆ 分为低危组（0分）、中危组（1分或2分）和高危组（≥3分），中位OS期分别为28年、19年和11年。
  - ✓ 已行NGS检测患者，也可采用加入基因突变的预后分组积分系统。
    - ◆ 依据：SRSF2基因突变（3分）、年龄＞67岁（2分）、WBC≥15×10⁹/L（1分）、血栓史（1分）。
    - ◆ 分为低危组（0～1分）、中危组（2～3分）和高危组（≥4分），中位OS期分别为24.0年、13.1年和3.2年。
- PV后骨髓纤维化生存预后分组：采用PV和ET继发骨髓纤维化预后模型（MYSEC-PM）。
  - ✓ 依据：确诊时年龄（分值为0.15×年龄）、Hb＜110g/L（2分）、外周血原始细胞比例≥3%（2分）、无CALR Ⅰ型突变（2分）、PLT＜150×10⁹/L（1分）、有体质性症状（1分）。
  - ✓ 分为低危（＜11分）、中危1（≥11分）、中危2（14～＜16

分）和高危（≥16分）。

5. 治疗

● 治疗目标

✓ 避免初发或复发的血栓形成或出血合并症。

✓ 尽量降低急性白血病及PV后骨髓纤维化的风险。

✓ 控制全身症状（如血栓形成或出血），多血症期治疗目标是控制HCT＜45％。

● 一线治疗选择

✓ 共存疾病和对症处理：有高血压、高脂血症、糖尿病等共存疾病的患者应同时与相关科室配合积极进行相应处理，控制病情。

✓ 血栓预防：首选口服低剂量阿司匹林（70～100mg/d），不能耐受阿司匹林的患者可选用口服氯吡格雷75mg/d，或双嘧达莫25～50mg，每天3次。

✓ 静脉放血：一般来说，静脉放血开始阶段为每次300～450ml，每周1次或2次，HCT降至正常（＜45％）后可延长放血间隔时间，以维持红细胞数正常的状态。

✓ 降细胞治疗：羟基脲或常规剂型干扰素α（IFN-α）和长效INF-α（聚乙二醇干扰素α和聚乙二醇脯氨酸干扰素α）为任何年龄需降细胞治疗PV患者的一线药物。年轻患者（＜60岁）推荐首选干扰素。年长患者（＞70岁）可考虑口服羟基脲。

● 二线治疗选择：约25％的患者在用羟基脲治疗期间可出现耐药或不耐受，20％～30％的患者有干扰素治疗不耐受，这些患者可采用二线治疗。2014年12月，芦可替尼被美国FDA批准用于治疗羟基脲疗效不佳或不耐受的PV患者。推荐起始剂量为10mg，每天2次，在开始治疗的前4周不进行剂量调整，每次剂量调整间隔不应少于2周，最大剂量不超过50mg/d。

● 真性红细胞增多症羟基脲治疗耐药或不耐受的判断标准

✓ 至少2g/d剂量羟基脲治疗3个月后，仍需放血以维持HCT＜45％。

✓ 至少2g/d羟基脲治疗3个月后，仍不能控制骨髓增殖（PLT＞400×10⁹/L及WBC＞10×10⁹/L）。

✓ 至少2g/d羟基脲治疗3个月后，触诊的巨大脾未能缩小50％以上或脾大相关的临床症状未能完全缓解。

✓ 在使疾病达到完全或部分临床血液学反应所需的羟基脲最小剂量下，中性粒细胞计数（ANC）＜1×10⁹/L或PLT＜100×10⁹/L或Hb＜100g/L。

✓ 任何剂量羟基脲治疗下，出现小腿溃疡或其他不能接受的羟基脲相关非血液学毒性（皮肤黏膜表现、胃肠道症状、肺炎、发热等）。

（徐泽锋）

■ 原发性血小板增多症

1. 概述
- 原发性血小板增多症（ET）是一种主要累及巨核细胞系的克隆性骨髓增殖性疾病。
- 主要特征是外周血持续性血小板计数升高，骨髓中大型、成熟巨核细胞数增多，临床可表现为栓塞和/或出血，后期可进展为骨髓纤维化，少数患者可进展为急性白血病。

2. 诊断
- ET诊断标准：采用WHO（2016）标准（表67）。

表67　WHO（2016）原发性血小板增多症诊断标准

诊断标准	具体要求
主要标准	持续性血小板计数≥450×10⁹/L
	骨髓活检示巨核细胞高度增生，胞体大、核过分叶的成熟巨核细胞数量增多，粒系、红系无显著增生或左移，且网状纤维极少、轻度（1级）增多
	排除真性红细胞增多症、慢性粒细胞白血病（BCR-ABL融合基因阴性）、原发性骨髓纤维化、骨髓增生异常综合征（无粒系和红系病态造血）或其他髓系肿瘤的WHO标准
	存在JAK2、CALR或MPL基因突变
次要标准	存在其他克隆性证据或者排除反应性血小板增多症

注：诊断ET需满足4条主要诊断标准或者前3条主要诊断标准和1条次要诊断标准。

- 原发性血小板增多症后骨髓纤维化（post-ET MF）诊断标准：采用骨髓纤维化研究和治疗国际工作组（IWG-MRT）标准（表68）。

表68　原发性血小板增多症后骨髓纤维化诊断标准

诊断标准	具体要求
主要标准（2条均需满足）	此前按WHO诊断标准确诊为原发性血小板增多症
	骨髓活检示纤维组织分级为2/3级（按0～3级标准）或3/4级（按0～4级标准）

诊断标准	具体要求
次要标准（至少 符合其中2条）	贫血或血红蛋白含量较基线水平下降20g/L 外周血出现幼粒幼红细胞 进行性脾大（超过左肋缘下5cm或新出现可触及的脾大） 以下3项体质性症状中至少出现1项：过去6个月内体重下降>10%；盗汗；不能解释的发热（>37.5℃）

3. 预后判断标准

- ET血栓国际预后积分（IPSET-thrombosis）系统：患者确诊ET后首先应按IPSET-thrombosis系统对患者发生血栓的风险做出评估。

  ✓ 年龄>60岁（1分）。

  ✓ 有心血管危险因素（CVR）（1分）。

  ✓ 既往有血栓病史（2分）。

  ✓ JAK2 V617F突变阳性（2分）。

  ✓ 依累计积分血栓危险度分组：低危（0～1分）、中危（2分）和高危（≥3分）。各危险度组患者血栓的年发生率分别为1.03%、2.35%和3.56%。

- ET国际预后积分（IPSET）系统：建议采用IWG-MRT提出的IPSET对患者总体生存预后做出评估。

  ✓ 年龄（<60岁，0分；≥60岁，2分）。

  ✓ 白细胞计数（WBC<11×10^9/L，0分；WBC≥11×10^9/L，1分）。

  ✓ 血栓病史（无0分，有1分）。

  ✓ 依累计积分预后危险度分组：低危组（0分），中危组（1～2分），高危组（≥3分）。各危险度组患者中位生存期依次为没有达到、24.5和13.8年。

4. 治疗

- 治疗目标：ET的治疗目标是预防和治疗血栓合并症，因此，治疗方案主要是依据患者血栓风险分组来加以制订。血小板计数应控制在<600×10^9/L，理想目标值为400×10^9/L。

- 治疗方案选择的原则

  ✓ 无血栓形成病史

  ◆ 年龄<60岁、无CVR或JAK2 V617F突变者，可采用观察随诊策略。

  ◆ 年龄<60岁、有CVR或JAK2 V617F突变者，给予阿司匹林100mg每天1次。

- ◆ 年龄＜60岁、有CVR和JAK2 V617F突变且PLT＜1000×10^9/L者，给予阿司匹林100mg每天1次。
- ◆ 年龄≥60岁、无CVR或JAK2 V617F突变者，给予降细胞治疗＋阿司匹林100mg每天1次。
- ◆ 年龄≥60岁、有CVR或JAK2 V617F突变者，给予降细胞治疗＋阿司匹林100mg每天2次。
- ◆ 任何年龄、PLT＞1500×10^9/L的患者，给予降细胞治疗。
- ✓ 有动脉血栓形成病史
  - ◆ 任何年龄、无CVR和JAK2 V617F突变者，给予降细胞治疗＋阿司匹林100mg每天1次。
  - ◆ 年龄≥60岁、有CVR或JAK2 V617F突变者，给予降细胞治疗＋阿司匹林100mg每天2次。
- ✓ 有静脉血栓形成病史
  - ◆ 任何年龄、无CVR和JAK2 V617F突变者，给予降细胞治疗＋系统抗凝治疗。
  - ◆ 任何年龄、有CVR或JAK2 V617F突变者，给予降细胞治疗＋系统抗凝治疗＋阿司匹林100mg每天1次。
- ✓ 治疗方案的动态调整：在病程中应对患者进行动态评估并根据评估结果调整治疗方案。PLT＞1000×10^9/L的患者服用阿司匹林可增加出血风险，应慎用。PLT＞1500×10^9/L的患者不推荐服用阿司匹林。对阿司匹林不耐受的患者可换用氯吡格雷。
- ✓ 有CVR的患者，应积极进行相关处理（如戒烟、高血压患者控制血压、糖尿病患者控制血糖等）。
- 降细胞药物
  - ✓ 羟基脲：起始剂量为15～20mg/（kg·d），8周内80%患者的血小板计数可降至500×10^9/L以下，然后给予适当的维持剂量治疗。
  - ✓ 干扰素：是年龄＜40岁患者的首选治疗药物。起始剂量为300万U/d皮下注射，起效后调整剂量，最低维持剂量为300万U，每周1次。醇化干扰素的起始剂量为0.5μg/kg，每周1次，12周后如无效可增量至1.0μg/kg，每周1次。

（徐泽锋）

■ 原发性骨髓纤维化

1. 概述
- 原发性骨髓纤维化（PMF）是一种克隆性造血干细胞异常所致的慢性骨髓增殖性疾病。
- 大部分患者存在JAK2、CALR或MPL基因突变，突变造成

JAK2/STAT5途径的持续激活，以及巨核细胞过度增殖和纤维组织增生。

- 临床特征表现是脾大和各器官的髓外造血。
- 血液学特征表现为外周血细胞涂片中出现畸形的红细胞及数量不一的幼稚粒、红细胞。
- 组织病理学检查显示骨髓纤维组织增生，部分患者可进展为急性白血病。

2. 诊断

PMF诊断标准采用WHO（2016）诊断标准，包括纤维化前（pre-fibrotic）/早（early）期PMF（表69）和明显纤维化（overt-fibrotic）期PMF（表70）。

表69 纤维化前/早期原发性骨髓纤维化诊断标准
（WHO 2016）

诊断标准	具体要求
主要标准	有巨核细胞增生和异形巨核细胞，无明显网状纤维增多（≤MF-1），骨髓增生程度年龄调整后呈增高，粒系细胞增殖而红系细胞常减少
	不能满足真性红细胞增多症、慢性髓细胞性白血病（BCR-ABL融合基因阴性）、骨髓增生异常综合征（无粒系和红系病态造血）或其他髓系肿瘤的WHO诊断标准
	有JAK2、CALR或MPL基因突变，或无上述突变但有其他克隆性标志，或无继发性骨髓纤维化证据
次要标准	非合并疾病导致的贫血
	WBC ≥ 11×10^9/L
	可触及的脾大
	血清LDH水平增高

注：确诊需要满足3项主要标准及至少1项次要标准。

表70 明显纤维化期原发性骨髓纤维化诊断标准
（WHO 2016）

诊断标准	具体要求
主要标准	有巨核细胞增生和异形巨核细胞，无明显网状纤维增多（≤MF-1），骨髓增生程度年龄调整后呈增高，粒系细胞增殖而红系细胞常减少
	不能满足真性红细胞增多症、慢性髓细胞性白血病（BCR-ABL融合基因阴性）、骨髓增生异常综合征（无粒系和红系病态造血）或其他髓系肿瘤的WHO诊断标准
	有JAK2、CALR或MPL基因突变，或无上述突变但有其他克隆性标志，或无继发性骨髓纤维化证据

续 表

诊断标准	具体要求
次要标准	非合并疾病导致的贫血 WBC ≥ 11×10⁹/L 可触及的脾大 血清LDH水平增高

注：确诊需要满足3项主要标准及至少1项次要标准。

3. 预后判断标准

● 国际预后积分系统（IPSS）和动态国际预后积分系统（DIPSS）或DIPSS-Plus积分系统（表71）。

表71 PMF国际预后积分系统（IPSS）、动态国际预后积分系统（DIPSS）及DIPSS-Plus积分系统

预后因素	IPSS积分	DIPSS积分	DIPSS-Plus积分
年龄＞65岁	1	1	—
体质性症状	1	1	—
Hb＜100g/L	1	2	—
WBC＞25×10⁹/L	1	1	—
外周血原始细胞≥1%	1	1	—
PLT＜100×10⁹/L	—	—	1
需要输注红细胞	—	—	1
预后不良染色体核型①	—	—	1
DIPSS中危-1	—	—	1
DIPSS中危-2	—	—	2
DIPSS高危	—	—	3

注：①不良预后染色体核型包括复杂核型或涉及＋8、-7/7q-、i（17q）、-5/5q-、12p-、inv（3）或11q23重排的单个或2个异常。IPSS积分：低危（0分）、中危-1（1分）、中危-2（2分）、高危（≥3分）；DIPSS积分：低危（0分）、中危-1（1或2分）、中危-2（3或4分）、高危（5和6分）；DIPSS-Plus积分：低危（0分）、中危-1（1分）、中危-2（2或3分）、高危（4～6分）。

● 包含基因突变，适用于年龄≤70岁患者的新的预后积分系统MIPSS-70（表72）。

表72 PMF患者MIPSS-70预后积分系统

预后参数	积分
Hb $<$ 100g/L	1
WBC $>$ 25$\times$10^9/L	2
PLT $<$ 100$\times$10^9/L	2
外周血原始细胞 $\geqslant$ 2%	1
骨髓纤维化MF $\geqslant$ 2级	1
体质性症状	1
无 I 型CALR突变	1
存在1种HMR突变[①]	1
$\geqslant$ 2种HMR突变	2

注：①HMR突变：ASXL1，EZH2，SRSF2，IDH1/2。分组：低危（0～1分），中危（2～4分），高危（$\geqslant$ 5分）。

4. 治疗
- 治疗目标
  ✓ 改善生活质量。
  ✓ 缓解相关症状，减低向白血病转化的风险。
- 治疗方案
  ✓ 脾大的治疗
    ◆ 药物治疗：一线药物为芦可替尼，可作为有脾大的IPSS/DIPSS/DIPSS-Plus中危-2和高危患者的一线治疗，对有严重症状性脾大（如左上腹痛或由于早饱而影响进食量）的中危-1患者亦可以作为一线治疗，其他患者首选药物是羟基脲。芦可替尼的起始剂量主要依据患者的血小板计数水平：治疗前PLT $>$ 200$\times$10^9/L患者的推荐起始剂量为20mg，每天2次；PLT（100～200）$\times$10^9/L患者的推荐起始剂量为15mg，每天2次；PLT（50～100）$\times$10^9/L患者的推荐起始剂量为5mg，每天2次。
    ◆ 脾切除：指征如下。①有症状的门静脉高压（如静脉曲张出血、腹水）。②药物难治的显著脾大伴有疼痛。③依赖输血的贫血。④有严重恶病质。
    ◆ 放射疗法：指征如下。①PLT $>$ 50$\times$10^9/L，不适合外科手术的症状性脾大患者，治疗后可能需要输注血小板。②重要器官出现髓外造血。③严重骨痛。
  ✓ 贫血的治疗
    ◆ 血制品输注：症状性贫血的PMF患者，推荐红细胞输注。
    ◆ 红细胞生成素：伴有贫血的PMF患者，且较低的红细胞生成素水平（＜500U/L），可考虑用重组红细胞生成素治疗。在相对轻度贫血的患者中可能更有效。

◆ 雄激素类：伴贫血和/或血小板减少的患者初治时可联合雄激素（司坦唑醇6mg/d或达那唑200mg，每8小时1次）和糖皮质激素（泼尼松30mg/d）。如果疗效好，雄激素可继续使用，糖皮质激素逐渐减量。肝功能检测在开始时至少每月监测1次，每6～12个月推荐肝超声检查，以排除肝恶性肿瘤。男性患者在治疗前和治疗期间应筛查前列腺肿瘤。

✓ 体质性症状的治疗：芦可替尼可显著改善PMF的体质性症状，MPN-10总积分＞44分，或难治且严重（单项评分＞6分）的皮肤瘙痒，或不是由其他原因导致的超预期的体重下降（过去6个月下降＞10%），或不能解释的发热的患者，芦可替尼可以作为一线治疗。

✓ 骨髓抑制剂治疗

◆ 羟基脲：是用于控制骨髓纤维化的增殖过度表现的一线治疗选择。

◆ 阿那格雷：应慎重用于明确诊断骨髓纤维化的患者。

◆ 干扰素-α：仅被用于有明显增殖特征的早期患者中。在PMF患者中，常规的大剂量干扰素-α作为起始剂量难以耐受，因而应避免大剂量使用。推荐开始剂量为150万单位/次，每周3次。如果能够耐受，可增加至1500万单位/周。如果使用聚乙二醇干扰素，推荐使用干扰素-α2a。

✓ 异基因造血干细胞移植（allo-HSCT）：是目前唯一可能治愈PMF的治疗方法，但有相当高的治疗相关死亡率和并发症的发生率。allo-HSCT候选患者包括IPSS高危或中危-2患者，以及输血依赖或有不良细胞遗传学异常的患者。

✓ PMF急变期（PMF-BP）治疗：PMF急变预后不良，应考虑给予积极的支持治疗。对于不能进行allo-HSCT的患者，阿扎胞苷或地西他滨单药治疗可能延长生存期。治愈PMF-BP患者首先应该进行成功的诱导化疗，使其回到慢性期，并立即行allo-HSCT。严格的移植患者选择是必要的，只能在少数患者中取得成功。

✓ 非肝脾内的髓外造血的治疗：胸椎椎体是PMF非肝脾性髓外造血（EMH）的最常见部位。其他部位包括淋巴结、肺、胸膜、小肠、腹膜、泌尿生殖道和心脏。当出现临床症状时，可采用低剂量病灶局部放疗（0.1～1.0Gy，分5～10次照射）。目前，低剂量放疗是PMF相关非肝脾EMH的治疗选择。

5. 疗效评估

PMF疗效评价标准采用2013年的EUMNET和国际骨髓纤维化研究和治疗工作组（IWG-MRT）共识标准。每项符合指标需维持时间≥12周方可判断所达疗效类型。

- 完全缓解（CR）：以下条件需全部符合。
  - ✓ 骨髓：符合年龄校准的正常增生等级，原始细胞<5%，骨髓纤维化分级≤1级（欧洲分级标准）。
  - ✓ 外周血：Hb≥100g/L，PLT≥100×10⁹/L，ANC≥1×10⁹/L，且上述指标均不高于正常值上限；幼稚髓系细胞<2%。
  - ✓ 临床症状、体征（包括肝脾大）完全消失，无髓外造血的证据。
- 部分缓解（PR）：符合以下条件之一。
  - ✓ 外周血：Hb≥100g/L，PLT≥100×10⁹/L，ANC≥1×10⁹/L，上述指标均不高于正常值上限；幼稚髓系细胞<2%；临床症状、体征（包括肝脾大）完全消失，无髓外造血的证据。
  - ✓ 骨髓：符合年龄校准的正常增生等级，原始细胞<5%，骨髓纤维化分级≤1级；外周血：Hb（85～<100）g/L，PLT（50～100）×10⁹/L，ANC≥1×10⁹/L但低于正常值上限，幼稚髓系细胞<2%；临床症状、体征（包括肝脾大）完全消失，无髓外造血的证据。
- 临床改善（CI）：贫血、脾大或症状改善，无疾病进展或贫血、血小板减少、中性粒细胞减少加重。
  - ✓ 贫血疗效：非输血依赖患者Hb升高≥20g/L；输血依赖患者脱离输血（治疗期间连续12周以上未输注红细胞且Hb≥85g/L）。
  - ✓ 脾疗效：①基线时脾肋缘下5～10cm者变为肋缘下不可触及。②基线脾肋缘下>10cm者减少≥50%。③基线脾肋缘下<5cm者不进行脾疗效评估。④脾疗效需要通过MRI或CT证实脾容积减少≥35%。
  - ✓ 症状疗效：MPN症状评估表-症状总积分（MPN-SAF TSS）减少≥50%。
- 疾病进展（PD）：符合以下条件之一。
  - ✓ 基线脾肋缘下<5cm者出现新的进行性脾大。
  - ✓ 基线脾肋缘下5～10cm者，可触及的脾长度增加≥100%。
  - ✓ 基线脾肋缘下>10cm者，可触及的脾长度增加>50%。
  - ✓ 骨髓原始细胞>20%，证实为向白血病转化。
  - ✓ 外周血原始细胞≥20%且原始细胞绝对值≥1×10⁹/L并持续至少2周。
- 疾病稳定（SD）：不符合上述任何一项。
- 复发：符合以下条件之一。

- ✓ 取得完全缓解、部分缓解或临床改善后，不再能达到至少临床改善的标准。
- ✓ 失去贫血疗效持续至少1个月。
- ✓ 失去脾疗效持续至少1个月。
- 细胞遗传学缓解：评价细胞遗传学疗效时至少要分析10个分裂中期细胞，并且要求在6个月内重复检测证实。
  - ✓ 完全缓解（CR）：治疗前存在细胞遗传学异常，治疗后消失。
  - ✓ 部分缓解（PR）：治疗前异常的中期分裂细胞减少≥50%。（PR限用于基线至少有10个异常中期分裂细胞的患者）。
- 分子生物学缓解：分子生物学疗效评价必须分析外周血粒细胞，并且要求在6个月内重复检测证实。
  - ✓ 完全缓解（CR）：治疗前存在的分子生物学异常在治疗后消失。
  - ✓ 部分缓解（PR）：等位基因负荷减少≥50%（部分缓解仅用于基线等位基因负荷至少有20%突变的患者）。
- 细胞遗传学/分子生物学复发：重复检测证实既往存在的细胞遗传学/分子生物学异常再次出现。

（徐泽锋）

淋巴瘤及其他疾病

■ 淋巴瘤

1. 概述
- 淋巴瘤是一组复杂的淋巴造血系统恶性肿瘤的总称，是淋巴细胞和淋巴组织来源的恶性肿瘤。
- 根据病理、临床特点和预后转归等可分为霍奇金淋巴瘤（HL）和非霍奇金淋巴瘤（NHL）两大类。
- 淋巴瘤的发病率约为34.4/10万，在世界各国和人间差异较大。HL的高发区为北美、西欧，NHL的高发区为西欧、美国及中东，而伯基特淋巴瘤多见于非洲。亚洲人群中，淋巴瘤发病率相对较低。
- 在中国，城市发病率高于农村。整体来说，近些年总趋势是HL的发病率略有下降，而NHL的发病率明显上升。
- 与欧美国家相比，我国淋巴瘤的流行病学具有一些特点。如HL在欧美国家人群中发病年龄曲线呈特征性的双峰形态（20～24岁和75～84岁），而我国则为单峰形态（40岁左右）；我国结外受累患者比例明显高于欧美国家；滤泡性淋巴瘤的发病率明显低于欧美国家，而弥漫大B细胞淋巴瘤的发病率明显增高；T细胞和NK细胞淋巴瘤的发病率则明显高于欧美国家。

- 淋巴系统分布全身,因而淋巴瘤可以侵犯全身的任何组织和器官,属于全身性疾病。淋巴瘤的临床表现既有一定的共同特点,同时不同病理类型侵犯部位和范围又各具特点。

2. 临床表现
- 局部表现
  - ✓ 淋巴结肿大:是淋巴瘤最常见、最典型的表现。特点为无痛性、表面光滑、活动、质韧、饱满、均匀,早期活动,孤立或散在于颈部、腋下、腹股沟等处,晚期则相互融合,与皮肤粘连,不活动或形成溃疡。多为渐进性增大,如HL和惰性淋巴瘤;也有一些高度侵袭性类型,表现为淋巴结迅速增大,可造成相应的局部压迫症状。
  - ✓ 纵隔:也是淋巴瘤的好发部位之一。最常位于中、前纵隔;早期多无症状,随着肿瘤的增大可出现相关压迫症状。纵隔增大是T淋巴母细胞淋巴瘤最常见的首发症状。
  - ✓ 腹部和盆腔:也是常见侵犯部位,包括腹膜后、肠系膜、髂窝等处。临床上常见肝脾大,有脾侵犯者可能有肝侵犯,而单独肝侵犯则很少见。
  - ✓ 结外组织和器官:结外侵犯可以是原发的,也可是继发的。最常见的部位是胃肠道,其次是皮肤、鼻腔。
- 全身表现
  - ✓ 全身症状:患者在发现淋巴结肿大前或同时可出现发热、瘙痒、盗汗及消瘦等全身症状。
  - ✓ 贫血:原因可能是多因素的,可能继发于骨髓受侵、溶血和脾功能亢进等。

3. 病理分类
- 淋巴瘤源于淋巴细胞的恶变,淋巴瘤细胞来源于不同发育阶段的B细胞、T细胞或非B非T淋巴细胞(如NK细胞)。
- 根据病理、临床特点和预后转归等将淋巴瘤分为霍奇金淋巴瘤(HL)和非霍奇金淋巴瘤(NHL)两大类。
- 《世界卫生组织(WHO)造血和淋巴组织肿瘤分类》(简称WHO分类)和《国际共识分类》是目前公认的淋巴瘤病理分类标准。
- 表73对HL病理分型进行归纳,表74、表75对比了2022版WHO分类(第5版)与当前广泛使用的2016版WHO分类(第4版修订版)的异同,表76、表77则列举了2022版国际共识分类ICC相关分类。

表73　HL 的病理分类

结节性淋巴细胞为主型
经典型
结节硬化型
混合细胞型
淋巴细胞消减型
富于淋巴细胞的经典型

表74　WHO B 细胞淋巴组织增殖性疾病和淋巴瘤分类对比

WHO分类第5版（2022）	WHO分类第4版修订（2016）
以 B 细胞为主的瘤样病变	
类似淋巴瘤的富含 B 细胞的反应性淋巴组织增殖性疾病	无
IgG4 相关疾病	无
单中心 Castleman 病	无
特发性多中心 Castleman 病	无
KSHV/HHV8 相关多中心 Castleman 病	多中心 Castleman 病
前体 B 细胞肿瘤	
B 淋巴母细胞白血病/淋巴瘤	
B 淋巴母细胞白血病/淋巴瘤，NOS	（相同）
B 淋巴母细胞白血病/淋巴瘤伴高超二倍体	B 淋巴母细胞白血病/淋巴瘤伴超二倍体
B 淋巴母细胞白血病/淋巴瘤伴亚二倍体	（相同）
B 淋巴母细胞白血病/淋巴瘤伴 iAMP21	（相同）
B 淋巴母细胞白血病/淋巴瘤伴 BCR-ABL1 融合	B 淋巴母细胞性白血病/淋巴瘤伴 t（9；22）（q34；q11.2）；BCR-ABL1
B 淋巴母细胞白血病/淋巴瘤伴 BCR-ABL1 样特征	B 淋巴母细胞白血病/淋巴瘤，BCR-ABL1 样
B 淋巴母细胞白血病/淋巴瘤伴 KMT2A 重排	B 淋巴母细胞白血病/淋巴瘤伴 t（v；11q23.3）；KMT2A 重排
B 淋巴母细胞白血病/淋巴瘤伴 ETV6-RUNX1 融合	B 淋巴母细胞白血病/淋巴瘤伴 t（12；21）（p13.2；q22.1）；ETV6-RUNX1

WHO分类第5版（2022）	WHO分类第4版修订（2016）
B淋巴母细胞性白血病/淋巴瘤伴ETV6-RUNX1样特征	无
B淋巴母细胞白血病/淋巴瘤伴TCF3-PBX1融合	B淋巴母细胞白血病/淋巴瘤伴t（1；19）（q23；p13.3）；TCF3-PBX1
B淋巴母细胞白血病/淋巴瘤伴IGH-IL3融合	B淋巴母细胞白血病/淋巴瘤伴t（5；14）（q31.1；q32.1）；IGH/IL3
B淋巴母细胞白血病/淋巴瘤伴TCF3-HLF融合	无
B淋巴母细胞白血病/淋巴瘤伴有其他明确的遗传异常	（相同）

成熟B细胞肿瘤

　肿瘤前和肿瘤性小淋巴细胞增殖

单克隆B淋巴细胞增多症	（相同）
慢性淋巴细胞白血病/小淋巴细胞淋巴瘤	（相同）
（实体已删除）	B细胞幼淋细胞白血病

　脾B细胞淋巴瘤和白血病

毛细胞白血病	（相同）
脾边缘区淋巴瘤	（相同）
脾弥漫红髓小B细胞淋巴瘤	（相同）
脾B细胞淋巴瘤/白血病伴显著核仁	无（包括毛细胞白血病变体和一些B细胞前淋巴细胞白血病病例）
淋巴浆细胞淋巴瘤	（相同）

　边缘区淋巴瘤

黏膜相关淋巴组织结外边缘区淋巴瘤	（相同）
原发皮肤边缘区淋巴瘤	无（最初列入"黏膜相关淋巴组织结外边缘区淋巴瘤"）
淋巴结边缘区淋巴瘤	（相同）
儿科边缘区淋巴瘤	（相同）

　滤泡性淋巴瘤

原位滤泡性B细胞肿瘤	原位滤泡性肿瘤
滤泡性淋巴瘤	（相同）
儿科型滤泡性淋巴瘤	（相同）

常见血液病处理

WHO分类第5版（2022）	WHO分类第4版修订（2016）
十二指肠型滤泡性淋巴瘤	（相同）
皮肤滤泡中心淋巴瘤	
原发皮肤滤泡中心淋巴瘤	（相同）
套细胞淋巴瘤	
原位套细胞肿瘤	原位套细胞肿瘤形成
套细胞淋巴瘤	（相同）
白血病性非淋巴结套细胞淋巴瘤	（相同）
惰性B细胞淋巴瘤的转化	无
大B细胞淋巴瘤	
弥漫大B细胞淋巴瘤，非特指型	（相同）
富于T细胞/组织细胞的大B细胞淋巴瘤	（相同）
弥漫大B细胞淋巴瘤/高级别B细胞淋巴瘤伴MYC和BCL2重排	高级别B细胞淋巴瘤伴MYC和BCL2和/或BCL6重排
ALK阳性大B细胞淋巴瘤	（相同）
大B细胞淋巴瘤伴IRF4重排	（相同）
高级别B细胞淋巴瘤伴11q畸变	伯基特样淋巴瘤伴11q畸变
淋巴瘤样肉芽肿	（相同）
EBV阳性弥漫大B细胞淋巴瘤	EBV阳性弥漫大B细胞淋巴瘤，非特指型
慢性炎症相关的弥漫大B细胞淋巴瘤	（相同）
纤维蛋白相关大B细胞淋巴瘤	无（以前认为是慢性炎症相关的弥漫大B细胞淋巴瘤的一个亚型）
液体超负荷相关的大B细胞淋巴瘤	无
浆母细胞性淋巴瘤	（相同）
免疫特权部位的原发大B细胞淋巴瘤	无，包括修订版第4版中的CNS原发性弥漫大B细胞淋巴瘤（加上视网膜原发性大B细胞淋巴瘤和睾丸原发性大B细胞淋巴瘤）

常见血液病处理

WHO分类第5版（2022）	WHO分类第4版修订（2016）
原发皮肤弥漫大B细胞淋巴瘤，腿型	（相同）
血管内大B细胞淋巴瘤	（相同）
原发纵隔大B细胞淋巴瘤	（相同）
纵隔灰区淋巴瘤	B细胞淋巴瘤，未分类，特征介于DLBCL和经典霍奇金淋巴瘤之间
高级别B细胞淋巴瘤，非特指型	（相同）
伯基特淋巴瘤	（相同）
KSHV/HHV8相关B细胞淋巴组织增殖和淋巴瘤	
原发性渗液性淋巴瘤	（相同）
KSHV/HHV8阳性弥漫大B细胞淋巴瘤	HHV8阳性弥漫大B细胞淋巴瘤，非特指性
KSHV/HHV8阳性嗜生发中心淋巴组织增殖性疾病	HHV8阳性嗜生发中心淋巴组织增殖性疾病
与免疫缺陷和失调相关的淋巴增殖性疾病和淋巴瘤	
免疫缺陷/失调引起的增生	无，包括非破坏性移植后淋巴组织增殖性疾病等
免疫缺陷/失调引起的多形性淋巴组织增殖性疾病	无，包括多形性移植后淋巴组织增殖性疾病、其他医源性免疫缺陷相关淋巴组织增殖性疾病等
EBV阳性皮肤黏膜溃疡	（相同）
免疫缺陷/失调引起的淋巴瘤	无，包括单形性移植后淋巴组织增殖性疾病、经典霍奇金淋巴瘤移植后淋巴组织增殖性疾病与HIV感染相关的淋巴瘤等
免疫先天障碍相关的淋巴增殖性疾病和淋巴瘤	与原发性免疫疾病相关的淋巴组织增殖性疾病
浆细胞肿瘤和其他疾病伴副蛋白	
单克隆丙种球蛋白病	
冷凝集素病	无
意义不明的IgM单克隆丙种球蛋白病	（相同）
意义不明的非IgM单克隆丙种球蛋白病	（相同）

WHO分类第5版（2022）	WHO分类第4版修订（2016）
具有肾意义的单克隆丙种球蛋白病	无
单克隆免疫球蛋白沉积病	
免疫球蛋白相关（AL）淀粉样变	原发性淀粉样变
单克隆免疫球蛋白沉积病	轻链和重链沉积病
重链病	
μ重链病	（相同）
γ重链病	（相同）
α重链病	（相同）
浆细胞肿瘤	
浆细胞瘤	（相同）
浆细胞骨髓瘤	（相同）
浆细胞肿瘤伴相关副肿瘤综合征	（相同，但之前无AESOP综合征）
POEMS综合征	
TEMPI综合征	
AESOP综合征	

表75 WHO T细胞和NK细胞淋巴增殖和淋巴瘤分类对比

WHO分类第5版（2022）	WHO分类第4版修订（2016）
以T细胞为主的肿瘤样病变	
Kikuchi-Fujimoto病	无
惰性T淋巴细胞增殖	无
自身免疫性淋巴增殖综合征	无
前体T细胞肿瘤	
T淋巴母细胞白血病/淋巴瘤	
T淋巴母细胞白血病/淋巴瘤，非特指型	T淋巴母细胞白血病/淋巴瘤
早期T前体淋巴母细胞白血病/淋巴瘤	早期T细胞前体淋巴母细胞白血病
（实体已删除）	NK淋巴母细胞白血病/淋巴瘤
成熟T细胞和NK细胞肿瘤	
成熟T细胞和NK细胞白血病	

WHO分类第5版（2022）	WHO分类第4版修订（2016）
T幼淋巴细胞白血病	（相同）
T大颗粒淋巴细胞白血病	T细胞大颗粒淋巴细胞白血病
NK大颗粒淋巴细胞白血病	NK细胞慢性淋巴细胞增殖性疾病
成人T细胞白血病/淋巴瘤	（相同）
Sézary综合征	（相同）
侵袭性NK细胞白血病	（相同）
原发皮肤T细胞淋巴瘤	
原发皮肤CD4阳性中小T细胞淋巴组织增殖性疾病	（相同）
原发皮肤肢端CD8阳性淋巴组织增殖性疾病	原发性皮肤肢端CD8阳性T细胞淋巴瘤
蕈样肉芽肿	（相同）
原发皮肤CD30阳性T细胞淋巴增殖性疾病：淋巴瘤样丘疹病	（相同）
原发皮肤CD30阳性T细胞淋巴增殖性疾病：原发皮肤间变性大细胞淋巴瘤	（相同）
皮下脂膜炎样T细胞淋巴瘤	（相同）
原发皮肤γ/δT细胞淋巴瘤	（相同）
原发皮肤CD8阳性侵袭性表皮细胞毒性T细胞淋巴瘤	（相同）
原发皮肤外周T细胞淋巴瘤	无
肠道T细胞和NK细胞淋巴增殖与淋巴瘤	
胃肠道惰性T细胞淋巴瘤	胃肠道惰性T细胞淋巴增殖性疾病
胃肠道惰性NK细胞淋巴增殖性疾病	无
肠病相关T细胞淋巴瘤	（相同）
单形态上皮样肠T细胞淋巴瘤	（相同）
肠T细胞淋巴瘤	（相同）
肝脾T细胞淋巴瘤	（相同）
间变性大细胞淋巴瘤	
ALK阳性间变性大细胞淋巴瘤	间变性大细胞淋巴瘤，ALK阳性

WHO分类第5版（2022）	WHO分类第4版修订（2016）
ALK阴性间变性大细胞淋巴瘤	间变性大细胞淋巴瘤，ALK阴性
乳腺植入相关间变性大细胞淋巴瘤	（相同）
淋巴结T滤泡辅助（TFH）细胞淋巴瘤	
淋巴结TFH细胞淋巴瘤，血管免疫母细胞型	血管免疫母细胞性T细胞淋巴瘤
淋巴结TFH细胞淋巴瘤，滤泡型	滤泡性T细胞淋巴瘤
淋巴结TFH细胞淋巴瘤，非特指型	具有TFH表型的淋巴结外周T细胞淋巴瘤
其他外周T细胞淋巴瘤	
外周T细胞淋巴瘤，非特指型	（相同）
EBV阳性NK/T细胞淋巴瘤	
EBV阳性淋巴结T和NK细胞淋巴瘤	无
结外NK/T细胞淋巴瘤	结外NK/T细胞淋巴瘤，鼻型
儿童EBV阳性T细胞和NK细胞淋巴瘤	
严重蚊虫叮咬过敏	（相同）
种痘水疱病淋巴增殖性疾病	种痘水疱病样淋巴增殖性疾病
系统性慢性活动性EB病毒病	系统型T细胞和NK细胞型慢性活动性EB病毒感染
儿童系统性EBV阳性T细胞淋巴瘤	（相同）

表76 成熟B细胞肿瘤的国际共识分类（2022年）

慢性淋巴细胞白血病/小淋巴细胞淋巴瘤	多发性骨髓瘤伴NSD2易位
	多发性骨髓瘤伴超二倍体
单克隆B淋巴细胞增生症	孤立性骨浆细胞瘤
慢性淋巴细胞白血病型（CLL-型）	骨外浆细胞瘤
非慢性淋巴细胞白血病型（Non-CLL型）	单克隆免疫球蛋白沉积病
B-前淋巴细胞白血病	免疫球蛋白轻链（AL）淀粉样变性[1]
脾边缘区淋巴瘤	局限性AL淀粉样变性[1]
毛细胞白血病	轻链和重链沉积病
脾B细胞淋巴瘤/白血病，不能分类	结外黏膜相关淋巴组织边缘区淋巴瘤（MALT淋巴瘤）
脾弥漫性红髓小B细胞淋巴瘤	
毛细胞白血病变异型	原发性皮肤边缘区淋巴增殖性疾病[1]
淋巴浆细胞淋巴瘤	
华氏巨球蛋白血症	结内边缘区淋巴瘤
意义不明的免疫球蛋白M（IgM）	*儿童淋巴结边缘区淋巴瘤*
单克隆丙种球蛋白病（MGUS）	滤泡性淋巴瘤
IgM MGUS，浆细胞型[1]	原位滤泡性肿瘤
IgM MGUS，非特指型（NOS）[1]	十二指肠型滤泡性淋巴瘤
原发性冷凝集素病	*BCL2-重排阴性/CD23阳性滤泡中心淋巴瘤*
重链病	
μ重链病	原发性皮肤滤泡中心淋巴瘤
γ重链病	*儿童型滤泡性淋巴瘤*
α重链病	*睾丸滤泡性淋巴瘤[1]*
浆细胞肿瘤	大B细胞淋巴瘤伴IRF4重排[1]
非IgM MGUS	套细胞淋巴瘤
多发性骨髓瘤（浆细胞骨髓瘤）[1]	原位套细胞瘤
多发性骨髓瘤，非特指型	白血病性非淋巴结套细胞淋巴瘤
多发性骨髓瘤伴重现性遗传异常	弥漫大B细胞淋巴瘤，非特指型（DLBCL，NOS）
多发性骨髓瘤伴CCND家族易位	
	生发中心B细胞亚型（GCB）
多发性骨髓瘤伴MAF家族易位	活化B细胞亚型（Non-GCB）
	大B细胞淋巴瘤伴11q畸变[1]
结节性淋巴细胞为主的B细胞淋巴瘤[1]	
富含T细胞/组织细胞的大B细胞淋巴瘤	

原发性中枢神经系统DLBCL

原发睾丸DLBCL[①]

原发皮肤DLBCL，腿型

血管内大B细胞淋巴瘤

HHV-8和EBV阴性原发性渗出性淋巴瘤[①]

EBV阳性黏膜皮肤溃疡[①]

EBV阳性DLBCL，非特指型

慢性炎症相关性DLBCL

　　纤维蛋白相关DLBCL

淋巴瘤样肉芽肿

EBV阳性多形性B细胞淋巴增殖性疾病，非特指型[①]

ALK阳性大B细胞淋巴瘤

浆母细胞淋巴瘤

HHV8相关淋巴组织增殖性疾病

　　多中心Castleman病

　　HHV8阳性嗜生发中心淋巴增殖性疾病

　　HHV8阳性DLBCL，非特指型

　　原发性渗出性淋巴瘤

伯基特淋巴瘤

伴MYC和BCL2重排的高级别B细胞淋巴瘤[①]

伴MYC和BCL6重排的高级别B细胞淋巴瘤[①]

高级别B细胞淋巴瘤，非特指型

原发纵隔大B细胞淋巴瘤

纵隔灰区淋巴瘤[①]

注：①表示与2017年WHO分类相比有所变化。斜体表示暂定实体。

表77 成熟T细胞和NK细胞肿瘤的国际共识分类（2022年）

成熟T细胞和NK细胞肿瘤

T幼稚淋巴细胞白血病	肝脾T细胞淋巴瘤
T细胞大颗粒淋巴细胞白血病	蕈样霉菌病
慢性NK细胞淋巴增殖性疾病	Sézary综合征
成人T细胞白血病/淋巴瘤	原发皮肤CD30阳性T细胞淋巴增殖
儿童EBV阳性T/NK淋巴增殖性疾病[1]	性疾病
	淋巴瘤样丘疹病
种痘水疱病样淋巴增殖性疾病	原发皮肤间变性大细胞淋巴瘤
经典型	原发皮肤中/小CD4阳性T细胞淋巴
系统性	增殖疾病
严重蚊虫叮咬过敏	皮下脂膜炎样T细胞淋巴瘤
慢性活动性EB病毒感染（T/NK细胞型）	原发皮肤γ-δ T细胞淋巴瘤
儿童系统性EBV阳性T细胞淋巴瘤	原发皮肤肢端CD8阳性T细胞淋巴增殖性疾病
结外NK/T细胞淋巴瘤，鼻型	原发皮肤CD8阳性侵袭性嗜表皮细胞毒T细胞淋巴瘤
侵袭性NK细胞白血病	外周T细胞淋巴瘤，非特指型（NOS）
原发结内EB病毒阳性T/NK细胞淋巴瘤[1]	滤泡辅助T细胞淋巴瘤[1]
肠病相关T细胞淋巴瘤	滤泡辅助T细胞淋巴瘤，血管免疫母细胞型（血管免疫母细胞T细胞淋巴瘤）
II型难治性乳糜泻[1]	
单形性嗜上皮肠道T细胞淋巴瘤	
肠道T细胞淋巴瘤，非特指型（NOS）	滤泡辅助T细胞淋巴瘤，滤泡型
胃肠道惰性克隆性T细胞淋巴增殖性疾病[1]	滤泡辅助T细胞淋巴瘤，非特指型（NOS）
	ALK阳性间变性大细胞淋巴瘤
胃肠道惰性NK细胞淋巴增殖性疾病[1]	ALK阴性间变性大细胞淋巴瘤
	乳房植入相关间变性大细胞淋巴瘤

注：[1]表示与2016年WHO分类相比有所变化。斜体表示暂定实体。

4. 细胞/分子遗传学

- WHO新分类的基础得益于对恶性淋巴瘤细胞/分子遗传学研究的进展，这些特征性的细胞/分子生物学改变有助于诊断和预后分层，并且有望成为新的、有前景的治疗靶点（表78）。

表78　NHL常见染色体易位及基因异常

类型	染色体易位	发生频率/%	涉及的基因
滤泡性淋巴瘤	t（14；18）（q32；q21）	＞90	IgH/Bcl-2
	t（3；14）（q27；q32）	10	Bcl-6/IGH
套细胞淋巴瘤	t（11；14）（q13；q32）	95	CCND1/IGH
MALT淋巴瘤	t（11；18）（q21；q21）	0～40	API2/MALT1
	t（1；14）（p22；q32）	4	Bcl-10/IGH
	t（14；18）（q32；q21）	5	IGH/MATL1
	t（3；14）（p14；q32）	5	FOXP1/IGH
伯基特淋巴瘤	t（8；14）（q24；q32）	85	MYC/IGH
	t（2；8）（p12；q24）	10	IGK/MYC
	t（8；22）（q24；q11）	5	MYC/IGL
弥漫大B细胞淋巴瘤	t（14；18）（q32；q21）	25	IGH/Bcl-2
	t（8；14）（q24；q32）	10	c-MYC/IGH
	t（3；14）（q27；q32）	30	Bcl-6/IGH
	t（3；14）（p14；q32）	3	FOXP1/IGH
淋巴浆细胞淋巴瘤	t（9；14）（p13；q32）	50	PAX5/IGH
浆细胞瘤	t（11；14）（q13；q32）	20～25	Bcl-1/IGH
	t（4；14）（q16；q32）	20～25	MMSET/IGH
	t（14；16）（q32；q23）	20～25	IGH/C-MAF
	t（6；14）（p25；q32）	20	IRF4/IGH
	t（16；22）（q23；q11）	50～80	c-MAF/IGL
间变大细胞淋巴瘤	t（2；5）（p23；q35）	17	ALK/NPM
外周T细胞淋巴瘤	变异型t（1；2）（q25；p23）		ALK/X
非特指型	t（5；9）（q33；q22）		ITK/SYK

5. 诊断

● 淋巴瘤的诊断依赖病理学诊断，淋巴结活检是最常用手段。除组织和细胞形态学检查外，应结合免疫组化（必要时结合流式细胞仪检测）、细胞/分子遗传学检测，尽量明确病理类型。完整的诊断应包括病理学诊断、分期诊断和预后评价。

- 诊断性活检应获取充足的病理学标本
  - ✓ 初诊时推荐采取淋巴结切除活检；至少需要对一个肿瘤组织的石蜡块的所有切片进行血液病理学检查；若样本组织不能确诊，则应重新活检。
  - ✓ 粗针或细针穿刺抽吸术（FNA）不宜作为淋巴瘤初始诊断的依据。但在某些情况下，粗针或细针穿刺结合形态学和流式细胞检查也可为诊断提供足够的信息。
- 淋巴结病理学检查注意事项
  - ✓ 取表浅淋巴结活检，选择肿大而且有丰满、质韧等淋巴瘤特点的淋巴结，最好完整切除，以便观察淋巴结结构，必要时行部分切除。
  - ✓ 尽量选择受炎症干扰小的部位的淋巴结活检，如滑车上、腋下、锁骨下、颏下淋巴结等，而颌下淋巴结大多与口腔炎症相关，腹股沟淋巴结肿大则与下肢感染如足癣。
  - ✓ 纵隔淋巴结肿大，特别是无表浅淋巴结肿大的患者，也要全面检查后，用纵隔镜甚至开胸活检，鉴别良/恶性。
  - ✓ 取样术中，注意勿挤压组织，以免影响诊断结果。

6. 分期
- 精确分期意义：对判断预后、制订治疗计划及评估临床疗效必不可少。
- 精确分期的检查
  - ✓ 详细地询问病史和体格检查。
  - ✓ 实验室检查：全血细胞计数、乳酸脱氢酶、血沉、β_2微球蛋白、肝肾功能、乙肝和丙肝相关检测、HIV抗体、血尿酸、免疫球蛋白定量、溶血试验等。
  - ✓ 骨髓穿刺及活检：包括形态学、免疫学（流式和免疫组化）和细胞/分子遗传学等。
  - ✓ 脑脊液检查：适用于高分期和有骨髓、睾丸、鼻窦、中枢神经系统侵犯症状的患者，以及高度侵袭性类型患者。必要时行脑脊液流式细胞学检测。
  - ✓ 影像学检查
    - ◆ 浅表淋巴结B超、腹部B超、超声心动图检查。
    - ◆ 有胃肠道受侵表现者，可选择胃镜、肠镜、胃肠道造影或超声内镜检查。
    - ◆ 胸/腹/盆腔CT，必要时头颅CT。
    - ◆ 骨骼或头颅MRI检查阳性率增高。
    - ◆ 若有条件则行PET-CT检查，可提高检查的阳性率，对分期、预后及疗效评估均有积极的意义。

- 淋巴瘤常见部位受侵的定义
  - ✓ 淋巴结受侵：临床发现淋巴结肿大，有合理原因可以不做病理学检查（如果可疑淋巴结的受侵与否决定治疗策略，应行活检）；X线、CT或淋巴管造影发现淋巴结肿大。淋巴结＞1.5cm则认为异常。
  - ✓ 脾受侵：有明确的可触及的脾大；或触诊可疑的脾大并有影像学检查证实（超声或CT）；或既有肿大又有非囊性和血管性的多发病灶（仅有影像学的脾大则不能确诊）。
  - ✓ 肝受侵：非囊性和血管性的多发病灶。无论有无肝功能检查异常，仅有临床上的肝大则不能确诊。若肝功能检查异常或影象学可疑，可行肝活检确定。
  - ✓ 肺受侵：有肺实质受侵的影像学证据（排除其他原因，特别是感染）。可疑病例可行肺活检。
  - ✓ 骨受侵：采用适当的影像学检查证实。
  - ✓ 中枢神经系统受侵：脊髓硬膜内沉积物，或脊髓或脑膜受侵，诊断依据临床病史、X线片、脑脊液、脊髓造影、CT和/或MRI检查的证据（应谨慎分析脊髓硬膜内沉积物，因其可能是软组织病变、骨转移或播散性病变的结果）。在有其他结外受侵部位时，若有颅内占位病灶则应考虑中枢神经系统受侵。
  - ✓ 骨髓受侵：采用骨髓穿刺和活检确诊。
- 分期系统
  - ✓ 临床上常用的仍然是Ann Arbor分期（Cotswolds1989年修订版）（表79），但该分期与临床预后的相关性在NHL中不如HL。
  - ✓ 对于NHL，目前更主张以侵袭性淋巴瘤国际预后指数（IPI）和滤泡性淋巴瘤国际预后指数（FLIPI）等判断患者的疾病严重程度。

表79　Ann Arbor分期系统（1989年Catswolds修订版）

分期	累及区域
I	累及单一淋巴结区或淋巴样组织（如脾/胸腺/咽淋巴环等）
	根据解剖部位淋巴结区
	膈上-咽淋巴环/颈部/纵隔/肺门（双侧各为1个区域）/锁骨下/腋或胸部/滑车上与臂部
	膈下-脾/主动脉旁/髂部/腹股沟与股部/肠系膜/腘窝
II	累及膈同侧多个淋巴结区
III	累及膈两侧多个淋巴结区或淋巴组织

分期	累及区域
Ⅳ	多个结外病变或淋巴结病变合并结外病变:骨髓(M)/肺实质(L)/胸膜(P)/肝(H)/骨骼(O)/皮肤(D)
X	肿块>10cm,纵隔增宽1/3以上
E	淋巴结病变扩散至邻近结外,或孤立性结外病变
A/B	B症状,6个月内不明原因体重减轻>10%,发热(>38℃),盗汗

7. 疗效评价

主要参考2014年Lugano疗效评价标准(表80),推荐应用PET-CT或全身增强CT评估,其中PET-CT采用Deauville评分系统(表81)。

表80 修订的Lugano淋巴瘤疗效评价标准(2014)

疗效	部位	PET-CT评估	CT评估
CR	可测量病灶	完全代谢反应,Deauville评分≤3分	所有病灶长径≤1.5cm
	不可测量病灶		消失
	器官增大		回缩至正常
	新发病灶	无	无
	骨髓	无FDG摄取阳性病灶	形态学+免疫组化阴性
PR	可测量病灶 不可测量病灶 器官肿大	部分代谢反应,FDG摄取较基线明显下降且Deauville评分4分或5分,不考虑残留病灶大小	最多6个靶病灶的SPD缩小≥50% 消失/正常/缩小 脾超过正常长径的部分(CT测量脾垂直径>13cm视为异常),回缩>50%
	新发病灶	无	无
	骨髓	FDG摄取较基线下降但高于正常骨髓(弥漫摄取增高可考虑为化疗后骨髓反应);若持续存在局部FDG摄取增高但淋巴结已缓解,应行MRI或活检或定期复查PET-CT	不适用

常见血液病处理

疗效	部位	PET-CT评估	CT评估
SD	可测量病灶	无代谢反应，Deauville 评分4分或5分，且较基线无明显变化	最多6个靶病灶的SPD 缩小<50%，且不符合 PD标准
	不可测量病灶		未达PD标准
	器官肿大		未达PD标准
	新发病灶	无	无
	骨髓	FDG摄取较基线无变化	不适用
PD	可测量病灶	Deauville评分4分或5分，且FDG摄取较基线增高	异常病灶必须长径>1.5cm，并且：SPD 较最低值增加≥50% 且长径或短径增加 0.5cm（病灶≤2cm）或 1cm（病灶>2cm）
	不可测量病灶		较前显著进展
	器官肿大		脾超过正常长径的部分，增加>50% 既往无脾大者，长径 需增加至少2cm 新出现或复发的脾大
	新发病灶	新发FDG摄取病灶且明确为淋巴瘤病变（需排除感染或炎症），不能确定病灶性质时，需活检或定期复查影像	新发直径>1.5cm淋巴结 新发直径>1cm结外病灶 <1cm可确定为淋巴瘤的病灶
	骨髓	新发或复发的FDG摄取病灶	新发或复发骨髓侵犯

注：CR，完全缓解；PR，部分缓解；SD，疾病稳定；PD，疾病进展；FDG，脱氧葡萄糖；SPD，最大垂直直径乘积之和。

表81 PET-CT Deauville 评分标准

评分		PET-CT检查结果
阴性	1	病灶^{18}F-FDG摄取≤背景放射性分布
	2	病灶^{18}F-FDG摄取≤纵隔血池
	3	纵隔血池<病灶^{18}F-FDG摄取≤肝血池

评分		PET-CT检查结果
阳性	4	任何部位病灶¹⁸F-FDG摄取相对于肝血池有轻度或中度增高
	5	任何部位病灶¹⁸F-FDG摄取相对于肝血池有显著增高（SUV_{max} > 2倍肝血池）或出现新发病灶
	X	新病灶有¹⁸F-FDG摄取，但与淋巴瘤无关

注：¹⁸F-FDG，¹⁸F-脱氧葡萄糖；SUV_{max}，最大标准摄取值。

（王　轶　谢　婷　邹德慧）

■ 霍奇金淋巴瘤

1. 概述

- 霍奇金淋巴瘤（HL）是一种较少见的B细胞源性恶性肿瘤，大多数患者在15～30岁确诊，另一发病高峰出现在55岁及以上的成年人。
- HL分为经典型霍奇金淋巴瘤（CHL）和结节性淋巴细胞为主型霍奇金淋巴瘤（NLPHL），其中CHL占HL的95%，而NLPHL仅占5%。
- CHL分为4种亚型：结节硬化型、混合细胞型、淋巴细胞消减型和淋巴细胞为主型。
- CHL的特征是在炎性背景中可以找到具有特征性的里-施（R-S）细胞，而NLPHL的特征是在炎性背景中可以找到淋巴细胞为主型（LP）细胞或爆米花细胞。

2. 临床表现

- 全身症状：发热、盗汗、体重减轻、皮肤瘙痒、乏力，就诊时伴有全身症状者占55%。
- 淋巴结肿大：HL最常累及颈部和锁骨上淋巴结，其次为腋下淋巴结、腹股沟淋巴结、纵隔淋巴结、腹膜后和主动脉旁、扁桃体和鼻咽部。病变从一个或一组淋巴结开始，很少开始就是多发性，逐渐由邻近的淋巴结向远处扩散。
- 淋巴结外受累：HL多侵犯淋巴结（约92%），结外侵犯少见（约8%）。

3. 实验室检查

- 血象早期无特殊，晚期常有贫血。
- ESR增快，中性粒细胞碱性磷酸酶增高。
- 骨髓象早期无特殊，晚期骨髓涂片或病理学检查可见R-S细胞，骨髓活检阳性率高于骨髓涂片。

- 少数患者合并有自身免疫性溶血性贫血。
- 淋巴结组织病理学检查：是诊断本病的主要依据，宜选择颈部及腋下较大的淋巴结，完整取出，尽量避免选取腹股沟淋巴结。淋巴结病理表现为正常淋巴结结构消失，代之以多形性炎症细胞浸润，并混有R-S细胞（表82）。
- 免疫分型：建议免疫染色CD3、CD15、CD20、CD30、CD45、CD79a、PAX5和EBER。典型的CHL免疫组化：CD15＋、CD30＋、PAX5弱＋、CD3－、CD20大部分－、CD45－、CD79a－。典型的NLPHL免疫组化：CD20＋、CD45＋、CD79a＋、BCL6＋、PAX5＋、CD3－、CD15－、CD30－。

表82　CHL的组织学和临床特点

类型	R-S细胞	组织学特点	临床特点
淋巴细胞为主型	散在或少见，淋巴细胞和组织细胞变异性	结节性浸润，以中小淋巴细胞或组织细胞为主	病变常局限，预后相对较好
结节硬化型	明显可见，腔隙型	胶原纤维索将浸润细胞分割成明显的结节	较年轻，Ⅰ期或Ⅱ期，预后相对较好
混合细胞型	大量存在，较典型	淋巴结结构被破坏，浸润细胞多形性，无结节性硬化和纤维化	有播散倾向，预后较差
淋巴细胞消减型	数量不等，多形性	组织细胞浸润，弥漫性纤维化及坏死	罕见，Ⅲ期或Ⅳ期，预后最差

4. 诊断

根据不同的临床表现和淋巴结活检即可做出诊断和临床分期。分期根据Ann Arbor分期（Cotswolds修订版）系统。

5. 治疗

- 预后因素（表83、表84）

表83　不同研究组织对Ⅰ～Ⅱ期HL的不良预后因素定义

EORTC	GHSG	NCCN
年龄≥50岁	—	—
巨大纵隔肿块（MTR＞0.35）	巨大纵隔肿块（MMR＞0.33）	巨大纵隔肿块（MMR＞0.33） 任何肿块＞10cm（CT）

EORTC	GHSG	NCCN
病变受累>3个淋巴结区域	病变受累>2个淋巴结区域	病变受累>3个淋巴结区域
ESR>50mm/h且无B症状	ESR>50mm/h且无B症状	ESR≥50mm/h
ESR>30mm/h且有B症状	ESR>30mm/h且有B症状	B症状
	结外受累	

注：Ⅰ期和Ⅱ期无以上不良预后因素者为早期预后良好组，而具有不良预后因素之一者为早期预后不良组。EORTC：欧洲癌症研究和治疗组织；GHSG：德国霍奇金淋巴瘤研究组；NCCN：美国国立综合癌症网络；MTR：肿物最大横径/胸椎5～6横径；MMR：肿物最大横径/胸廓内横径；ESR：红细胞沉降率；B症状：发热、盗汗、体重减轻。

表84　进展期患者国际预后积分（IPS）

因素	积分/分
男性	1
年龄≥45岁	1
Ⅳ期	1
Alb<40g/L	1
Hb<105g/L	1
白细胞增多（WBC≥15×10⁹/L）	1
淋巴细胞减少（淋巴细胞/白细胞<8%和/或淋巴细胞计数<0.6×10⁹/L）	1

- 治疗策略
  - ✓ CHL早期预后良好组的治疗：初次治疗采用化疗、放疗或化放疗联合模式的疗效均肯定，但是最合适的治疗方式尚有争论。今后的趋势是在不降低生存期的前提下，减少近期和远期并发症。ABVD方案（阿霉素、博来霉素、长春新碱、氮烯咪胺）为标准的化疗方案。
  - ✓ CHL早期预后不良组的治疗：化疗联合放疗是目前公认的治疗原则。多数选择4～6周期ABVD方案或增强剂量的BEACOPP方案（博来霉素、依托泊苷、阿霉素、环磷酰胺、长春新碱、卡巴嗪和泼尼松）化疗联合放疗。
  - ✓ 晚期CHL的治疗：以化疗为主，ABVD 6～8周期仍然是标准方案，近年来推荐的一线方案包括维布妥昔单抗（BV）+AVD方案及增强剂量BEACOPP方案。BV+AVD方案在

常见血液病处理

年龄>60岁及神经病变的患者中应慎用。德国霍奇金淋巴瘤研究组（GHSG）提出的增强剂量BEACOPP方案是目前研究报道唯一的总生存率较ABVD好的方案，但该方案增加对血象的影响及感染的风险。

✓ 复发/难治（R/R）CHL的治疗：可行挽救治疗联合自体造血干细胞移植（auto-HSCT）强化巩固治疗±放疗。挽救治疗除大剂量化疗（DHAP、ESHAP、GVD、ICE、IGEV、GemOx、BeGEV等）外，也可使用新药如BV、BV＋苯达莫司汀、BV＋纳武单抗、GVD＋帕博丽珠单抗、PD-1抑制剂、来那度胺等。伴高危复发因素的R/R CHL的患者（≥1个危险因素：原发难治性CHL、一线治疗后1年内复发、复发时伴结外受累、复发时出现B症状、需要>1线挽救治疗、auto-HSCT前未达到CR），auto-HSCT后可予BV单药巩固治疗1年。auto-HSCT后复发且仍对化疗敏感的年轻患者，可考虑行异基因造血干细胞移植。

✓ NLPHL的治疗：ⅠA期、肿瘤连续分布的ⅡA期且无巨大肿块的初诊患者：受累淋巴结区放疗（ISRT）或观察。ⅠB期、ⅡB期、肿瘤非连续分布的ⅡA期或伴巨大肿块、Ⅲ～Ⅳ期的初诊患者：无症状可观察等待；有症状者可选择单药利妥昔单抗（R）、R＋化疗±ISRT，化疗方案包括ABVD、CHOP、CVBP等。复发难治NLPHL需重行病理学检查以鉴别是否转化为B细胞淋巴瘤。转化为B细胞NHL的患者参照B-NHL治疗原则。病理证实仍为NLPHL的患者，无症状者可观察等待，有症状者可选择ISRT、R＋二线挽救化疗、auto-HSCT等（表85）。

表85　NCCN推荐的ISRT原则

治疗类型	剂量/Gy
联合治疗	
非巨块型（Ⅰ～Ⅱ期）	20～30（若联合ABVD方案）
非巨块型（ⅠB～ⅡB期）	30
巨块型	30～36
化疗部分缓解部位	36～45
单独ISRT（不常见，NLPHL除外）	
受累部位	30～36
未受累部位	25～30
姑息性放疗	4～30

（刘慧敏　邹德慧）

■ 非霍奇金淋巴瘤

1. 概述
- 非霍奇金淋巴瘤（NHL）是一组组织学类型、临床表现及生物学行为有显著差异的淋巴细胞肿瘤性疾病。
- 与霍奇金淋巴瘤相比，NHL易侵犯结外组织，多灶起病，对治疗的反应差异显著。

2. 临床表现
- NHL为全身性疾病，可累及任何组织和器官。
- 以无痛性淋巴结肿大为主，发病部位常呈"跳跃式"；结外可侵犯咽淋巴环、胃肠道、骨及骨髓、皮肤、甲状腺、神经系统、睾丸等，最常见部位为胃肠道。
- 局部肿块可伴随压迫、浸润、出血等症状。
- 部分患者有发热、盗汗、体重减轻等全身症状。

3. 诊断
- 确诊有赖于组织病理学检查，特别是出现无痛性淋巴结肿大者，应尽早淋巴结活检。
- 分期参照Ann Arbor分期。

4. 鉴别诊断
- 主要与反应性增生、结核、慢性淋巴结炎、病毒感染、转移癌、霍奇金淋巴瘤鉴别。
- 典型者易于鉴别，但实际临床中某些病例难以鉴别，需反复病理学检查联合免疫学、细胞学、分子遗传学技术，以及结合临床特征等诊断（表86）。

表86　常见B细胞来源淋巴瘤亚型特征

淋巴瘤	免疫组化	细胞遗传学	分子学
FL	CD5-、CD10＋、CD20＋、CD23-、sIg＋	t（14；18）trisomy 3	IGH/BCL-2
MZL	CD5-、CD10-、CD20＋、CD23-、sIg＋	t（11；18）	API2/MALT1
		t（14；18）	IGH/MALT1
SLL	CD5＋、CD10-、CD20dim＋、CD23＋、FMC7-、sIgdim＋	del 13q、del 11q、trisomy12、del 17p	

续 表

淋巴瘤	免疫组化	细胞遗传学	分子学
MCL	CD5＋、CD10－、CD20＋、 CD23－、FMC7＋、sIg＋、 Cyclin D＋	t（11；14）	CCND1/IGH
DLBCL	CD5－/＋、CD10－/＋ CD20＋、sIg＋	3q27（30%）	BCL-6
伯基特 淋巴瘤	CD5－、CD10＋、CD20＋、 CD23－、sIg＋	t（14；18）（20%）	IGH/BCL-2
B-LBL	CD5－、CD10＋/－、 CD20－/＋、CD79a＋、 TdT＋	t（8；14）	c-MYC/IgH

注：FL，滤泡性淋巴瘤；MZL，边缘区淋巴瘤；SLL，小淋巴细胞淋巴瘤；MCL，套细胞淋巴瘤；DLBCL，弥漫大B细胞淋巴瘤；B-LBL，B淋巴母细胞淋巴瘤。

5. 治疗

- NHL为全身性疾病，除少数局限性惰性NHL可局部放疗外，多数应以联合化疗为主（表87）。
- 化疗方案的选择应根据患者状况、病理学分类、疾病分期和预后评分等因素分层治疗。
  - ✓惰性NHL以缓解症状、延长无进展生存期和总生存期，以及减少近期、远期不良反应为主要目的。
  - ✓侵袭性和高度侵袭性NHL，除年龄较大、身体状况差或合并症患者外，治疗目的应是尽早获得完全缓解，争取治愈的可能。
  - ✓高度侵袭性NHL患者已证实采用传统化疗方案如CHOP样方案治疗是失败的。
  - ✓伯基特淋巴瘤应采用短程、强化化疗交替的方案，而不需要维持治疗。
  - ✓淋巴母细胞淋巴瘤应采用急性淋巴细胞白血病的治疗方案。

表87 NHL侵袭程度的分类

侵袭 程度	B细胞肿瘤	T/NK细胞肿瘤
惰性	小淋巴细胞淋巴瘤 淋巴浆细胞样淋巴瘤 滤泡性淋巴瘤（Ⅰ/Ⅱ级）	蕈样真菌病/Sézary综合征 T细胞大颗粒淋巴细胞白血病

侵袭 程度	B细胞肿瘤	T/NK细胞肿瘤
	结外黏膜相关淋巴瘤 毛细胞白血病	
侵袭性	滤泡性淋巴瘤（Ⅲ级） 套细胞淋巴瘤 弥漫大B细胞淋巴瘤 浆细胞骨髓瘤/浆细胞瘤	外周T细胞淋巴瘤，非特指型 血管免疫母细胞淋巴瘤 结外NK/T细胞淋巴瘤，鼻型 原发系统性间变大细胞淋巴瘤 肠病型T细胞淋巴瘤 皮下脂膜炎样T细胞淋巴瘤 成人T细胞白血病（急性）
高度侵 袭性	B淋巴母细胞淋巴瘤/白血病 伯基特淋巴瘤	T淋巴母细胞淋巴瘤/白血病

- 对于CD20阳性的成熟B细胞淋巴瘤，免疫治疗如抗CD20单抗（利妥昔单抗）的单药或联合化疗证实可明显提高疗效，已成为目前的一线标准治疗选择。
- 常规治疗失败或复发且对再挽救治疗敏感的患者，应考虑自体造血干细胞移植（auto-HSCT）。目前对于危险度较高（如IPI ≥ 2分）的侵袭性NHL，多数主张可一线auto-HSCT巩固/强化治疗，以获得更好的无进展生存和总生存。对于难治患者，应考虑嵌合抗原受体T细胞免疫治疗（CAR-T）。对于部分选择病例，甚至应考虑异基因造血干细胞移植。
- 放疗的地位近年来有所下降，但仍然是整体治疗的重要补充手段，特别是对于巨块型和化疗后残留病变的患者。

（王 轶 邹德慧）

■ 弥漫大B细胞淋巴瘤

1. 概述
- 弥漫大B细胞淋巴瘤（DLBCL）是最常见的NHL亚型，占所有新诊断NHL的30% ~ 40%和B细胞淋巴瘤的60%。可发生于任何年龄，但以中老年为多，中位发病年龄为60岁。
- DLBCL的常见临床表现与其他NHL相似；至少40%发生在结外。
- DLBCL的大体病理学表现为淋巴结结构大部分或全部被鱼肉样瘤组织取代，局部可有出血和坏死；结外通常表现为结外组织器官内的肿物，可伴纤维化。镜下见淋巴结结构内正常滤泡消失，代之的是弥漫分布的大细胞，细胞呈明显的异型性，可见核分裂象。典型的免疫表型：CD45＋CD20＋CD19＋CD79a＋CD3-；Ki-67表示细胞增殖指数，一般＞40%，指数越高，表明瘤细胞增生越快，预后越差。

- DNA芯片可用于化疗后患者的预后评估，将DLBCL分为生发中心来源、活化的B细胞来源和中间型3组，后两组预后明显差于前组。然而，DNA芯片分型目前在临床上尚难广泛应用，根据CD10、Bcl-6和Mum-1三个标志物染色，可将DLBCL分成两组，即生发中心（GCB）和非生发中心（non-GCB）两组：CD10＋或CD10-Bcl-6＋Mum-1-者为GCB组，而CD10-Bcl-6＋Mum-1＋或CD10-Bcl-6-者为non-GCB组。
- DLBCL无统一的特异性细胞遗传学标志。

2. 分期诊断和预后评估

分期依据Ann Arbor分期（Cots wolds修订版），危险分层见表88、表89。

表88　侵袭性淋巴瘤国际预后指数（IPI）

因素	风险组	不良预后指标数	5年生存率/%
年龄＞60岁	低危	0或1	73
血清LDH＞正常值	中－低危	2	51
一般状况评分2～4分	中－高危	3	43
Ⅲ期或Ⅳ期	高危	4或5	26
结外侵犯部位≥2个			

表89　年龄调整的国际预后指数（aaIPI）（年龄≤60岁）

因素	风险组	不良预后指标数	5年生存率/%
血清LDH＞正常值	低危	0	83
一般状况评分2～4分	中－低危	1	69
	中－高危	2	46
Ⅲ期或Ⅳ期	高危	3	32

3. 治疗

- 影响DLBCL疗效的因素主要包括分期、有无巨大肿块、IPI以及细胞来源等。
- 早期对局限性患者主要治疗方法是放疗，随着化疗的引入及比较研究，化疗已成为主要的治疗方法。
  ✓3周期利妥昔单抗（R）联合CHOP-21后受累野放疗（IFRT）仍是目前的标准治疗方案。

✓ 研究显示6～8个周期R-CHOP可代替化疗联合放疗，但仍需进一步研究。

✓ 对于老年患者可考虑应用单纯化疗。

- Ⅲ～Ⅳ期患者应遵循年龄和IPI分层治疗。

  ✓ 老年（年龄＞60岁）患者

    ◆ 6～8个周期R-CHOP-21仍然是标准治疗方案。

    ◆ R-CHOP-14代替R-CHOP-21成为标准治疗方案仍需探索。

    ◆ 不能耐受标准化疗者可利妥昔单抗单药或短暂低剂量化疗后联合利妥昔单抗维持治疗。

  ✓ 年轻而IPI＜2分的患者

    ◆ 6～8个周期R-CHOP-21仍然是标准治疗方案。

    ◆ 有研究认为R-CHOP-14代替R-CHOP-21可能有益，但成为标准治疗方案仍需进一步研究证实。

  ✓ 年轻而IPI≥2分的患者目前尚缺乏标准化治疗，可做如下选择。

    ◆ 参加临床试验，应用试验性药物。

    ◆ 增加化疗密度或强度的化疗方案联合利妥昔单抗。

    ◆ 大剂量化疗联合自体造血干细胞移植作为一线巩固治疗。

      ◇ 一线利妥昔单抗维持治疗尚有争议；维持治疗适用于诱导方案未用利妥昔单抗者。

      ◇ 二线及其随后的治疗可选择的方案有多种，但尚无临床研究证实哪个更优。对二线治疗敏感者是大剂量化疗联合自体造血干细胞移植治疗的适应证。

表90　DLBCL NCCN推荐治疗方案及推荐等级

一线治疗方案	二线治疗方案	
	适合HDT/auto-HSCT者	不适合HDT/auto-HSCT者
利妥昔单抗（R）-CHOP（Ⅰ类）	DHAP±R	临床试验
	ESHAP±R	利妥昔单抗
R-CHOP-14剂量密集方案（ⅡB类）	GDP±R	CEPP±R
	GemOX±R	PEPC±R
经剂量调整的R-EPOCH（ⅡB类）	miniBEAM±R	EPOCH±R
	MINE±R	来那度胺±R
一线巩固方案：		
高危患者：HDT/auto-HSCT		

注：二线治疗方案以字母顺序排列，无相关等级推荐。

（刘　薇　邹德慧）

■ 滤泡性淋巴瘤

1. 概述

- 滤泡性淋巴瘤（FL）是起源于淋巴结生发中心B细胞的恶性淋巴瘤，是第二位常见的非霍奇金淋巴瘤（NHL），也是最常见的低度恶性/惰性淋巴瘤。

- 在欧美国家中占NHL的20% ～ 25%；在我国亦常见，但发病率远低于欧美国家。该病多发生于老年人，中位年龄60岁。

- 大部分疾病呈典型的惰性过程，中位生存期为10年，但也有异质性。部分晚期可转化为侵袭性淋巴瘤，年转化率为2% ～ 3%。

- 可有部分患者表现为局灶性疾病，但大部分表现为系统性侵犯；淋巴结侵犯以表浅淋巴结肿大最常见，但各个区域及淋巴组织均可受累（图2）。

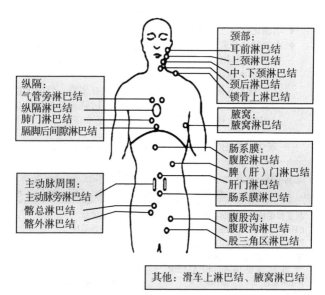

图2 判断受累淋巴结区的解剖部位

注：用于计算受累淋巴结区数量的人体模型。

- FL病理表现为正常淋巴结结构破坏，瘤细胞呈结节样或滤泡样生长，部分可呈弥漫性生长。淋巴滤泡紧密相连，一般缺乏边缘区和套区，滤泡内细胞由中心细胞和中心母细胞组成，无"星空"现象。细胞小至中等大小，核不规则，有切迹，胞质少而淡染，大细胞核可呈泡沫样。按照每高倍视野中中心母细胞的数量将FL分为3级：0～5个为1级，6～15个为2级，超过15个为3级。同时又根据有无中心细胞分为3a级（可见中心细胞）和3b级（中心母细胞形成瘤片，无残留中心细胞）。

- 免疫分型大部分为CD19＋CD20＋CD22＋CD79a＋sIg＋CD10＋以及单克隆轻链κ或λ，可表达CD38＋Bcl-6＋。

- 约90%FL可检出t（14；18）（q32；q21）易位，是FL较特征性的染色体异常（但不是特异性的），多数发生在位于18号染色体上BCL-2基因的主要断裂点簇区。在鉴别FL和反应性滤泡增生时，克隆性B细胞增殖的存在和BCL-2重排支持FL的诊断。尽管之前FL中确实可以出现BCL-2重排阴性的患者（约10%），但2022版WHO分类进一步强调BCL-2重排在经典FL的重要价值，并提出"BCL-2重排阴性，CD23阳性滤泡中心淋巴瘤"的新类别，以区别其与经典FL的预后，但该观点仍需进一步证实。

2. 分期诊断及预后评估 分期依据Ann Arbor分期（Cotswolds修订版），危险分层见表91、表92。

表91 滤泡性淋巴瘤国际预后指数（FLIPI）

因素（每项1分）	风险组及10年生存率
年龄≥60岁	
Ann Arbor分期Ⅲ或Ⅳ期	低危（0～1分）71%
Hb＜120g/L	中危（2分）51%
血清LDH＞正常值	高危（≥3分）36%
受累淋巴结区数目≥5个	

表92 滤泡性淋巴瘤国际预后指数-2（FLIPI-2）（2009年）

因素（每项1分）	风险组及10年生存率
最大受累淋巴结长径＞6cm	
Hb＜120g/L	低危（0～1分）79.5%
年龄≥60岁	中危（2分）51.2%
血清LDH＞正常值	高危（≥3分）18.8%
骨髓侵犯	

3. 治疗

- 意大利淋巴瘤协作组指数（GELP）标准及治疗指征
  - ✓ 受累淋巴结区数目≥3个，每个区域的淋巴结直径均 ≥3cm。
  - ✓ 任何淋巴结或结外瘤块直径≥7cm。
  - ✓ B症状。
  - ✓ 脾大。
  - ✓ 胸腔积液或腹水。
  - ✓ 血细胞减少（WBC<1×10^9/L和/或PLT<100×10^9/L）。
  - ✓ 白血病期（恶性细胞>5×10^9/L）。
- NCCN建议的治疗指征
  - ✓ 符合临床试验标准。
  - ✓ 出现症状。
  - ✓ 有终末器官损害风险。
  - ✓ 巨块型病变。
  - ✓ 继发于淋巴瘤的血细胞减少。
  - ✓ 临床持续进展。
  - ✓ 患者有治疗意愿。
- 原则
  - ✓ Ⅰ～Ⅱ期无大肿块的患者，受累野放疗是标准治疗，剂量为 30～36Gy；也可联合化疗；若治疗无效参考Ⅲ～Ⅳ期治疗。
  - ✓ 对于无治疗指征的患者可"观察等待"；有治疗指征的患者 则进行系统化疗为主的治疗。
  - ✓ 化疗主要包括烷化剂、CVP或CHOP等联合化疗，以及核苷 类似物（苯达莫司汀）或联合化疗等。以抗CD20单抗（利 妥昔单抗、奥妥珠单抗）为代表的免疫治疗或联合化疗已 证实明显提高治疗反应、延长无进展生存甚至总生存期，已成为一线标准治疗。
  - ✓ 进展期FL目前仍然是难以治愈的疾病，抗CD20单抗维持 治疗已证实明显延长无进展生存期，是否延长总生存期还 有待进一步验证。
  - ✓ 对于化疗敏感的复发患者，可进行大剂量化疗后自体造血 干细胞移植挽救治疗。虽研究显示一线治疗自体造血干细 胞移植强化治疗延长患者的无进展生存期，并有可能延长 总生存期，但其是否具有优势尚无定论。随着免疫治疗及 新药的应用，非移植疗效的进一步提高，目前一线自体造 血干细胞移植治疗应限于临床试验特别是高危患者。
  - ✓ 对严格选择的极高危年轻患者，如复发、难治患者，可尝 试异基因造血干细胞移植。近年来研究减低预处理剂量的 移植替代传统清髓性移植显示，明显降低相关死亡率，并且提高了总生存率。

NCCN推荐治疗方案见表93。

表93 NCCN推荐治疗方案

一线治疗	二线与后续治疗
优先选择	化学免疫治疗（同一线治疗）
苯达莫司汀＋奥妥珠单抗或利妥昔单抗	苯达莫司汀＋奥妥珠单抗或利妥昔单抗（一线治疗未用苯达莫司汀）
CHOP＋奥妥珠单抗或利妥昔单抗	CHOP＋奥妥珠单抗或利妥昔单抗
CVP＋奥妥珠单抗或利妥昔单抗	CVP＋奥妥珠单抗或利妥昔单抗
来那度胺＋利妥昔单抗	来那度胺＋利妥昔单抗
其他推荐	放射免疫治疗
来那度胺＋奥妥珠单抗	来那度胺
利妥昔单抗单药（375mg/m², 每周1次×4剂量）	来那度胺＋奥妥珠单抗
老年或体弱患者的一线治疗	奥妥珠单抗或利妥昔单抗
利妥昔单抗（首选）	PI3K抑制剂
烷化剂（瘤可宁或环磷酰胺）＋利妥昔单抗	EZH2抑制剂
一线维持治疗	大剂量化疗＋自体造血干细胞抑制挽救
优先选择	对严格选择的患者, 可异基因造血干细胞移植
利妥昔单抗维持	DLBCL的二线治疗方案, 如CAR-T治疗
奥妥珠单抗维持	**二线维持治疗**
其他推荐	利妥昔单抗或奥妥珠单抗维持
若诱导化疗应用单药利妥昔单抗, 维持治疗推荐每8周1次×4剂量	
放射免疫治疗	

注: 一线治疗"其他推荐"中, "来那度胺＋奥妥珠单抗"推荐等级为2B, 余按字母顺序排列, 无相关推荐等级。

（吕　瑞　邹德慧）

■ 套细胞淋巴瘤

1. 概述

- 套细胞淋巴瘤（MCL）是一种起源于成熟B细胞的NHL, 占NHL的6%～8%。中位发病年龄约60岁, 男女之比为（2～4）:1。

- 诊断时80%以上患者处于疾病晚期（Ann Arbor Ⅲ～Ⅳ期）, 表现为淋巴结肿大、脾大及骨髓或外周血受累, 其他常见的结外受累部位为胃肠道和咽淋巴环。

- MCL多呈弥漫性、结节状或套区型生长。典型的MCL常由形态单一、小到中等大小淋巴细胞构成，核轻度不规则，染色质浓聚，核仁不明显，细胞质较少。部分患者可出现单核样B细胞或浆细胞性分化。10%～15%的MCL细胞形态呈"侵袭性变型"，具体分为母细胞变型和多形性变型，瘤细胞体积大，且通常具有较高的增殖活性。病理表现为侵袭性变型的患者预后更差。典型的免疫表型：CD5＋CD19＋CD20＋Cyclin D1＋sox11＋CD10-CD23-，其中Cyclin D1和sox11是MCL相对特异性的免疫标志。

- 染色体t（11；14）（q13；q32）导致CCND1基因与免疫球蛋白重链（IGH）基因易位是MCL的遗传学基础，见于95%以上的MCL患者。CCND1/IGH重排阴性患者或可检测到CCND2/IGH或CCND3/IGH重排。90%以上的MCL继发其他遗传学异常。

- MCL分型
  - ✓ 经典型：占MCL的绝大部分，生物学行为多样。
  - ✓ 白血病性非淋巴结型：多数临床呈惰性表现，脾大而无明显淋巴结肿大，免疫球蛋白重链可变区（IGHV）基因突变型，不表达或低表达sox11，Ki-67通常＜10%。
  - ✓ 原位套细胞肿瘤指Cyclin D1阳性的B细胞局限分布于淋巴滤泡套区，但未破坏淋巴结结构，并未达到MCL诊断标准。

2. 分期诊断

参照Ann Arbor分期标准（Cotswolds修订版）。

3. 预后评估

- 目前临床上普遍采用套细胞淋巴瘤国际预后指数（MIPI）和结合Ki-67指数及MIPI的预后评分（MIPI-c）进行预后分层（表94、表95）。

- 其他生物学预后指标，如TP53突变、TP53和CDKN2A双缺失、MYC易位/扩展、病理侵袭性变型等均与不良预后相关。

表94　套细胞淋巴瘤国际预后指数（MIPI）

分数	年龄/岁	ECOG评分/分	LDH值/正常值	WBC×10⁹/L
0	＜50	0～1	＜0.67	＜6.70
1	50～59		0.67～0.99	6.70～9.99
2	60～69	2～4	1.00～1.49	10.00～14.99
3	≥70		≥1.50	≥15.00

注：MIPI分组，0～3分为低危组，4～5分为中位组，6～11分为高危组，上述分组5年OS率分别为83%、63%和34%。ECOG，美国东部肿瘤协作组；LDH，乳酸脱氢酶。

表95　结合 Ki-67 指数和 MIPI 的预后评分（MIPI-c）

MIPI-c分组	MIPI分组	Ki-67指数/%	患者比例/%	5年总生存率/%
低危	低危	＜30	32～44	85
低中危	低危	≥30	5～9	72
	中危	＜30	25～29	
高中危	中危	≥30	6～10	43
	高危	＜30	10～13	
高危	高危	≥30	5～11	17

4. 治疗

● 主要依据 Ann Arbor 分期、年龄/体力状态及是否合并高危因素选择治疗方案。

● Ann Arbor Ⅰ～Ⅱ期：高危因素包括大肿块（直径≥5cm）、Ki-67＞30%、TP53突变/缺失和病理为侵袭性变型。

　✓不伴高危因素的Ⅰ期或连续Ⅱ期（可放一个靶区放疗）患者，可选择单纯受累野放疗（IRST）或免疫化疗联合IRST，放疗剂量30～36Gy。

　✓不伴高危因素的非连续Ⅱ期患者，推荐进行常规免疫化疗（非强化方案）。

　✓伴有高危因素的Ⅰ～Ⅱ期患者，建议按照晚期（Ⅲ～Ⅳ期）进行治疗。

● Ann Arbor Ⅲ～Ⅳ期：高危因素包括TP53突变、TP53和CDKN2A双缺失、病理为侵袭性变型和MIPI-c高危组。

　✓年龄≤65岁且一般状况较好、适合自体造血干细胞移植（auto-HSCT）的患者，应选择利妥昔单抗联合含中大剂量阿糖胞苷的方案诱导治疗，缓解后进行auto-HSCT，具体方案可见表96。

　✓年龄＞65岁或一般状况差、不适合auto-HSCT的患者，则应选择利妥昔单抗联合不良反应较小、耐受性较好的化疗方案。

　✓高危组患者常规治疗疗效差，尚无标准治疗方案，首先推荐临床试验。

　　◆ auto-HSCT后、R-CHOP方案后或经BR方案治疗后获得PR的患者接受利妥昔单抗维持治疗可进一步延长OS。

　　◆ 挽救性治疗方案见表96。复发难治患者首选临床试验，BTK抑制剂、苯达莫司汀等药物是该类患者的重要选择。有条件患者应考虑异基因造血干细胞移植或CAR-T治疗。

表96 NCCN推荐治疗方案及推荐等级

人群	一线诱导治疗	一线巩固治疗	一线维持治疗	挽救治疗
适合HDT/auto-HSCT者	优先推荐 R-DHA＋铂类 R-CHOP/R-DHAP交替 R-maxiCHOP R-HyperCVAD/MA BR/RC交替 其他推荐 BR（ⅡB类）	HDT/auto-HSCT	R	优先推荐 伊布替尼±R 泽布替尼 奥布替尼 阿卡替尼 R^2 其他推荐 R-BAC500 BR
不适合HDT/auto-HSCT者	优先推荐 BR VR-CAP R-CHOP R^2 其他推荐 剂量调整的 R-HyperCVAD/MA R-BAC500	—		R-DHAP R-GemOx BTK抑制剂＋R^2（ⅡB类） 伊布替尼＋维奈克拉 维奈克拉＋R^2（ⅡB类） 维奈克拉±R

(王 轶 邹德慧)

■ 外周T细胞淋巴瘤

1. 概述
- 外周T细胞淋巴瘤（PTCL）是一组起源于胸腺后成熟T细胞的异质性疾病。
- 整体发病率及各亚型的比例地域差别较大。PTCL占西方国家所有淋巴瘤的5%～15%，年发病率为（0.5～2）/10万。亚洲国家更多见，占所有淋巴瘤患者的比例约25%。PTCL非特指型（PTCL-NOS）是北美PTCL最常见的亚型，而血管免疫母细胞性T细胞淋巴瘤（AITL）在欧洲最常见；而在东亚和我国部分地区，NK/T细胞淋巴瘤的发病率明显增高。PTCL诊断时的中位年龄为62岁。然而，一些亚型在年轻患者中更常见，如间变性淋巴瘤激酶（ALK）阳性（ALK＋）的间变性大细胞淋巴瘤（ALCL）中位年龄为33岁，肝脾T细胞淋巴瘤中位年龄为34岁和皮下脂膜炎样PTCL中位年龄为33岁等。
- 2022版WHO分类确定了大约30余种PTCL亚型，其中一些亚型非常罕见。结合临床表现和起病部位等特征，可大致分为4

种主要的临床亚型：淋巴结型、结外型、白血病/播散型和皮肤型PTCL（表97）。最常见的PTCL类型约占65%，主要包括PTCL-NOS、AITL、ALK阳性ALCL和ALK阴性ALCL等淋巴结型PTCL。后文所指PTCL亚型即主要为这些淋巴结型PTCL。

- 诊断依然主要依靠组织病理学和免疫组化分析明确诊断，并且应遵循WHO分类。淋巴结型PTCL各亚型的病理特点见表98。但由于亚型分类众多，免疫表型多样化，部分亚型鉴定克隆性困难且细胞遗传学/肿瘤基因多缺乏特征性，容易误诊和漏诊。由于存在共同的细胞起源、分子和临床特征，滤泡辅助性T细胞（TFH）起源的淋巴瘤现在被归为一个单一的实体亚型，包括3种亚型（血管免疫母细胞型、滤泡型和非特指型）。

- 除皮肤T细胞淋巴瘤（CTCL）通常表现为惰性病程外，其他多数PTCL均与侵袭性病程和不良预后相关。与B细胞淋巴瘤相比，其整体预后较差。各亚型5年生存率约为30%，甚至低于30%。

2. 分期诊断和预后评估

- 分期：侵袭性亚型参照Ann Arbor分期（Cotswolds修订版）。
- 危险度分级：国际预后指数（IPI）（表99）、年龄校正的IPI（aaIPI）（表100）、外周T细胞淋巴瘤-非特指型（PTCL-U）预后指数（PIT）（表101）、PTCL-U改良预后指数（表102）以及AITL预后指数（表103）目前常用于PTCL的预后分层。

3. 治疗

- PTCL的标准治疗方案尚未建立。与B细胞淋巴瘤相比，PTCL的治疗主要来源于Ⅱ期研究、回顾性系列研究和专家意见支持。
- ALK阳性ALCL较其他类型PTCL预后好。经过含蒽环类药物为基础的方案化疗后，其5年无失败生存率（FFS）和总生存率（OS）分别约为60%和70%，明显优于其他类型PTCL。推荐Ⅰ～Ⅱ期患者接受6周期化疗（CHOEP、CHOP-21或DA-EPOCH）联合或不联合受累部位放疗（ISRT）30～40Gy，或者3～4周期化疗联合ISRT 30～40Gy。Ⅲ～Ⅳ期ALK阳性ALCL患者接受6周期化疗。IPI高危者可考虑一线接受auto-HSCT巩固治疗，但目前尚缺乏前瞻性、大样本临床研究结果证实。有研究显示伴DUSP22重排的ALK阴性的ALCL患者与ALK阳性患者预后相似，可探索依据ALK阳性ALCL治疗原则治疗。

表97　2016版WHO分类：外周（成熟）T/NK细胞淋巴瘤

淋巴结型	结外型	皮肤型	白血病播散型
外周T细胞淋巴瘤，非特指型（PTCL-NOS）	结外NK-/T细胞淋巴瘤，鼻型	皮下脂膜样T细胞淋巴瘤	HTLV-1成人T细胞白血病/淋巴瘤
血管免疫母细胞性T细胞淋巴瘤（AITL）	肠病相关T细胞淋巴瘤	蕈样肉芽肿	T幼稚淋巴细胞白血病
系统性间变性大细胞淋巴瘤（sALCL），ALK+/ALK−	单形性上皮性肠T细胞淋巴瘤	Sézary综合征	T细胞大颗粒淋巴细胞白血病（LGL）
滤泡性T细胞淋巴瘤（FTCL）	胃肠道惰性T细胞淋巴增殖性疾病	原发性皮肤CD30 T细胞淋巴增生性疾病	侵袭性NK细胞白血病
结节性PTCL，TFH表型	肝脾T细胞淋巴瘤	淋巴瘤样丘疹病	
儿童系统性EBV+T细胞淋巴瘤	乳植入相关ALCL	原发性皮肤间变性大细胞淋巴瘤	
种痘样淋巴组织增生性疾病	NK细胞慢性淋巴增殖性疾病	原发性皮肤γδ T细胞淋巴瘤	
		原发性皮肤CD8+侵袭性嗜表皮细胞毒性T细胞淋巴瘤	
		原发性皮肤CD4 T细胞淋巴瘤	

表 98 淋巴结型 PTCL 的病理特征及主要鉴别诊断

亚型	病理形态学	免疫表型	细胞生物学	分子生物学
PTCL-NOS	弥漫性生长模式，常见多形性细胞形态	CD4＞CD8，常见T细胞抗原丢失（CD7、CD5、CD4/CD8、CD52），细胞毒颗粒（-/+），CD30（-/+），CD56（-/+），较少EBV（+）；应用免疫组化组合TBX21、GATA3、CCR4和CXCR3可将其分为PTCL-TBX21和PTCL-GATA3（但尚未在常规实践中实施）	TBX21和GATA3蛋白表达，ITK-SYK融合基因，CTLA4-CD28融合基因，VAV1融合基因	表观遗传学基因（KMT2D、SETD2、KMT2A、KDM6A、EP300、CREBBP、TET2、DNMT3A、RHOA），TCR通路DNMT3A（VAV1）；TET1、TET3和DNMT3A突变与PTCL-TBX21相关
ALCL	淋巴结结构完全破坏，核仁呈马蹄样，瘤细胞沿窦生长，细胞呈簇生长方式	ALK⁺ALCL患者ALK蛋白阳性；CD30（+），CD30通常强表达均匀（小细胞变异型或BV单抗应用后可影响表达）；EMA（+），CD25（+），细胞毒颗粒（+/-），CD4（+/-），CD3（-/+），CD43（+）	ALK⁺ALCL患者或ALK重排阳性；ALK⁻ALCL：DUSP22重排；ALK⁻ALCL：TP63重排、TYK2重排；ALK⁺ALCL：NPMI-ALK融合基因；DUSP22重排是一个独特的遗传亚型，具有频繁的MSC甲基化、DNA低甲基化和独特的表型；TP63重排与不良预后相关	TCR通路（PTPN6、VAV1），JAK-STAT通路（TYK2、JAK1、STAT3）

续 表

亚型	病理形态学	免疫表型	细胞生物学	分子生物学
AITL/PTCL-TFH	淋巴结周围浸润，肿瘤多形性细胞浸润，FDC和分枝样HEV增生	CD4（＋），以下至少2项TFH细胞标志阳性：CD10、BCL6、PD1、CXCL13、CXCR5、ICOS、SAP，滤泡树突状细胞网（FDC、CD21⁺）和高内皮小静脉血管增生（HEVs）（MECA79⁺）（PTCL-TFH无此特点），EBV⁺CD20⁺B原始细胞	ITK-SYK融合基因，CTLA4-CD28融合基因	表观遗传学基因（TET2、DNMT3A、IDH2、RHOA），TCR通路（VAV1、CD28、PLCγ1、CTNNB1、GTF2I、PI3K）；IDH2突变在AITL中更多见（也许仅见于）；ITK：SYK多见于滤泡型

表99　国际预后指数（IPI）

危险因素（每项1分）	预后分组
年龄＞60岁	低危（0～1分）
体力状态评分≥2	低/中危（2分）
LDH＞正常值	高/中危（3分）
结外受累部位≥2	高危（4～5分）
分期Ⅲ～Ⅳ期	

表100　年龄调整的IPI（aaIPI）

危险因素（每项1分）	预后分组
体力状态评分≥2	低危（0分）
LDH＞正常值	低/中危（1分）
分期Ⅲ～Ⅳ期	高/中危（2分）
	高危（3分）

表101　外周T细胞淋巴瘤－非特指型（PTCL-U）预后指数（PIT）

危险因素（每项1分）	预后分组
年龄＞60岁	组1（低危）0分
体力状态评分≥2	组2（低中危）1分
LDH＞正常值	组3（中高危）2分
骨髓侵犯	组4（高危）3～4分

表102　PTCL-U改良预后指数

危险因素（每项1分）	预后分组
年龄＞60岁	组1（低危）0～1分
体力状态评分≥2	组2（中危）2分
LDH＞正常值	组3（高危）3～4分
Ki-67≥80%	

表103　AITL预后指数

危险因素（每项1分）	预后分组
年龄＞60岁	组1（低危）0～1分
结外累及器官数≥2	组2（低中危）2分
PLT＜150×10⁹/L	组3（中高危）3分
WBC＞10×10⁹/L	组4（高危）4～6分
贫血（Hb＜130g/L男，Hb＜110g/L女）	
IgA＞400g/L	

- 除外ALK阳性的其他类型PTCL预后不佳。推荐患者首选参加临床试验。若无合适的临床试验，推荐接受6个周期化疗联合或不联合ISRT 30～40Gy。化疗方案包括CHOEP、CHOP-21、CHOP-14、DA-EPOCH、HyperCVAD等。ECHELON-2研究针对CD30表达≥10%的PTCL患者，随机、对照维布妥昔单抗（BV）联合CHP（环磷酰胺、阿霉素、泼尼松）与CHOP的双盲随机研究结果显示，5年无进展生存期（PFS）（62.3个月 vs 23.8个月，$P=0.008$）和OS，BV＋CHP组均优于CHOP组；其中系统性ALCL患者从BV的加入中受益最大，而PTCL-NOS或AITL未见明显获益。目前推荐对于CD30阳性的患者优先选择BV联合CHP方案。其他联合靶向药物治疗的临床试验也在进行中，包括组蛋白去乙酰酶抑制剂、去甲基化药物、免疫调节药物、单克隆抗体、免疫检查点抑制剂和PIK3抑制剂等。有条件患者可在一线诱导治疗缓解后接受大剂量化疗联合auto-HSCT巩固。部分高度侵袭性PTCL（如肝脾T细胞淋巴瘤、成人T细胞白血病/淋巴瘤、侵袭性NK细胞白血病）预后极差，推荐合适患者一线选择异基因造血干细胞移植（allo-HSCT）巩固治疗。

- 复发/难治患者应再次活检病理证实，特别是AITL患者，复发时可能伴致或转换为DLBCL。复发/难治患者首选参加临床试验。对于无合适临床试验的患者，挽救治疗方案多数参考侵袭性B细胞淋巴瘤挽救治疗方案，常用挽救方案如DHAP、ESHAP、GDP、GemOx、ICE等。一些新药的出现，如组蛋白去乙酰酶抑制剂、去甲基化药物、免疫调节药物、单克隆抗体、免疫检查点抑制剂和PIK3抑制剂等，改善了复发/难治患者的治疗反应率和生存期。CAR-T在PTCL中的探索也正在临床试验中。对于敏感复发/难治的患者，若有合适供者，推荐选择allo-HSCT；若无合适供者或不适合allo-HSCT，可选择auto-HSCT巩固。

- NCCN推荐的一线方案有CHOP、EPOCH、HyperCVAD/MTX-AraC等。IPI评分中高危的患者应予高剂量的化疗和自体或异体造血干细胞移植一线巩固治疗（表104）。
- 复发/难治病例的挽救治疗方案可选择GDP（E）、DHAP、ESHAP、ICE、GemOx等；可选择联合一线未使用过的新药，对于合并表观遗传学相关基因突变的患者可选择阿扎胞苷联合西达苯胺方案。复发/难治患者在第二次缓解后接受干细胞移植，仍有35%～45%的长期生存率，对于没有条件进行造血干细胞移植的患者采用姑息化疗（表105～表108）。

表104　NCCN指南推荐PTCL一线治疗方案

分类	首选方案	其他推荐方案
ALCL	维布妥昔单抗＋CHP（环磷酰胺、阿霉素、泼尼松）（Ⅰ类推荐）	CHOP（环磷酰胺、阿霉素、长春新碱、泼尼松） CHOEP（环磷酰胺、阿霉素、长春新碱、依托泊苷、泼尼松） 剂量调整的EPOCH（依托泊苷、泼尼松、长春新碱、环磷酰胺、阿霉素）
PTCL-NOS AITL EATL MEITL 结节性PTCL TFH FTCL	维布妥昔单抗＋CHP（环磷酰胺、阿霉素、泼尼松）（Ⅰ类推荐）用于CD30（＋）患者 CHOP（环磷酰胺、阿霉素、长春新碱、泼尼松） CHOEP（环磷酰胺、阿霉素、长春新碱、依托泊苷、泼尼松） 剂量调整的EPOCH（依托泊苷、泼尼松、长春新碱、环磷酰胺、阿霉素）	CHOP方案后继以IVE方案（异环磷酰胺、依托泊苷、表阿霉素）与中等剂量甲氨蝶呤交替（New Castle方案）（仅在EATL患者中进行了研究） HyperCVAD（环磷酰胺、长春新碱、阿霉素和地塞米松），与大剂量氨甲蝶呤和阿糖胞苷交替（Ⅲ类推荐）
一线巩固	考虑大剂量化疗＋auto-HSCT	

表105 CSCO指南PTCL一线治疗推荐

分类	分期	推荐
ALK阳性ALCL	I～II	CHOEP ± ISRT（ I A类推荐）
		维布妥昔单抗＋CHP（ II A类推荐）
		CHOP ± ISRT（ II A类推荐）
		DA-EPOCH（ II A类推荐）
	III～IV	CHOEP（ I A）
		维布妥昔单抗＋CHP（ I A类推荐）
		CHOP（ II A类推荐）
		DA-EPOCH（ II A类推荐）
除外ALK阳性ALCL外其他亚型	I～IV	临床试验
		CHOEP ± ISRT（ I A类推荐）
		维布妥昔单抗＋CHP（ALK阴性ALCL）（ I A类推荐）
		CHOP ± ISRT（ II A类推荐）
		DA-EPOCH（ II A类推荐）
		auto-HSCT巩固（ II A类推荐）

表106 NCCN指南推荐TFH来源PTCL二线及后续治疗方案

拟行移植者	不拟行移植者
首选临床试验	首选临床试验
首选方案	首选方案
单药方案	贝利司他
贝利司他	维布妥昔单抗用于CD30⁺PTCL
维布妥昔单抗用于CD30⁺PTCL	罗米地辛
罗米地辛	其他推荐方案
联合用药方案	阿仑单抗
DHAP（地塞米松、阿糖胞苷、顺铂）	苯达莫司汀
DHAX（地塞米松、阿糖胞苷、奥沙利铂）	硼替佐米（2B类）
ESHAP（依托泊苷、甲泼尼龙、阿糖胞苷＋铂类药物，如顺铂、奥沙利铂）	环磷酰胺和/或依托泊苷（静脉注射或口服）
GDP（吉西他滨、地塞米松、顺铂）	环孢素

拟行移植者	不拟行移植者
GemOx（吉西他滨、奥沙利铂）	杜韦利西布
ICE（异环磷酰胺、卡铂、依托泊苷）	吉西他滨
其他推荐方案	来那度胺
单药方案	普拉曲沙
苯达莫司汀	RT
杜韦利西布（PIK3抑制剂）	
吉西他滨	
来那度胺	
普拉曲沙	

表107 CSCO指南推荐R/R PTCL二线治疗方案

分层	治疗推荐
符合移植条件	临床试验
	维布妥昔单抗（CD30$^+$PTCL）
	西达本胺
	克唑替尼（ALK$^+$ALCL）
	普拉曲沙
	苯达莫司汀
	吉西他滨
	盐酸米托蒽醌脂质体
	联合化疗：DHAP/ESHAP/GemOx/GDP/ICE/DHAX/GVD
不符合移植条件	临床试验
	西达本胺（2A类）
	维布妥昔单抗（CD30$^+$PTCL）
	克唑替尼（ALK$^+$ALCL）
	普拉曲沙
	苯达莫司汀
	吉西他滨
	盐酸米托蒽醌脂质体
	联合化疗：DHAP/ESHAP/GemOx/GDP/ICE/DHAX/GVD
	支持、姑息治疗

表108　ESMO和NCCN指南对PTCL常见亚型
auto-HSCT和allo-HSCT的推荐

PTCL 亚型	初治PTCL		复发/难治PTCL	
	ESMO	NCCN	ESMO	NCCN
PTCL-NOS	PR, CR, 适合移植患者auto-HSCT	临床试验, 或auto-HSCT, 或对CR患者随访观察, 或PR患者参照复发/难治患者	PR, CR, 适合移植患者allo-HSCT（或不适合allo-HSCT者可选择auto-HSCT）	PR, CR, 适合移植患者allo-HSCT（或不适合allo-HSCT患者可选择auto-HSCT）
AITL	PR, CR, 适合移植患者auto-HSCT	临床试验, 或auto-HSCT, 或对CR患者随访观察, 或PR患者参照复发/难治患者	PR, CR, 适合移植患者allo-HSCT（或不适合allo-HSCT患者可选择auto-HSCT）	PR, CR, 适合移植患者allo-HSCT（或不适合allo-HSCT患者可选择auto-HSCT）
ALK⁻ ALCL	PR, CR, 适合移植患者auto-HSCT	临床试验, 或auto-HSCT, 或对CR患者随访观察, 或PR患者参照复发/难治患者	PR, CR, 适合移植患者allo-HSCT（或不适合allo-HSCT患者可选择auto-HSCT）	PR, CR, 适合移植患者allo-HSCT（或不适合allo-HSCT患者可选择auto-HSCT）
ALK⁺ ALCL	CR1通常不推荐移植, 或高危患者在第一次缓解期可选择auto-HSCT	化疗±受累部位放疗	PR, CR, 适合移植患者allo-HSCT（或不适合allo-HSCT患者可选择auto-HSCT）	PR, CR, 适合移植患者allo-HSCT（或不适合allo-HSCT患者可选择auto-HSCT）
EATL	auto-HSCT	临床试验, 或auto-HSCT, 或对于CR患者随访观察, 或PR患者参照复发/难治患者	PR, CR, 适合移植患者allo-HSCT（或不适合allo-HSCT患者可选择auto-HSCT）	PR, CR, 适合移植患者allo-HSCT（或不适合allo-HSCT患者可选择auto-HSCT）
HSTCL	auto-HSCT, 若有合适供者推荐allo-HSCT	CR或PR, 优先推荐allo-HSCT	PR, CR, 适合移植患者allo-HSCT（或不适合allo-HSCT患者可选择auto-HSCT）	若有合适供者, 优先推荐allo-HSCT

（山丹丹　邹德慧）

■ 多发性骨髓瘤

1. 概述

- 多发性骨髓瘤（MM）是一种最常见的恶性浆细胞疾病，特征为单克隆浆细胞在骨髓内异常增生，血、尿中出现单克隆免疫球蛋白或其片段（M蛋白），正常免疫球蛋白受到抑制，常导致高钙血症、肾功能损害、贫血和骨质破坏等终末器官损害。
- 该病好发于男性，占所有恶性肿瘤的1.0%～1.8%，在血液系统肿瘤中发病率位居第二位。诊断时的中位年龄超过60岁，50岁以下和40岁以下患者分别占10%和2%。

2. 病史采集

- **现病史：** 患者症状（贫血、出血、血栓栓塞、感染、骨痛、肢端麻木及髓外浸润等）、出现时间、严重程度及相关治疗。
- **既往史：** 过敏史、肿瘤病史、乙肝/结核等传染病病史，其他重要脏器疾病史。
- **个人史：** 药物、化学毒物、放射线接触史等。
- **家族史：** 肿瘤家族史等。

3. 体格检查

ECOG评分（除外骨折及骨痛的影响）、贫血、出血、骨折、血栓相关体征，肝脾淋巴结肿大情况，有无感染病灶，并进行神经毒性评估等。

4. 临床表现

- **血钙升高：** 广泛的溶骨性病变，表现为头痛、食欲减退、恶心、多尿、嗜睡及心律失常。
- **肾功能损害：** 见于20%～40%初诊患者，表现为肾病综合征和肾功能不全，不伴高血压。脱水和血钙增高可加剧肾功能损害。
- **贫血、出血倾向**
  - ✓ 贫血约见于70%初诊患者，与骨髓瘤细胞浸润骨髓、慢性病贫血及肾功能不全引起红细胞生成素不足等有关。
  - ✓ 出血多为由血小板减少、凝血功能障碍导致的黏膜出血、皮肤紫癜。
- **骨病：** 骨痛呈进行性，腰背部最常见，胸骨肋骨次之，疼痛剧烈者常提示病理性骨折。还可出现骨骼肿物，常为多发性。
- **反复感染：** M蛋白无正常免疫活性，正常免疫球蛋白和粒细胞减少，常发生呼吸道、尿路感染。
- **高黏滞血症：** 特征为口鼻出血、视物模糊、神经系统症状、意识模糊、心力衰竭。

- 其他：高尿酸血症、淀粉样变性、肿瘤细胞浸润所致周围神经及神经根病变、肝脾淋巴结肿大、发热等。症状轻重不一，可单独或合并存在。

5. 实验室检查

- 项目

    ✓ 血液检查：血常规、肝肾功（白蛋白、乳酸脱氢酶、尿酸）、电解质（Ca^{2+}）、凝血功能、血清蛋白电泳（M蛋白含量）、免疫固定电泳、β_2微球蛋白、CRP、外周血涂片（浆细胞百分数）、血清免疫球蛋白定量（包括轻链）、血清游离轻链。

    ✓ 尿液检查：尿常规、尿蛋白电泳、尿免疫固定电泳、24小时尿轻链。

    ✓ 骨髓检查：骨髓细胞学涂片分类、骨髓活检＋免疫组化（CD19、CD20、CD38、CD56、CD138、κ轻链、λ轻链分子抗体）。

    ✓ 影像学检查：全身X线片（头颅、骨盆、四肢骨、全脊柱）。

    ✓ 其他检查：胸部CT、心电图、腹部B超。

- 特点

    ✓ 血液检查：心功能不全、怀疑合并心脏淀粉样变性或轻链沉积病者，检测心肌酶谱、肌钙蛋白、脑钠肽或N末端脑钠肽原。

    ✓ 尿液检查：24小时尿蛋白谱（多发性骨髓瘤肾病、怀疑淀粉样变性者）。

    ✓ 骨髓检查

    ◆ 流式细胞术：针对如下分子的抗体：CD19、CD38、CD45、CD56、CD20、CD138、κ轻链、λ轻链。有条件的单位加做CD27、CD28、CD81、CD117、CD200、CD269等的抗体。

    ◆ 荧光原位杂交（FISH）：检测位点建议包括IgH易位、17p-（p53缺失）、13q14缺失、1q21扩增；若FISH检测IgH易位阳性，则进一步检测t（4；14）、t（11；14）、t（14；16）、t（14；20）等。

    ◆ 二代测序：与MM密切相关的84个基因的全部蛋白编码区域或指定区域，包括ACTG1、ARID4B、ATM、ATP13A4、ATR、BRAF、BRCA1、BRCA2、CCND1、CCND2、CCND3、CDK4、CDKN2C、CKS1B、CRBN、CREBBP、CXCR4、CYLD、DIS3、DNAH11、DNAH5、DNMT3A、EGFR、EGR1、FAM46C、FAT1、

FAT3、FAT4、FGFR1、FGFR3、FUBP1、HIST1H1E、HLA-A、HUWE1、IDH1、CKS1B、IKZF1、IKZF3、IRF4、KMT2D、KRAS、LRP1B、LTB、LYST、MAF、MAFB、MAGED1、MAX、MYC、MYD88、NCOR1、NFKBIA、NRAS、PARK2、PCDH8、PCLO、PIK3CA、PKHD1、PRDM1、PRDM9、PRKD2、PSMB5、PTPN11、RASA2、RB1、ROBO1、ROCO2、RPL5、RYR2、SETD2、SF3B1、SP140、SPEN、STAT3、TET2、TGDS、TP53、TRAF2、TRAF3、USP29、UTX、WHSC1、XBP1、ZFHX4

✓影像学检查：局部或全身低剂量CT或MRI（包括颈椎、胸椎、腰骶椎、头颅）、PET-CT。

✓其他检查

◆ 怀疑淀粉样变性者，需行腹壁皮下脂肪、骨髓或受累器官活检，并行刚果红染色。

◆ 怀疑心功能不全者，需行超声心动图检查，如有条件可行心脏MRI。

6. 诊断

● 活动性MM

✓骨髓中单克隆浆细胞比例≥10%和/或活检证明有浆细胞瘤。

✓骨髓瘤引起的相关临床表现（≥1项）

◆ 靶器官损害（CRAB症状）

◇［C］血钙升高：较正常值上限升高＞0.25mmol/L或＞2.75mmol/L。

◇［R］肾功能不全：肌酐清除率＜40ml/min或者肌酐＞177μmol/L。

◇［A］贫血：Hb＜100g/L或较正常值低限下降20g/L。

◇［B］骨病：使用X线、CT或PET-CT发现一个或以上部位溶骨性损害。

◆ 无靶器官损害表现，但出现以下1项或多项指标异常（SLiM）。

◇［S］骨髓单克隆浆细胞比例≥60%。

◇［Li］受累/非受累血清游离轻链比≥100。

◇［M］MRI检查出现＞1处5mm或以上局灶性病变。

● 冒烟型多发性骨髓瘤（SMM）：同时符合下面两条标准。

✓血清单克隆M蛋白（IgG或IgA）≥30g/L或尿M蛋白＞0.5g/24h，和/或骨髓单克隆浆细胞比例10%～60%。

✓无相关器官及组织的损害（无CRAB/SLiM，无浆细胞增殖

153

导致的淀粉样变性）。

- 高危SMM（Mayo 20/2/20模型）：SMM中符合以下3条中2条及以上。
  - ✓ 血清单克隆M蛋白≥20g/L。
  - ✓ 骨髓单克隆浆细胞比例≥20%。
  - ✓ 受累/非受累血清游离轻链比≥20。
- 意义未明的单克隆丙种球蛋白血症（MGUS）。
  - ✓ 血清M蛋白<30g/L且尿轻链<0.5g/24h，且骨髓单克隆浆细胞比例<10%。
  - ✓ 无SLiM、CRAB表现。

7. 鉴别诊断（表109）

表109　MM的鉴别诊断

疾病	鉴别要点
华氏巨球蛋白血症（WM）	骨髓中出现淋巴浆细胞性淋巴瘤（LPL），伴IgM型单克隆丙种球蛋白血症
淀粉样轻链（AL）型淀粉样变性	可有血清M蛋白和蛋白尿，活体组织检查刚果红染色阳性，免疫荧光法可确定单克隆轻链沉积；无CRAB症状
反应性浆细胞增多症（RP）	见于结缔组织病、感染性疾病，骨髓中浆细胞一般不超过10%，为正常成熟浆细胞，免疫球蛋白增多为多克隆性，无骨损害
单克隆免疫球蛋白相关肾损害（MGRS）	单克隆免疫球蛋白或其片段导致的肾损害，血液学改变接近MGUS。常出现肾功能损害，需肾活检证实
重链病	血清中仅有单克隆重链，无轻链，无溶骨性改变

8. 分型
- IgG型最常见，其次为IgA型和轻链型，其余类型如IgD型、IgM型、双克隆型和不分泌型均少见，IgE型罕见。
- 根据M蛋白的轻链型别分为Kappa（κ）型和Lamda（λ）型。

9. 分期及危险度分层
- 传统Durie-Salmon（DS）分期（表110）

表110 传统Durie-Salmon（DS）分期

分期	标准
I	符合下列各项： Hb＞100g/L 血钙正常 X线正常或只有孤立的溶骨性病变 M蛋白水平较低（IgG＜50g/L，IgA＜30g/L，尿本周蛋白＜4g/24h）
II	介于 I 期和III期两者之间
III	符合下列至少任何一项： Hb＜85g/L 血钙＞3mmol/L X线多处进行性溶骨性损害 M蛋白水平较高（IgG＞70g/L，IgA＞50g/L，尿本周蛋白＞12g/24h）

注：肾功能正常，血肌酐＜176.8μmol/L；B.肾功能不全，血肌酐≥176.8μmol/L。

● 国际分期标准（ISS）以及修订的ISS（R-ISS）（表111）

表111 ISS与R-ISS分期标准

分期	ISS	R-ISS
I	白蛋白≥35g/L 和β_2-MG＜3.5mg/L	ISS I 期、细胞遗传学标危，同时LDH水平正常
II	介于 I 期和III期两者之间	介于 I 期和III期两者之间
III	β_2-MG≥5.5mg/L	ISS III期同时伴有高危遗传学异常或LDH升高

注：高危遗传学异常，荧光原位杂交检测出del（17p13）或t（4；14）或t（14；16）；标危即未出现此类异常。

● MM的高危因素（NCCN Guidelines Version 1.2023）（表112）

表112 MM的高危因素

高危因素		表现
细胞遗传 学异常	t（4；14）	MYC易位
	t（14；16）	TP53突变（伴del（17p））
	del（17p）/17单体	四倍体
	1q21扩增/获得	复杂核型/del（13）核型

常见血液病处理

高危因素		表现
其他危险因素	高危基因表达谱（GEP） 髓外病变 外周血浆细胞 浆细胞增殖指数升高 虚弱状态	肾衰竭 血小板减少 血清游离轻链（FLC）升高 淋巴细胞减少 免疫不全麻痹 LDH升高

注：外周血浆细胞≥5%定义为浆细胞白血病。

- Mayo骨髓瘤分层及风险调整治疗（mSMART）分层系统（表113）

表113　mSMART分层系统

高危	标危
FISH[①②] 　del（17p） 　t（4；14） 　1q21扩增 　t（14；16） 　t（14；20）	所有其他异常，包括：三倍体；t（11；14）[④]；t（6；14）
R-ISS Ⅲ期	
S期（增殖期）浆细胞比例升高[③]	
高危GEP	

注：①高危遗传学异常，如果伴三倍体，预后可以改善。②同时伴多个遗传学异常，预后更差。③不同中心/检测的切点值可能存在差异。④t（11；14）可以伴浆细胞白血病。

- 国际骨髓瘤工作组（IMWG）危险度分层（表114）

表114　IMWG危险度分层

高危	标危	低危
ISS Ⅱ/Ⅲ期 有t（4；14）或del（17p13）	介于低危和高危两者之间	ISS Ⅰ/Ⅱ期 无t（4；14）、del（17p13）或1q21扩增 年龄<55岁

10. 治疗

- 适合移植的初诊MM患者的治疗
  ✓ 治疗原则：对患者进行危险度分层和个体化治疗。

✓ 治疗目标：力争获得深度缓解。

✓ 移植患者的筛选：一般auto-HSCT选择在65岁以下且无严重器官功能障碍的患者中进行。

✓ 诱导治疗

◆ 首选方案：来那度胺/硼替佐米/地塞米松（RVD）、卡非佐米/来那度胺/地塞米松（KRD）。

◆ 其他常用方案：达雷妥尤单抗/来那度胺/硼替佐米/地塞米松（D-RVD）；硼替佐米/环磷酰胺/地塞米松（VCD）；硼替佐米/沙利度胺/地塞米松（VTD）；硼替佐米/环磷酰胺/地塞米松（BCD）；伊沙佐米/来那度胺/地塞米松（IRD）。

◆ 高危患者方案：推荐VRD＋X（首选CD38单克隆单抗或CTX或阿霉素）。

◆ 特殊情况下可用方案：硼替佐米/沙利度胺/地塞米松（BTD）；卡非佐米/环磷酰胺/地塞米松（KCD）；伊沙佐米/环磷酰胺/地塞米松（ICD）；来那度胺/环磷酰胺/地塞米松（RCD）；达雷妥尤单抗/卡非佐米/来那度胺/地塞米松（D-KRD）；达雷妥尤单抗/硼替佐米/环磷酰胺/地塞米松（D-VCD）；达雷妥尤单抗/硼替佐米/沙利度胺/地塞米松（D-VTD）。

◆ PCL（浆细胞白血病）或广泛髓外侵犯患者方案：地塞米松/沙利度胺/顺铂/阿霉素/环磷酰胺/依托泊苷/硼替佐米（VTD-PACE）；硼替佐米/阿霉素/地塞米松（PAD）；硼替佐米/地塞米松/依托泊苷/环磷酰胺/顺铂（VDECP）。

✓ 采集造血干细胞

◆ 达到≥PR疗效的患者即可行自体造血干细胞的采集，建议在第一次动员后尽量采集满足2次auto-HSCT所需的造血干细胞数量。

◆ 稳态动员指基于G-CSF的单药或联合普乐沙福进行动员，G-CSF按$10\mu g/(kg \cdot d)$（可分2次）应用5～7天。普乐沙福是趋化因子受体（CXCR4）拮抗剂，与G-CSF联合使用，可以显著提高G-CSF干细胞动员效率。

◆ 化疗动员指大剂量化疗基础上整合G-CSF进行动员。常用化疗药物为环磷酰胺，剂量为3～$5g/m^2$或依托泊苷（VP16）$1.6g/m^2$化疗。

✓ auto-HSCT

◆ 大剂量美法仑（$200mg/m^2$）是MM患者auto-HSCT的标准预处理方案。

◆ 早期移植是指诱导治疗缓解后随即进行的自体移植，一般指在诊断1年内进行移植。

◆ 晚期移植是经诱导治疗后即采集干细胞不立即移植,而是推迟至首次复发后再进行的自体移植。

◆ 建议将早期移植作为标准治疗,而不应该将自体移植推迟到复发时进行。

✓ 自体移植后的巩固治疗

◆ 自体移植后巩固治疗的地位目前仍存较大争议。

◆ 对于高危患者,考虑入组临床试验,实施试验性疗法,建议高危MM患者将双次移植作为巩固。应仅在临床试验的背景下,或特定的高危患者中选择进行allo-HSCT。

✓ 维持治疗(≥2年)

◆ 可以选择来那度胺、硼替佐米、伊莎佐米、沙利度胺。

◆ 对具有高危细胞遗传学特征的患者,应考虑将蛋白酶体抑制剂(硼替佐米、伊莎佐米)作为维持治疗。超高危的MM患者,可予蛋白酶体抑制和免疫调节剂联合进行维持治疗。

• 不适合移植的初诊MM患者的治疗(表115)。

• 复发/难治MM(RRMM)患者的治疗

✓ 复发难治MM患者治疗时机

◆ 临床症状复发。

◆ 快速生化复发:M蛋白在连续2个月检测翻倍(基线需5g/L),或连续两次检测符合下列任何一项:血M蛋白绝对值增加≥10g/L;24小时尿M蛋白增加≥500mg;受累游离轻链(FLC)增加≥20mg/dl(并比例异常)或增加25%(不要求具体数值)。

◆ 高危或高侵袭性的MM复发患者,生化诊断明确。

◇ 不良的细胞遗传学异常,如t(4;14)、17p-、1q21 +、亚二倍体。

◇ 在治疗过程中出现进展或对于前期治疗疗效持续时间较短(<6个月)。

◇ 高β_2-MG(>5.5mg/L)或低白蛋白(<35g/L)。

◇ 髓外浆细胞瘤。

◇ 高LDH。

◇ 循环浆细胞。

◇ 侵袭性临床表现,如快速出现症状、广泛的疾病进展、疾病相关的器官功能不全等。

✓ 首次复发MM的治疗(图3)

◆ 治疗目标:获得最大程度缓解,延长PFS。

◆ 首选方案:首选推荐患者入组临床试验。

表115 不适合移植的初诊MM患者的治疗方案

方案	体能状况良好患者	体能状况一般患者	衰弱患者
诱导治疗	首选硼替佐米/来那度胺/地塞米松（VRD或VRD-lite）和达雷妥尤单抗/来那度胺/地塞米松（Dara-RD）；其他可选择方案包括硼替佐米/环磷酰胺/地塞米松±达雷妥尤单抗（BCD±Dara）、达雷妥尤单抗/硼替佐米/美法仑/泼尼松（Dara-VMP）、伊沙佐米/来那度胺/地塞米松（IRD）	可以考虑减量的三药治疗方案或者标准的两药联合方案；可选择的治疗方案包括硼替佐米/来那度胺/地塞米松（VRD-lite）、来那度胺/地塞米松±达雷妥尤单抗（RD±Dara）、来那度胺/地塞米松±达雷妥尤单抗（RD＝Dara）、伊沙佐米/来那度胺/地塞米松（IRD）；硼替佐米/环磷酰胺/地塞米松（BCD）、来那度胺/环磷酰胺/地塞米松（RCD）	可以考虑减量的两药治疗方案或者最佳支持治疗；可选择的治疗方案包括硼替佐米/地塞米松（BD）、来那度胺/地塞米松（RD）、伊沙佐米/地塞米松（ID），与达雷妥尤单抗（Dara）联合或不联合
维持治疗	对于标危患者，建议使用来那度胺维持治疗；对于高危患者，建议使用硼替佐米＋来那度胺维持治疗		

注：DRD是VRD的替代方案，但DRD治疗需要所有3种药物治疗直至疾病进展，增加了长期三联治疗的成本和毒性。

159

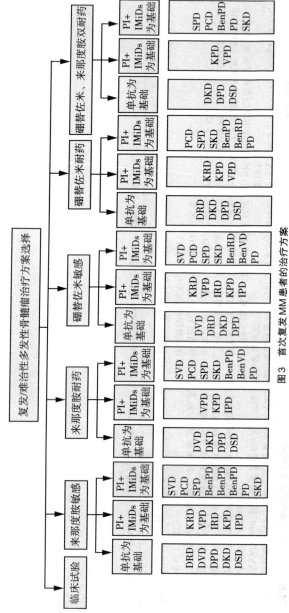

图 3 首次复发 MM 患者的治疗方案

注：PI，蛋白酶体抑制剂；V，硼替佐米；K，卡非佐米；I，伊沙佐米；R，来那度胺；P，泊马度胺；D，达雷妥尤单抗；S，塞利尼索；Ben，苯达莫司汀；d，地塞米松；C，环磷酰胺。

- ◆ auto-HSCT：适合 auto-HSCT 者若从未接受过移植，或首次移植后联合维持缓解时间超过 2～3 年，首次复发时应考虑将 auto-HSCT 作为挽救性治疗的一部分。
- ◆ 用药方案：6 个月以内复发，应换用与复发前不同作用机制药物组成的方案。6 个月以上复发可考虑重复原先治疗方案，也可以使用不同作用机制的药物（图3）。

✓ 多次复发 MM 的治疗
- ◆ 治疗目标：控制疾病，减轻症状，避免重要脏器损害、提高生活质量，在此基础上尽可能获得最大限度缓解。
- ◆ 首选方案：首选推荐患者入组临床试验。
- ◆ 可选择的方案：可以选择一线复发未使用的方案，如达雷妥尤单抗/泊马度胺/地塞米松（DPD）、达雷妥尤单抗/卡非佐米/地塞米松（DKD）、卡非佐米/泊马度胺/地塞米松（KPD）等。其他可以选用的治疗药物包括塞利尼索、贝兰他单抗莫福汀、CAR-T 或双抗、含烷化剂方案（如 VCD 或 KCD）、美法仑静脉给药、苯达莫司汀为基础的治疗方案、多药化疗方案，有合适供者年轻高危患者考虑 allo-HSCT，维奈托克（仅用于 IGH/CCND1 或 BCL-2 高表达 MM 患者）、依洛珠单抗等。继发浆细胞白血病或广泛髓外浆细胞瘤患者：地塞米松/沙利度胺/顺铂/阿霉素/环磷酰胺/依托泊苷/硼替佐米（VTD-PACE）；硼替佐米/阿霉素/地塞米松（PAD）；硼替佐米/地塞米松/依托泊苷/环磷酰胺/顺铂（VDECP）。

✓ 2022 年 mSMART 推荐的一线治疗策略（图4）。

- MM 患者的康复与支持治疗
  ✓ 骨病
  - ◆ 抗骨吸收药物：适用于所有诊断时伴溶骨性疾病的 MM 患者。可选择双膦酸盐（帕米膦酸二钠及唑来膦酸）或地舒单抗。
  - ◆ 需补充维生素 D 和钙，用药前后避免进行口腔科的侵入性操作，监测下颌骨坏死。
  - ◆ 放疗：缓解药物不能控制的骨痛、即将发生病理性骨折或即将发生脊髓压迫的姑息治疗。
  - ◆ 外科手术：对伴难治性疼痛的症状性椎体压迫性骨折，应考虑球囊椎体后凸成形术。对长骨病理性骨折、脊椎骨折压迫脊髓或椎体不稳定，建议外科手术治疗。

  ✓ 肾功能不全（RI）
  - ◆ 应接受水化、碱化、利尿，减少尿酸形成和促进尿酸排泄，以避免肾功不全；避免使用非甾体抗炎药（NSAID）等肾毒性药物；避免使用静脉造影剂；合并肾衰竭的患

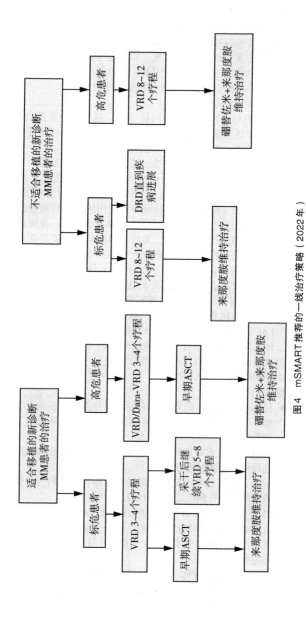

图 4　mSMART 推荐的一线治疗策略（2022 年）

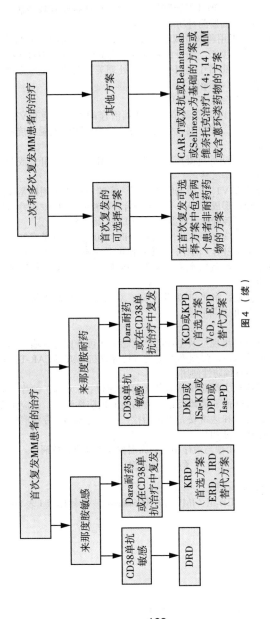

图 4 （续）

者，应合理选择肾脏替代治疗。长期接受双膦酸盐治疗的患者需监测肾功能。

◆ RI患者用药剂量调整。对严重RI患者，可按标准剂量给予泊马度胺，透析患者可减量为3mg/d。auto-HSCT在RI骨髓瘤患者中是可行的，预处理美法仑的剂量应限制在 $100 \sim 140mg/m^2$。

✓ 静脉血栓栓塞（VTE）

◆ 对接受以免疫调节剂为基础治疗的患者，应行VTE风险评估，并根据发生血栓的风险予预防性抗凝或抗血栓治疗。

◆ 可选预防性抗凝药物：低分子量肝素、磺达肝素或利伐沙班、华法林。

◆ 如发生VTE，需据临床表现、实验室检查等明确是深静脉血栓形成（DVT）及是否合并肺栓塞（PE）。治疗包括放置下腔静脉过滤器（IVCF）、抗凝、溶栓。

✓ 贫血：持续存在症状性贫血（Hb＜100g/L）可考虑红细胞生成素（EPO）治疗，重度贫血可考虑输注红细胞悬液。目标是使血红蛋白水平不高于120g/L，以避免血栓栓塞和高血压。

✓ 高钙血症：水化/呋塞米利尿；双膦酸盐/地舒单抗；糖皮质激素和/或降钙素。

✓ 感染

◆ 若反复出现危及生命的严重感染，可考虑静脉输注人丙种球蛋白；强烈推荐接受双特异性抗体或者CAR-T治疗的患者预防性使用。

◆ 若应用大剂量地塞米松（每个疗程≥320mg）治疗，应进行肺孢子菌肺炎及真菌感染的预防性治疗；若应用硼替佐米和达雷妥尤单抗治疗，应进行水痘-带状疱疹病毒感染的预防。

✓ 神经炎：出现与治疗相关的周围神经毒性应调整剂量。

✓ 高黏滞综合征：可考虑血浆置换。

11. 疗效判断标准

● 国际骨髓瘤工作组（IMWG）2006国际统一疗效标准（表116）

表116 国际骨髓瘤工作组（IMWG）2006国际统一疗效标准

疗效分级	标准
严格意义的CR（sCR）	满足CR标准的基础上要求FLC比例正常，以及经免疫组化或2～4色流式细胞术检测证实骨髓中无克隆性浆细胞（针对轻链κ型或λ型患者，计数≥100个浆细胞，κ/λ比值≤4:1或者≥1:2） 以上指标均需连续两次评估（骨髓检查不需要重复）
完全缓解（CR）	血清和尿免疫固定电泳阴性，软组织浆细胞瘤消失，骨髓中浆细胞＜5% 对仅依靠血清游离轻链（FLC）水平作为可测量病变的患者，除满足以上CR的标准外，还要求FLC的比值恢复正常（0.26～1.65） 以上指标均需连续两次评估（骨髓检查不需要重复）
非常好的部分缓解（VGPR）	蛋白电泳检测不到M蛋白，但血清和尿免疫固定电泳阳性 血清M蛋白降低≥90%且尿M蛋白＜100mg/24h 在仅依靠血清FLC水平作为可测量病变的患者，除满足以上VGPR的标准外，还要求受累和未受累FLC之间的差值缩小＞90% 以上指标均需连续两次评估（骨髓检查不需要重复）
部分缓解（PR）	血清M蛋白减少≥50%，同时24小时尿M蛋白减少≥90%或降至＜200mg/24h 若血清和尿中M蛋白无法检测，则要求受累与非受累FLC之间的差值缩小≥50% 若血清和尿中M蛋白及血清FLC都不可测定，且基线骨髓浆细胞比例＞30%，则要求骨髓内浆细胞数目减少≥50% 除上述标准外，若基线存在软组织浆细胞瘤，则要求浆细胞瘤缩小≥50% 以上指标均需连续两次评估。如行影像学检查，则应无新的骨质病变或原有骨质病变进展的证据
微小缓解（MR）	血清M蛋白减少25%～49%，同时24小时尿M蛋白减少50%～89% 若基线存在软组织浆细胞瘤，则要求浆细胞瘤SPD缩小25%～49% 溶骨性病变数量和大小没有增加（可允许压缩性骨折的发生）
疾病稳定	不符合CR、VGPR、PR、MR及PD标准。如行影像学检查，则应无新的骨质病变或原有骨质病变进展的证据

续 表

疗效分级	标准
疾病进展	诊断至少应符合以下1项（以下数据均为与获得的最低数值相比）： 血清M蛋白升高≥25%（升高绝对值须≥5g/L），若基线血清M蛋白≥50g/L，M蛋白增加≥10g/L即可 尿M蛋白升高≥25%（升高绝对值须≥200mg/24h） 若血清和尿M蛋白无法检出，则要求血清受累与非受累FLC之间的差值增加≥25%（增加绝对值须>100mg/L） 若血清和尿及血清FLC都不可测定，则要求骨髓浆细胞比例升高≥25%（增加绝对值≥10%） 出现新的软组织浆细胞瘤病变；原有1个以上的可测量病变SPD从最低点增加≥50%；或原有的≥1cm病变的长轴增加≥50% 循环浆细胞增加≥50%（在仅有循环中浆细胞作为可测量病变时应用，绝对值要求至少200个细胞/微升）
临床复发	符合以下1项或多项： 出现新的骨病变或软组织浆细胞瘤（骨质疏松性骨折除外） 明确的已有的浆细胞瘤或骨病变增加（可测量病变SPD增加50%且绝对值≥1cm） 高钙血症（>2.75mmol/L） Hb下降≥20g/L（与治疗和非MM因素无关） 从MM治疗开始，血肌酐上升≥176.8μmol/L，且与MM相关 血清M蛋白相关的高黏滞血症
CR后复发 （只有终点研究是无病生存期时才使用）	符合以下1项： 免疫固定电泳或蛋白电泳证实血或尿M蛋白再次出现 骨髓浆细胞比例≥5% 出现以上PD的标准之一

- 可检测残留病（MRD）标准（需要至少CR）（表117）

表117 可检测残留病（MRD）标准

疗效	标准
持续MRD阴性	新一代流式（NGF）或二代测序（NGS）技术检测骨髓MRD阴性且影像学检测阴性，至少间隔1年两次检测均为阴性。进一步评估用MRD阴性持续时间描述，如"5年MRD阴性"

疗效	标准
流式MRD阴性	NGF检测显示骨髓无表型异常的克隆性浆细胞，流式采用EuroFlow标准操作规程（或者应用经过验证的等效方法），最低检测灵敏度为10^5个有核细胞中可检测出1个克隆性浆细胞
测序MRD阴性	采用巢式PCR扩增结合NGS深度测序方法（Lympho SIGHT平台或经过验证的等效方法），检测患者骨髓中无克隆性浆细胞（定义为同样的测序读长少于2个）。最低检测灵敏度为10^5个有核细胞中可检测出1个克隆性浆细胞
原有影像学阳性的MRD阴性	要求NGF或NGS检测MRD阴性，且原有PET-CT上所有高代谢病灶消失，或者病灶标准摄取值（SUV）低于纵隔血池，或者低于周围正常组织的SUV值
MRD阴性后复发	符合以下任意一项或多项标准：失去MRD阴性状态（NGF或者NGS证实存在克隆性浆细胞，或影像学提示MM复发）；免疫固定电泳或蛋白电泳检测血清或尿中M蛋白再现；骨髓中克隆浆细胞≥5%；出现任何其他疾病进展情况（如新的浆细胞瘤、溶骨性破坏或高钙血症）

（戴　宁　刘昀彤　安　刚）

■ 反应性浆细胞增多症

1. 概述

- 反应性浆细胞增多症（RP）是由于各种病因或原发病引起的继发性骨髓浆细胞增多，表现为骨髓内成熟多克隆浆细胞弥漫分布。
- 常见原因：病毒感染、变态反应性疾病、结缔组织病、结核病及其他慢性感染性疾病、慢性肝病、恶性肿瘤、再生障碍性贫血、粒细胞缺乏症、骨髓增生异常综合征、霍奇金淋巴瘤、非霍奇金淋巴瘤等造血系统疾病。

2. 临床表现

- 与原发病有关，而并非由浆细胞增多本身或其分泌的免疫球蛋白所引起。
- 少数情况下，单克隆免疫球蛋白具有抗红细胞、抗凝血因子或抗胰岛素特性，可引起溶血性贫血、获得性血管性血友病或低血糖。

3. 实验室检查（表118）

- 免疫球蛋白正常或多克隆增高，以IgG增高较常见。
- 骨髓浆细胞增多>3%，但常<15%，一般为成熟浆细胞。
- 多数情况下，骨髓浆细胞比例占有核细胞的10%～20%，很少能达到50%。

表118 反应性浆细胞增多症实验室检查特点

检查方式	特点
外周血涂片	偶可见浆细胞
骨髓涂片	骨髓浆细胞比例≥3%，一般<10%，但少数患者可>10%，甚至高达50%
	此类细胞一般为较成熟的浆细胞，酸性磷酸酶积分较低
骨髓活检	浆细胞成堆或结节状现象罕见，而浆细胞围绕血管周围分布较多见
细胞免疫组化	反应性浆细胞常为CD31＋CD23-CD56-，BerH2/CD30KP1/CD68、LCA/CD45、EMA和Pan-cytokeratin/KL1的表达升高
血清蛋白电泳	免疫球蛋白区呈多克隆增粗带无单株峰

- 其他辅助检查
  - ✓ 流式细胞仪检测可测到外周血单个核细胞中表型为CD19＋CD28-CD138-的RPC前体细胞，有助于与MM鉴别。
  - ✓ 细胞和分子遗传学分析浆细胞抗凋亡因子BAX和BCL-2的表达在MM中明显高于RP。
  - ✓ 浆细胞核型分析、IgH基因重排及其他分子生物学检查在必要时均可用于良恶性浆细胞疾病的鉴别。

4. 诊断

- 存在引起反应性浆细胞增多症的病因或原发病。
- 临床表现与原发病有关。
- 免疫球蛋白正常或增高。
- 骨髓中浆细胞增多>3%，为成熟浆细胞。
- 排除多发性骨髓瘤、髓外浆细胞瘤、巨球蛋白血症、重链病、原发性淀粉样变性等疾病。

5. 鉴别诊断

反应性浆细胞增多症与多发性骨髓瘤的鉴别见表119。

表 119　反应性浆细胞增多症与多发性骨髓瘤的鉴别诊断

鉴别要点	反应性浆细胞增多症	多发性骨髓瘤
原发病	有	无
血红蛋白	常＞120g/L	常＜120g/L
骨质破坏	无	有
肾功能损害	无	有
本－周蛋白	常无	常有
骨髓浆细胞	常＜10%形态正常	＞10%骨髓瘤细胞
骨髓浆细胞成熟程度	一般为成熟浆细胞	多为原始浆细胞及幼稚浆细胞
骨髓浆细胞酸性磷酸酶积分	显著低于多发性骨髓瘤	
骨髓浆细胞结节	罕见	常见
骨髓血管周围浆细胞分布	多见	不多见
血清免疫球蛋白	IgG＜30g/L（多克隆）	IgG＞30g/L（单克隆）
	IgA＜15g/L	IgA＞15g/L
	IgM＜15g/L	IgM＞15g/L
血浆黏度	正常	增高

6. 治疗

- RP是继发性疾病，好转与否取决于原发病的治疗效果，原发病治愈后，浆细胞增多现象才有可能消失。
- 若引起溶血性贫血、获得性血管性血友病、低血糖，可试用糖皮质激素或其他免疫抑制剂治疗。

（李灵纳　安　刚）

■ 华氏巨球蛋白血症

1. 概述

- 淋巴浆细胞性淋巴瘤（LPL）/华氏巨球蛋白血症（WM）是由小B淋巴细胞、浆细胞样淋巴细胞和浆细胞组成的淋巴瘤，常侵犯骨髓，也可侵犯淋巴结和脾，并且不符合其他可能伴浆细胞分化的小B细胞淋巴瘤诊断标准。
- 若LPL侵犯骨髓同时伴有血清单克隆性IgM丙种球蛋白，诊断为WM。
- 该病好发于老年人，男性多于女性。
- 90% ～ 95%的LPL为WM，仅小部分LPL患者分泌单克隆

IgA、IgG或不分泌单克隆性免疫球蛋白。
- WM在非霍奇金淋巴瘤中所占比例＜2%。
- 目前仍为不可治愈疾病，随着布鲁顿酪氨酸激酶（BTK）抑制剂等新药的使用，生存期明显延长。

2. 临床表现
- 高黏滞血症、头晕、视物模糊、出凝血异常、神经系统症状等。
- 易继发感染，很少出现溶骨性改变、肾功能损害、淀粉样变性。

3. 实验室检查
- 外周血：正细胞性贫血，也可有白细胞和血小板减少，血涂片可出现少量浆细胞样淋巴细胞，红细胞呈缗钱样排列，ESR显著增高。
- 蛋白电泳：血清蛋白电泳显示γ区出现高而窄的尖峰（M成分），免疫电泳可证实为单克隆IgM，可以带有κ轻链，尿中可有轻链存在。
- 基因检测：超过90%的WM患者都携带有MYD88 L265P突变，但其不是WM特异性突变，还可见于其他B细胞淋巴瘤。
- 病理：骨髓及淋巴结病理以多形性淋巴细胞（小淋巴细胞、浆细胞样淋巴细胞及浆细胞）浸润为特征。
- 免疫表型：CD19（＋）、CD20（＋）、sIgM（＋）、CD22（＋）、CD25（＋）、CD27（＋）、FMC7（＋）、CD5（＋/－）、CD10（－）、CD23（－）、CD103（－）。10%～20%的患者可部分表达CD5、CD10或CD23，此时不能仅凭免疫表型排除WM。

4. 诊断
- WM的诊断标准
  - ✓ 血清中检测到单克隆性IgM（不论数量）。
  - ✓ 骨髓中浆细胞样或浆细胞分化的小淋巴细胞呈小梁间隙侵犯（不论数量）。
  - ✓ 免疫表型：CD19（＋）、CD20（＋）、sIgM（＋）、CD22（＋）、CD25（＋）、CD27（＋）、FMC7（＋）、CD5（＋/－）、CD10（－）、CD23（－）、CD103（－）。10%～20%的患者可部分表达CD5、CD10或CD23，此时不能仅凭免疫表型排除WM。
  - ✓ 除外其他已知类型的淋巴瘤。
  - ✓ 有研究报道MYD88 L265P突变在WM中的发生率高达90%以上，但其阳性检出率与检测方法和标本中肿瘤细胞的比例等有关，但该突变也可见于其他小B细胞淋巴瘤、弥漫大B细胞淋巴瘤等。因此，MYD88 L265P突变是WM诊断及鉴别诊断的重要标志，但非特异性诊断指标。

• WM国际预后积分系统（WM-IPSS）（表120）

表120　WM国际预后积分系统（WM-IPSS）

危险因素	指标
年龄	＞65岁
血红蛋白	＜115g/L
血小板	＜100×10⁹/L
β₂微球蛋白	＞3mg/L
血清单克隆免疫球蛋白浓度	＞70g/L

注：低危组，≤1个危险因素且年龄≤65岁，5年OS率87%；中危组，2个危险因素或年龄＞65岁，5年OS率68%；高危组，＞2个危险因素，5年OS率36%。

5. 鉴别诊断

本病需与可引起IgM增多的多种淋巴细胞增殖性疾病（LPD）、IgM型多发性骨髓瘤和意义未明单克隆丙种球蛋白血症（MGUS）鉴别（表121）。

表121　华氏巨球蛋白血症的鉴别诊断要点

鉴别诊断	特征
IgM型MGUS	无其他B淋巴增殖性疾病证据；无相关临床症状或靶器官损害
IgM型MM	骨髓中骨髓瘤细胞浸润和溶骨性损害，无6q-及MYD88突变，常有t（11；14）
脾边缘区淋巴瘤（SMZL）	临床上SMZL脾大更常见；CD22、CD11c在SMZL过表达，但CD25在WM更常见（88% vs 44%）；7q-伴+3q、+5q在SMZL常见；MYD88突变在SMZL更少见；骨髓活检窦内侵犯更多见，而WM常表现为小梁旁侵犯
B-CLL	形态上为成熟小淋巴细胞，无明显核仁，破碎细胞易见，CD5＋、CD23＋
套细胞淋巴瘤（MCL）	形态一致的相对较小的淋巴样细胞（胞核不规则）浸润骨髓，可累及淋巴结、结外器官（如胃肠道、脾），伴（t11；14）（q32；q21）
滤泡性淋巴瘤（FL）	表达全B细胞抗原，常表达CD10，多伴（t14；18）（q32；q21）

171

6. 治疗

- 原则和目的：无治疗指征者暂时不用进行治疗。WM目前仍为不可治愈疾病，有治疗指征者其治疗目的为改善症状、延长生存期、提高生活质量，并尽可能减少治疗的不良反应。

- 治疗指征

  ✓ 出现B症状：盗汗、发热、体重减轻。

  ✓ 疾病相关的血细胞减少（Hb≤100g/L、PLT<100×10⁹/L）。

  ✓ 进行性淋巴结肿大或肝脾等器官肿大。

  ✓ 出现并发症，如症状性高黏滞血症、周围神经病变、淀粉样变性、冷凝集素病、冷球蛋白血症等。

  ✓ 髓外病变，特别是中枢神经系统病变（Bing-Neel综合征）。

  ✓ 有证据表明疾病转化。

- 单纯血清IgM水平升高不是本病的治疗指征。若血细胞减少考虑是自身免疫性因素所致，首选糖皮质激素治疗；若糖皮质激素治疗无效，则针对原发病治疗。

- 由于发病率较低，缺乏比较不同治疗方案的大型前瞻性试验，因此无法制订适用于所有WM患者的统一建议，并且必须根据患者的偏好、合并症和治疗毒性的范围进行个体化治疗。首选治疗方案包括BR（苯达莫司汀+利妥昔单抗）、BDR（硼替佐米+利妥昔单抗+地塞米松）、伊布替尼±利妥昔单抗、泽布替尼。

- 复发进展患者治疗选择：首选参加临床试验，不符合入组条件者，结合前期药物使用选择合适方案。若初始治疗疗效维持时间超过24个月，且患者对初始治疗方案耐受性良好，可再次应用该方案；若疗效维持时间短于24个月，则换用其他治疗方案。

（许婧钰　安　刚）

■ 浆细胞白血病

1. 概述

- 浆细胞白血病（PCL）是一种罕见且高度侵袭性的克隆性浆细胞异常增殖的恶性疾病，其主要特征为外周血中可见高水平的循环浆细胞（CPC）。

- PCL可分为原发性浆细胞白血病（pPCL）及由终末期MM转化的继发性浆细胞白血病（sPCL）。

- 临床特征为外周血浆细胞增多和广泛内脏器官受累，其他特征类似MM。

- 一般认为在PCL患者中，pPCL占60%～70%，其余30%～40%为sPCL。但更多近期的数据表明，sPCL的发病率正在上升，sPCL发病人数约占PCL的一半。

2. 临床表现

- pPCL发生于无浆细胞骨髓瘤病史的患者，临床表现与急性白血病相似，以贫血、乏力、发热、骨痛和出血等非特异性症状为主。
- 易出现髓外浸润，如肝、脾和淋巴结肿大，亦可伴有胸腔积液，中枢神经系统受累所致神经功能障碍，以及髓外浆细胞瘤等。

3. 实验室检查

- 外周血：外周血肿瘤性循环浆细胞比例≥5%，血钙、β_2微球蛋白和乳酸脱氢酶均升高，也常出现白蛋白水平下降和肾功能损害，肿瘤性循环浆细胞比例≥5%，可有贫血及血小板减少。
- 生化：血钙、β_2微球蛋白和乳酸脱氢酶均升高，也常出现白蛋白下降和肾功能损害。
- 骨髓：弥漫性浆细胞浸润，原始和幼稚浆细胞增多。

4. 诊断

- 1974年Kyle首次定义PCL诊断标准为CPC≥20%，该诊断标准沿用近50年，多个研究发现该诊断标准过于严苛。
- 目前的研究显示，CPC≥5%的患者，其预后与超过20%的患者预后相似，预后差，生存期短。因此，2021年IMWG提出修订CPC≥5%作为PCL诊断标准。
- 目前PCL的诊断标准：外周血单克隆浆细胞占分化成熟白细胞总数的5%及以上（≥5%）。
- 原发性浆细胞白血病（pPCL）诊断标准。同时符合下列两条标准：①既往无多发性骨髓瘤病史。②符合浆细胞白血病诊断标准。
- 继发性浆细胞白血病（sPCL）诊断标准。同时符合下列两条标准：①既往多发性骨髓瘤病史。②符合浆细胞白血病诊断标准。
- 所有PCL患者危险度分层列为极高危。

5. 治疗

- 由于PCL的高度侵袭性，需要快速控制疾病，以防发生疾病相关的并发症和早期死亡。
- 诱导治疗考虑多药联合（包含一种蛋白酶体抑制剂、一种免疫调节剂以及单克隆抗体）。
- 由于自体造血干细胞移植（auto-HSCT）后复发率极高，建议双次auto-HSCT，或者auto-HSCT/异基因造血干细胞移植（allo-HSCT）。应注意，allo-SCT虽然复发率较auto-HSCT明显下降，但移植相关死亡率高达40%，因此总体生存较auto-

173

HSCT 并无优势。

- 治疗流程图见图 5。

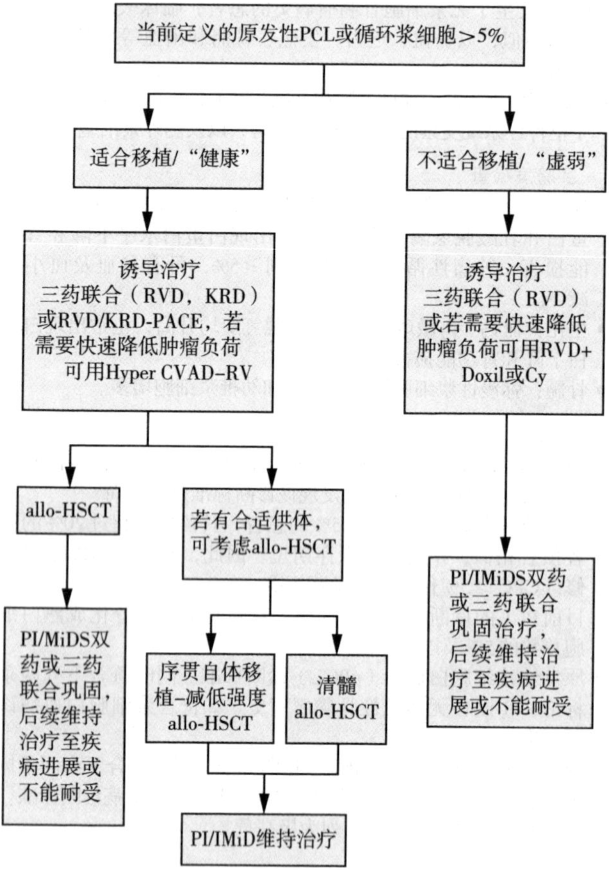

图 5 浆细胞白血病治疗流程

- 对复发的 pPCL 和 sPCL，以提高生活质量为主要治疗目标，其次是尽可能获得最大限度缓解，积极入组临床试验，改换未用过的新方案和新药。
- 具体诱导治疗方案：参考"多发性骨髓瘤"相关内容。

6. 疗效评价

参照 IMWG 共识（2013）（表122）。

表122　IMWG共识疗效评价标准

疗效分级	血清学标准①	骨髓标准	外周血标准	髓外病灶
严格意义的CR（sCR）	血尿固定电泳阴性rFLC恢复正常	浆细胞＜5%，流式未发现恶性浆细胞	形态学及流式阴性	无
完全缓解（CR）	血尿免疫固定电泳阴性②	浆细胞＜5%	形态学未见浆细胞	无
非常好的部分缓解（VGPR）	血清M蛋白减少≥90%，且24小时尿M蛋白降至＜100mg③	浆细胞＜5%	形态学未见浆细胞	无
部分缓解（PR）	血清M蛋白减少≥50%，24小时尿M蛋白降低≥90%，且尿M蛋白＜200mg/24h④	浆细胞占5%～25%	形态学浆细胞占1%～5%	浆细胞瘤缩小≥50%
疾病稳定（SD）	不符合PR或疾病进展的标准			
疾病进展（PD）	血清M蛋白升高＞25%（升高绝对值须≥5g/L），或者24小时尿轻链升高＞25%（升高绝对值须≥200mg/24h）	浆细胞增加＞25%或者绝对数增加≥10%	形态学浆细胞绝对数增加＞5%	浆细胞瘤的数目和大小增加
CR后复发	血/尿免疫固定电泳重现M蛋白	浆细胞增加＞10%	浆细胞重现（无论多少数目）	任何髓外软组织浆细胞瘤

注：①维持至少6周。对于血清学参数不可测的患者需根据骨髓来评价。②如果血和尿M蛋白不可测，需要血清游离轻链比值（rFLC）正常。③如果血和尿M蛋白不可测，需要受累与非受累游离轻链差值（dFLC）下降≥90%。④如果血和尿M蛋白不可测，需要受累与非受累游离轻链差值（dFLC）下降≥50%。

（许婧钰　安　刚）

■ 慢性淋巴细胞白血病

1. 概述

● 慢性淋巴细胞白血病（CLL）/小淋巴细胞淋巴瘤（SLL）是主要发生在中老年人群的一种具有特定免疫表型特征的成熟B淋巴细胞克隆增殖性肿瘤，以淋巴细胞在外周血、骨髓、脾和淋巴结聚集为特征。

- CLL/SLL是西方最多见的白血病类型，占全部白血病的25%～35%，欧美人群中年发病率达（4～5）/10万。男性多见，男女比例（1.2～1.7）:1。而亚洲人群CLL/SLL的发病率明显低于欧美。日本、韩国、中国台湾的人口登记资料显示的发病率约是欧美国家的1/10。

2. 临床表现

- 症状：早期可无症状，患者常因体检偶然发现血常规异常而被确诊。部分患者可因偶然发现淋巴结无痛性肿大就诊。颈部多见，有时可以自行回退缩小，但很少完全消失。晚期可出现乏力、盗汗、食欲减退、低热、体重减轻等症状。可能出现获得性免疫缺陷，患者可以反复感染；或发生免疫性疾病，如自身免疫性溶血性贫血、免疫性血小板减少症、纯红细胞再生障碍性贫血等。

- 体征
  - ✓ 淋巴结肿大：可以有浅表淋巴结肿大，颈部、腋下多见，可见腹腔淋巴结及纵隔淋巴结肿大，可以融合为大包块。
  - ✓ 脾大：常与淋巴结肿大同时存在。少数巨脾患者可以有因脾梗死而造成左上腹痛。
  - ✓ 肝大：可以存在。
  - ✓ 咽淋巴环肿胀：可见口咽环缩窄，源于扁桃体肿大或淋巴细胞浸润于黏膜下致增厚，可以引发睡眠呼吸暂停、吞咽困难等。
  - ✓ 皮肤损害：可以有白血病皮肤浸润，需要病理诊断。可以有天疱疮及血管性水肿等副肿瘤综合征表现。
  - ✓ 其他器官累及：小部分患者有肾病综合征或其他脏器累及。可发生Richter转化，即转化成大细胞淋巴瘤。可以发生急性髓系白血病、骨髓增生异常综合征、皮肤癌、肺癌、胃肠道肿瘤及黑色素瘤等第二肿瘤。

3. 实验室检查

- 血细胞计数
  - ✓ 外周血单克隆性B淋巴细胞≥5×10⁹/L。白血病细胞形态类似成熟的小淋巴细胞。偶见原始淋巴细胞、少量幼稚或不典型淋巴细胞。中性粒细胞比值降低，随病情进展可出现血小板减少和/或贫血。外周血涂片易见涂抹细胞。
  - ✓ SLL时外周血淋巴细胞计数正常，或者轻度升高，外周血单克隆性B细胞不超过5×10⁹/L。血细胞减少时需要进行免疫性血细胞减少及CLL进展相关骨髓衰竭鉴别。可见抗球蛋白试验阳性。生化和尿液检查有溶血表现。

- 骨髓和淋巴结检查：骨髓细胞学检查有核细胞增生明显或极

度活跃，淋巴细胞≥40%，以成熟淋巴细胞为主；红系、粒系及巨核系细胞减少；溶血时幼红细胞可代偿性增生。骨髓活检，CLL细胞浸润呈间质型、结节型、混合型和弥漫型，其中混合型最常见，结节型少见，而弥漫型预后最差。CLL细胞对淋巴结的浸润多呈弥漫性。

4. 诊断

- CLL：达到以下3项标准可以诊断。
  - ✓ 外周血单克隆B淋巴细胞计数≥5×10⁹/L。
  - ✓ 外周血涂片特征性的表现为小的、形态成熟的淋巴细胞显著增多，其细胞质少、核致密、核仁不明显、染色质部分聚集，并易见涂抹细胞；外周血淋巴细胞中不典型淋巴细胞及幼稚淋巴细胞≤55%。
  - ✓ 典型的流式细胞术免疫表型：CD19＋、CD5＋、CD23＋、CD200＋、CD10−、FMC7−、CD43＋；表面免疫球蛋白（sIg）、CD20及CD79b弱表达（dim）。流式细胞术确认B细胞的克隆性，即B细胞表面限制性表达κ或λ轻链（κ:λ>3:1或<0.3:1）或>25%的B细胞sIg不表达。
  - ✓ 若外周血单克隆B淋巴细胞计数<5×10⁹/L，并出现血细胞减少或疾病相关症状，排除其他原因导致的血细胞减少，按照2018年国际慢性淋巴细胞白血病工作组（IWCLL）标准亦诊断为CLL。
- SLL
  - ✓ 与CLL是同一种疾病的不同表现。
  - ✓ 淋巴组织具有CLL的细胞形态与免疫表型特征。确诊必须依赖组织病理学及免疫组化检查。临床特征：①淋巴结肿大和/或脾肿大。②无血细胞减少。③外周血单克隆B淋巴细胞<5×10⁹/L。
  - ✓ CLL与SLL的主要区别在于前者主要累及外周血和骨髓，而后者则主要累及淋巴结和骨髓。
- 单克隆B淋巴细胞增多症（MBL）
  - ✓ MBL是指健康个体外周血存在低水平的单克隆B淋巴细胞。
  - ✓ 诊断标准：①B细胞克隆性异常。②单克隆B淋巴细胞<5×10⁹/L。③无肝脾淋巴结肿大（淋巴结长径<1.5cm）。④无贫血及血小板减少。⑤无慢性淋巴增殖性疾病的其他临床症状。
  - ✓ 根据免疫表型分为3型：CLL表型、不典型CLL表型和非CLL表型。对于后两者需全面检查，如影像学检查、骨髓活检等，以排除白血病期非霍奇金淋巴瘤。
  - ✓ 对于CLL表型MBL，需根据外周血克隆性B淋巴细胞计数分为"低计数"MBL（克隆性B淋巴细胞＜0.5×10⁹/L）和"高计数"MBL（克隆性B淋巴细胞≥0.5×10⁹/L），"低计数"MBL无须常规临床随访，而"高计数"MBL的免疫表型、遗传学与分子生物学特征与Rai 0期CLL接近，需定期随访。

5. 鉴别诊断

- 主要与其他类型的淋巴细胞增殖性疾病进行鉴别，包括毛细胞白血病（HCL）、幼淋细胞白血病（PLL）、肥大细胞白血病（MCL）、淋巴浆细胞淋巴瘤（LPL）、滤泡性淋巴瘤（FL）及边缘区淋巴瘤（MZL），参考细胞形态、免疫表型、病理学及细胞遗传学检查。
- 根据免疫表型分为CD5＋B-LPD和CD5-B-LPD。其中CLL主要为CD5＋B-LPD，关键是与MCL鉴别，Cyclin D1特别是t（11；14）（q13；q32）最具鉴别诊断价值，Cyclin D1＋或t（11；14）阳性则诊断为MCL（图6）。

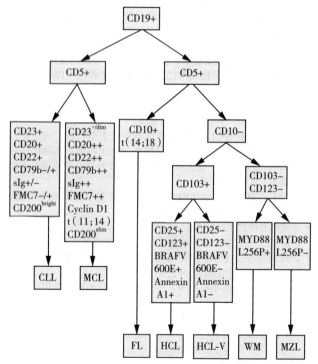

图6 B淋巴细胞增殖性疾病的免疫表型鉴别诊断

6. 分期（表123）

表123 慢性淋巴细胞白血病分期标准

分期	标准
Binet 分期	A期：MBC ≥ 5×10⁹/L，Hb ≥ 100g/L，PLT ≥ 100×10⁹/L，< 3个淋巴区域受累
	B期：MBC ≥ 5×10⁹/L，Hb ≥ 100g/L，PLT ≥ 100×10⁹/L，≥ 3个淋巴区域受累
	C期：MBC ≥ 5×10⁹/L，Hb < 100g/L 和/或 PLT < 100×10⁹/L
Rai 分期	0期：仅MBC ≥ 5×10⁹/L
	I期：MBC ≥ 5×10⁹/L +淋巴结肿大
	II期：MBC ≥ 5×10⁹/L +肝和/或脾大±淋巴结肿大
	III期：MBC ≥ 5×10⁹/L + Hb < 110g/L±淋巴结/肝/脾大
	IV期：MBC ≥ 5×10⁹/L + PLT < 100×10⁹/L±淋巴结/肝/脾大
CLL-IPI 分期	TP53缺失或突变：4分 IGHV基因无突变：2分 β_2微球蛋白 > 3.5mg/L：2分 Rai分期 I～IV期或Binet分期B～C期：1分 年龄 > 65岁：1分 0～1分：低危；2～3分：中危；4～6分：高危；7～10分：极高危

注：淋巴区域，包括颈、腋下、腹股沟（单侧或双侧均计为1个区域）、肝和脾。MBC，单克隆B淋巴细胞计数。免疫性血细胞减少症不作为分期的标准。

7. 治疗指征

CLL的诊断确定后，首要问题不是选择如何治疗，而是考虑何时开始治疗。不是所有CLL都需要治疗，具备以下至少1项者开始治疗。

● 进行性骨髓衰竭的证据：表现为血红蛋白和/或血小板进行性减少。

● 巨脾（如左肋缘下 > 6cm）或进行性或有症状的脾大。

● 巨块型淋巴结肿大（最长直径 > 10cm）或进行性或有症状的淋巴结肿大。

● 进行性淋巴细胞增多，如2个月内增多 > 50%，或淋巴细胞倍增时间（LDT）< 6个月。当初始淋巴细胞 < 30×10⁹/L，不能单凭LDT作为治疗指征。

● 自身免疫性溶血性贫血（AIHA）和/或免疫性血小板减少症（ITP）对糖皮质激素或其他标准治疗反应不佳。

● 至少存在下列一种疾病相关症状：
　✓ 在前6个月内无明显原因的体重下降 ≥ 10%。

✓严重疲乏（如ECOG体能评分≥2分，不能进行常规活动）。

✓无感染证据，且发热＞38.0℃，超过2周。

✓无感染证据，且夜间盗汗＞1个月。

- 不符合上述治疗指征的患者，每3～6个月随访1次，随访内容包括临床症状及体征，肝、脾、淋巴结肿大情况以及血常规等。

8. 治疗

- 一线治疗

✓无del（17p）/TP5基因突变CLL患者

◆身体状态良好，包括体力活动尚可、肌酐清除率≥70ml/min及疾病累计评分（CIRS）≤6分的患者。

◇优先推荐：伊布替尼、泽布替尼、氟达拉滨＋环磷酰胺＋利妥昔单抗（用于IGHV有突变且年龄＜60岁的患者）、苯达莫司汀＋利妥昔单抗（用于IGHV有突变且年龄≥60岁的患者）。

◇其他推荐：奥布替尼、维奈克拉＋利妥昔单抗/奥妥珠单抗、氟达拉滨＋利妥昔单抗、氟达拉滨＋环磷酰胺。

◆身体状态欠佳的患者

◇优先推荐：伊布替尼、泽布替尼、苯丁酸氮芥＋利妥昔单抗/奥妥珠单抗。

◇其他推荐：奥布替尼、维奈克拉＋利妥昔单抗/奥妥珠单抗、奥妥珠单抗、苯丁酸氮芥、利妥昔单抗。

- 复发、难治患者的治疗选择

✓无del（17p）/TP53基因突变患者

◆身体状态良好的患者

◇优先推荐：伊布替尼、泽布替尼、奥布替尼。

◇其他推荐：氟达拉滨＋环磷酰胺＋利妥昔单抗（年龄＜60岁）、苯达莫司汀＋利妥昔单抗、维奈克拉＋利妥昔单抗/奥妥珠单抗、大剂量甲泼尼龙＋利妥昔单抗、奥妥珠单抗、来那度胺±利妥昔单抗。

◆身体状态欠佳的患者

◇优先推荐：伊布替尼、泽布替尼、奥布替尼。

◇其他推荐：苯丁酸氮芥＋利妥昔单抗/奥妥珠单抗、维奈克拉＋利妥昔单抗/奥妥珠单抗、大剂量甲泼尼龙＋利妥昔单抗/奥妥珠单抗、来那度胺±利妥昔单抗。

✓伴del（17p）/TP53基因突变患者

◆优先推荐：伊布替尼、泽布替尼、奥布替尼、维奈克拉＋利妥昔单抗/奥妥珠单抗。

◆ 其他推荐：大剂量甲泼尼龙＋利妥昔单抗、来那度胺±利妥昔单抗。

- 维持治疗
  - ✓ 一线治疗（免疫化疗）后维持
    - ◆ 结合可检测残留病（MRD）评估和分子遗传学特征进行维持治疗，对于血液中MRD $\geq 10^{-2}$或MRD $< 10^{-2}$伴IGHV无突变状态或del（17p）/TP53基因突变的患者，可考虑使用来那度胺（推荐小剂量）进行维持治疗。
    - ◆ 原来使用伊布替尼、泽布替尼、奥布替尼等BTK抑制剂治疗者，持续治疗。
  - ✓ 二线治疗后维持
    - ◆ 免疫化疗取得CR或PR后，使用来那度胺（推荐小剂量）进行维持治疗。
    - ◆ 原来使用伊布替尼、泽布替尼、奥布替尼等BTK抑制剂治疗者，持续治疗。
- 组织学转化或进展
  - ✓ Richter综合征
    - ◆ 克隆无关的弥漫大B细胞淋巴瘤（DLBCL）：参照DLBCL进行治疗。
    - ◆ 克隆相关的DLBCL或不明克隆起源：可选用免疫化疗［R-DA-EPOCH、R-HyperCVAD（A方案）、R-CHOP］±维奈克拉或±BTK抑制剂、PD-1单抗±BTK抑制剂、参加临床试验等方案，如取得缓解，尽可能进行异基因造血干细胞移植，否则参照难治复发DLBCL治疗方案。
  - ✓ CLL伴幼稚淋巴细胞增多（CLL/PL）或加速期CLL：CLL/PL或加速期CLL不同于Richter综合征，但预后较差，迄今为止最佳的治疗方案尚不明确。临床实践中，参照CLL治疗方案。
- 支持治疗
  - ✓ 感染预防：对于反复感染且IgG $< 5g/L$的CLL患者，需使用静脉注射丙种球蛋白（IVIg）至IgG $> 5g/L$，以提高机体非特异性免疫力。
  - ✓ HBV再激活：参照《中国淋巴瘤合并HBV感染患者管理专家共识》进行预防和治疗。
  - ✓ 免疫性血细胞减少
    - ◆ 糖皮质激素是一线治疗，无效的患者可选择行IVIg、利妥昔单抗、环孢素及脾切除等治疗。
    - ◆ 氟达拉滨相关的自身免疫性溶血，应停止使用并避免再次使用。

✓肿瘤溶解综合征（TLS）：对于TLS发生风险较高的患者，应密切监测相关血液指标（钾、尿酸、钙、磷及LDH等），同时进行充足的水化、碱化。采用维奈克拉治疗的患者应进行TLS危险分级并予以相应的预防措施。

9. 疗效评价（表124）

表124 慢性淋巴细胞白血病疗效评价

参数	CR	PR	PR-L	PD
A组：评价肿瘤负荷				
淋巴结肿大	无>1.5cm	缩小≥50%	缩小≥50%	增大≥50%
肝大	无	缩小≥50%	缩小≥50%	增大≥50%
脾大	无	缩小≥50%	缩小≥50%	增大≥50%
骨髓	增生正常，淋巴细胞比例<30%，无B细胞性淋巴小结；骨髓增生低下则为CR伴骨髓造血不完全恢复	骨髓浸润较基线降低≥50%，或出现B细胞性淋巴小结	骨髓浸润较基线降低≥50%，或出现B细胞性淋巴小结	
ALC	<4×10⁹/L	较基线降低≥50%	淋巴细胞计数升高或较基线下降≥50%	较基线升高≥50%
B组：评价骨髓造血功能				
PLT（不使用生长因子）	>100×10⁹/L	>100×10⁹/L或较基线升高≥50%	>100×10⁹/L或较基线升高≥50%	CLL本病所致下降≥50%
Hb（无输血、不使用生长因子）	>110g/L	>110g/L或较基线升高≥50%	>110g/L或较基线升高≥50%	CLL本病所致下降>20g/L
ANC（不使用生长因子）	>1.5×10⁹/L	>1.5×10⁹/L或较基线升高>50%	>1.5×10⁹/L或较基线升高>50%	

注：ALC，外周血淋巴细胞绝对计数；ANC，外周血中性粒细胞绝对计数；CR，完全缓解；PR，部分缓解；PR-L，伴有淋巴细胞增高的PR；PD，疾病进展。

10. 随访
- 完成诱导治疗（一般6个疗程）达CR或PR的患者，应定期进行随访，包括每3个月血细胞计数及肝、脾、淋巴结触诊检查等。
- 应特别注意免疫性血细胞减少症（AIHA、ITP）、继发恶性肿瘤（包括骨髓增生异常综合征、急性髓系白血病及实体瘤等）的出现。

（阎禹廷　安　刚）

■ 毛细胞白血病

1. 概述
- 毛细胞白血病（HCL）是一种少见的慢性B淋巴细胞增殖性疾病，约占白血病的2%。
- 典型的临床特征为脾大，血细胞减少，外周血和骨髓可见表面带有放射状绒毛的淋巴细胞浸润。
- 中位发病年龄为52岁，男女比例为4：1。

2. 临床表现
- 无症状；或疲乏、虚弱、体重减轻（25%）。
- 脾大（85%），常为就诊体征，巨脾多见。
- 肝大（20%）；淋巴结肿大，直径大于2cm者＜10%。
- 出血倾向或感染（25%）。

3. 实验室检查
- 血液学检查
  - ✔77%患者有贫血。
  - ✔约80%存在中性粒细胞减少，几乎所有患者出现单核细胞绝对值减少。
  - ✔白细胞增多少见，增高多见于IGHV基因重排片段为4-34的患者。
  - ✔73%患者可见血小板减少。
  - ✔约19%患者出现肝功能酶学异常。
  - ✔约18%患者出现免疫球蛋白增多，多为多克隆性。
  - ✔外周血涂片瑞氏染色可见"毛细胞"，数目变化较大。
- 骨髓及病理
  - ✔骨髓常"干抽"；若穿刺顺利，可见"毛细胞"浸润形态如外周血。
  - ✔"毛细胞"特征：1～2倍小淋巴细胞大小；核常圆形、卵圆形、有切迹或单核细胞样；极少卷曲、折叠；核常中心或偏心位，染色质网状，有核仁或不明显；细胞质量不定，染色蓝灰色，胞质不规则，有细小的、发丝状或小柱状凸起；偶见细胞质颗粒。

✓ 骨髓/脾活检是诊断的可靠方法："毛细胞"弥漫性或间质性骨髓浸润，细胞特点为周围有淡染胞质形成的晕环，即"煎蛋样"，骨髓纤维化；脾红髓及脾窦有"毛细胞"弥漫性浸润；约50%电镜下可见核糖体-板层复合物；免疫组化annexin A1、CD20、DBA4和细胞染色抗酒石酸酸性磷酸酶（TRAP）阳性。

- 免疫表型：CD19、CD20、CD22、CD11c、CD25、CD103、CD123和CD200阳性，其中CD11c、CD25、CD123和CD123是HCL特异性指标，而CD200强阳性也有助于与其他BLPD鉴别；CD5、CD10阴性。

- 细胞/分子遗传学：克隆性免疫球蛋白基因重排。可见5号染色体和7号染色体异常。约90%患者可检测出 BRAF V600E 基因突变，余阴性患者多伴有 MAP2K1 基因突变。

4. 鉴别诊断

主要与其他B淋巴细胞增殖性疾病（LPD），如B-CLL、B-PLL、脾边缘区淋巴瘤、低度恶性淋巴瘤等鉴别，详见CLL相关内容。

5. 治疗

- 治疗指征
  ✓ 血细胞减少：①Hb＜110×10⁹/L。②PLT＜100×10⁹/L。③ANC＜1×10⁹/L。

  ✓ 血细胞减少：① $Hb < 110 \times 10^9/L$。② $PLT < 100 \times 10^9/L$。③ $ANC < 1 \times 10^9/L$。
  ✓ 全身症状，如乏力、发热、消瘦、盗汗等。
  ✓ 脾部不适。
  ✓ 反复感染。
  ✓ 症状性器官增大。
  ✓ 进展性淋巴细胞增多或淋巴结肿大。

- 治疗方案
  ✓ 核苷类似物
    ◆ 克拉曲滨：0.1mg/（kg·d）＋生理盐水500ml持续静脉滴注24小时，7天；或0.14mg/（kg·d）＋生理盐水500ml持续静脉滴注＞2小时，5天；或0.14mg/（kg·d）皮下注射，5天。
    ◆ 喷司他丁：4mg/m²，每2周1次。
  ✓ 利妥昔单抗：与核苷类似物联用可获得更明显缓解，单药也可用于合并严重感染的患者。
  ✓ 干扰素-α：300万单位，每周3次，主要用于妊娠、严重粒细胞减少（ANC＜0.2×10⁹/L）和/或未控制的活动性感染患者。

✓ 脾切除：目前已非一线选择，是巨脾而骨髓肿瘤负荷低、伴有脾破裂、脾区疼痛或妊娠患者的一种治疗选择。

6. 预后
- HCL预后较好，10年总生存率超过90%，而长期生存的患者有一定的第二肿瘤发生率。
- 目前无公认的HCL分期及预后系统，部分研究认为具备以下临床特征的患者对核苷类似物反应较差：白细胞增多（绝对值 $> 10 \times 10^9/L$）、免疫表型CD38＋、IGHV未突变或重排片段为VH4-34及存在TP53基因突变。

（王　轶　安　刚）

■ 幼淋巴细胞白血病

1. 概述
- 幼淋巴细胞白血病（PLL）是一种具有临床侵袭性的少见成熟淋巴细胞淋巴瘤，由淋巴样细胞组成，通常累及外周血、骨髓、淋巴结和脾。
- 根据细胞来源不同可分为B幼淋细胞白血病（B-PLL）和T幼淋细胞白血病（T-PLL）。
- 多见于65～70岁的老年人。男女发病率相当，白种人多见。

2. 病因及发病机制
　　尚不明确，T-PLL细胞起源于胸腺后成熟淋巴细胞，而B-PLL多起源于成熟活化B淋巴细胞。

3. 临床表现
- 大多为侵袭性病程，患者就诊时多处于进展期。
- B症状常见，进行性肝脾大，可有轻度淋巴结肿大。
- 主要累及外周血、骨髓和脾，常见高白细胞血症（白细胞计数 $> 100 \times 10^9/L$）。
- 皮肤病变、胸腔积液或腹水发生率约为25%，中枢神经系统受累的发生率＜10%。眶周、结膜水肿和外周水肿也较常见。

4. 实验室检查（表125）

表125　幼淋细胞白血病实验室检查特点

检查方法	特点
血象	高白细胞血症（ $> 100 \times 10^9/L$ ），大部分患者可伴有贫血和血小板减少。外周血中淋巴细胞增多，其中幼稚淋巴细胞比例超过55%

常见血液病处理

检查方法	特点
B-PLL	典型的B幼淋细胞的直径为$10 \sim 15\mu m$，中等量的轻度嗜碱性胞质。细胞核染色质的致密程度介于小淋巴细胞和原始淋巴细胞之间
T-PLL	经典型（75%）为中等大小的淋巴样细胞，染色质中度凝聚且核仁可见；细胞核为圆形或椭圆形，细胞质通常中度丰富，略显嗜碱性，无颗粒；常见胞质突起（小泡）。形态上还有两种变异型：小细胞型（20%），肿瘤细胞小，染色质凝聚，核仁较小，仅在电子显微镜下可见；脑型（Sézary细胞样，5%），肿瘤细胞的细胞核轮廓非常不规则，类似于Sézary综合征中Sézary细胞的脑形核
骨髓形态	骨髓增生活跃，淋巴细胞增多，以幼淋细胞为主，胞体较小，胞质较少，核仁不显著
骨髓病理	没有特征性，单纯骨髓病理很难诊断
免疫表型	对疾病诊断鉴别具有重要意义
B-PLL	膜表面免疫球蛋白（SmIg）强阳性（IgM或IgD），CD19、CD20、CD22、CD24、CD79b、FMc7等B细胞抗原至少1项以上阳性，CD10常阴性，仅20% ~ 25%的患者CD23阳性，约30%表现为CD5阳性
T-PLL	TdT−、CD1a−、CD2＋、CD3＋、CD5＋、CD7＋、CD26＋。60%的患者CD4＋CD8−，25%的患者CD4和CD8共表达，仅15%的患者CD4−CD8＋。部分CD52也出现在T-PLL病例
遗传学 特征	
B-PLL	研究结果较少，最具有一致性的遗传学变异是TP53异常，可见于50%的患者。>50%的患者存在MYC异常
T-PLL	70% ~ 80%的T-PLL患者表现为复杂核型，70%的患者可见14号染色体倒位［inv（14）（q11q23）］和t（14；14）（q11q23）
二代测序	T-PLL可见JAK3突变（30% ~ 40%）、STAT5b突变（20% ~ 40%）

5. 诊断

- PLL诊断：满足所有3个主要标准或前2个主要标准加1个次要标准即可诊断为T-PLL；所有T-PLL患者都满足前2个主要标准，90%以上患者满足第3个主要标准；可以根据次要标准来判断其余患者，这些患者统称为CL1-家族阴性T-PLL。

✓ 主要标准

◆ 外周血或骨髓中的T-PLL表型细胞＞1000/μl。

◆ T细胞克隆性：PCR（TCRβ/TCRγ）或流式细胞检测T淋巴细胞的克隆性（TCRvβ）。

◆ 14q32或Xq28异常，或者TCL1或MTCP1表达异常。

✓ 次要标准

◆ 11号染色体异常（11q22.3，ATM）。

◆ 8号染色体异常：idic（8）（p11）、t（8；8）和8q三体。

◆ 5、12、13或22号染色体异常，或存在复杂核型。

◆ T-PLL特异性部位受累，如脾大和积液。

- B-PLL诊断：尚无统一诊断标准，主要通过其形态学特点（外周血中幼淋细胞占淋巴细胞比例超过55%）、免疫表型和分子遗传学特征进行诊断。

6. 鉴别诊断

PLL需与慢性淋巴细胞白血病（CLL）、毛细胞白血病（HCL）、套细胞淋巴瘤（MCL）、脾边缘区淋巴瘤（SMZL）等鉴别。

7. 治疗

- 大多数PLL患者在诊断时需要治疗，治疗指征如下。

✓ 乏力、盗汗、体重减轻、症状性淋巴结肿大或发热。

✓ 症状性贫血和/或血小板减少。

✓ 皮肤浸润、胸腔积液或中枢神经系统受累。

✓ 进展性疾病，表现为淋巴细胞进行性增多和/或淋巴结、脾和肝快速增大。相比之下，暂时性局部淋巴结肿大（对局部感染的反应）不一定是治疗的指征。

- 诱导治疗：尚无标准一线治疗方案，B-PLL可参考惰性淋巴瘤采用利妥昔单抗为基础的免疫化疗；T-PLL可尝试阿仑单抗、喷司他丁、克拉屈滨、氟达拉滨等。

- 异基因造血干细胞移植：年龄适合、体能状态良好的患者诱导缓解后可行异基因造血干细胞移植。

- 对症支持治疗：抗感染，红细胞、血小板成分输血。

（邹鹤松　安　刚）

■ 大颗粒淋巴细胞白血病

1. 概述

- 大颗粒淋巴细胞白血病（LGLL）是一罕见的异质性的细胞毒性淋巴细胞克隆性增殖性疾病，具有独特的临床、细胞形态学和免疫学特征。其发病率约为0.72/100万。

- 分为T大颗粒淋巴细胞白血病（T-LGLL）、侵袭性NK细胞白血病（ANKL）、NK大颗粒淋巴细胞白血病（NK-LGLL）。
- T-LGLL约占LGLL的85%，中老年多见，中位发病年龄为60岁，无明显性别差异。NK-LGLL约占LGLL的10%，中老年常见，无明显性别差异。ANKL约占LGLL的5%，主要见于亚洲人群，与EB病毒感染有关，中位发病年龄42岁，男性稍多。

2. 临床表现（表126）

表126 大颗粒淋巴细胞白血病临床表现特点

	T-LGLL	NK-LGLL	ANKL
病程	隐匿性临床病程	隐匿性临床病程	起病急骤，侵袭性病程
临床表现	诊断时1/3可无症状 主要表现：白细胞和血红蛋白减少相关症状，如反复感染、乏力等，出血少见 浸润：约1/3脾大，常轻至中度肿大，15%可肝大，淋巴结肿大少见 合并症：可合并自身免疫性疾病，如类风湿关节炎、系统性红斑狼疮、干燥综合征、自身免疫性甲状腺疾病、冷球蛋白血症相关血管炎、肌炎等；肺动脉高压；骨髓恶性肿瘤、骨髓衰竭综合征等 侵袭性变异性：少数患者病情进展迅猛，发热、肝脾大、皮肤浸润，B症状突出	绝大多数无任何临床症状及血细胞减少	B症状突出 血细胞减少 浸润：多组织器官浸润，肝脾进行性肿增大，可有淋巴结肿大，皮肤浸润，出现高热、黄疸、多器官功能障碍综合征等，预后极差
体格检查	ECOG评分 皮肤黏膜：有无皮疹、苍白、黄染、感染病灶、结外病灶等 全身浅表淋巴结有无肿大（包括咽淋巴环） 胸骨有无压痛 肝脾有无肿大、叩痛		

3. 辅助检查（表127）

表127 LGLL辅助检查表现

		T-LGLL	NK-LGLL	ANKL
外周血	血常规	不同程度WBC↓、Hb↓、PLT↓ 50%淋巴细胞比例↑	WBC正常或↑ 淋巴细胞比例↑	严重Hb↓、PLT↓ 淋巴细胞绝对值明显↑
	免疫表型	LGL计数通常为（1～6）×10^9/L（流式LGL占有核细胞百分比×血常规EBC计数）细胞毒性T细胞免疫表型：典型：CD3＋CD8＋CD57＋TCRab＋CD56-CD28-变异：CD3＋CD4＋CD8-、CD3＋CD4＋CD8＋、CD3＋CD4-CD8-、CD56-CD16-CD57-、CD3＋TCRγδ＋、CD3＋CD56＋等细胞毒颗粒：GranzymeB＋、Perforin＋、TIA-1＋	LGL计数（2.4～9.6）×10^9/L NK细胞免疫表型：sCD3-CD8＋CD56^{dim+}CD16＋CD57-通常阳性细胞毒颗粒：GranzymeB＋、Perforin＋、TIA-1＋	LGL计数明显增高 NK细胞免疫表型：sCD3-CD8＋CD56^{str+}CD16-CD57-细胞毒颗粒：GranzymeB＋、Perforin＋、TIA-1＋、FasL＋
	克隆性分析	流式：TCR-Vβ限制性类型使用、异常表型LGL克隆性增多 TCR重排阳性 STAT3突变	流式：KIR限制性类型使用、异常表型LGL克隆性增多 STAT3突变 X染色体失活模式分析	
	血涂片	可见LGL：中、大淋巴细胞，圆形或轻微不规则，核圆形/肾形，染色质结构不清；胞质丰富淡染，呈苍白或淡灰蓝；胞质内数量不等嗜天青颗粒		LGL明显↑：异型性明显，细胞多不规则，胞质常有伪足和空泡，嗜天青颗粒粗大
	其他	可伴多克隆高丙种球蛋白血症 类风湿因子、抗核抗体等自身抗体可阳性		可伴凝血因子减少、DIC

189

		T-LGLL	NK-LGLL	ANKL
骨髓/淋巴结	病理	形态学：可见LGL轻微间质或窦内浸润，可有B细胞或CD4⁺T细胞淋巴小结，可伴髓系细胞成熟停滞、有核红细胞明显减少，甚至纯红再障；ANKL可见噬血细胞		
		免疫组化：CD3、CD4、CD5、CD7、CD8、CD56、CD57、TCRβ、TCRγ、TIA-1、perforin、granzyme B表达情况同外周血流式；ANKL可见EBER +		
	流式	同外周血LGL免疫表型及克隆性		
	核型	多无异常		
	FISH	可有17p-等		
	分子生物学	TCR克隆性重排 NGS：可有STAT3、STAT5B基因突变	NGS：可有STAT3、STAT5B基因突变	

4. 诊断

- LGLL诊断标准：满足前3条即可诊断。符合以下3条，但外周血LGL<0.5×10⁹/L推荐做骨髓穿刺，骨髓病理显示CD8 +、TIA-1 +、粒酶B +淋巴细胞线性排列、间质浸润，支持T-LGLL诊断。

  ✓ 持续性（>6个月）外周血LGL增多（绝对值>0.5×10⁹/L）。

  ✓ 流式细胞术检测LGL免疫表型呈CD3 + CD8 + CD57 + CD56-CD28-TCRab +。

  ✓ TCR基因重排、DNA印迹法、TCR Vβ或染色体核型分析证实LGL为克隆性增殖。

  ✓ 临床表现血细胞减少相关症状、脾大、类风湿关节炎、B症状等。

- NK-LGLL和ANKL诊断标准

  ✓ 持续性（>6个月）外周血LGL增多（绝对值>0.5×10⁹/L）。

  ✓ 流式细胞术检测LGL免疫表型呈CD3-CD8 + CD16 +和/或CD16 + /CD56 +。

  ✓ 临床表现

  ◆ NK-LGLL：慢性隐匿性疾病过程，无症状，或仅轻度血细胞减少和/或自身免疫异常。

  ◆ ANKL：侵袭性临床过程，进行性血细胞减少，B症状突出并伴明显LGL肝、脾、骨髓组织浸润。

- 诊断流程（图7）

5. 治疗
- 治疗指征
  ✓ ANC＜0.5×10⁹/L，或 ANC（0.5～1.0）×10⁹/L 伴反复感染。
  ✓ Hb＜100g/L 或需要输注红细胞维持。
  ✓ PLT＜50×10⁹/L。

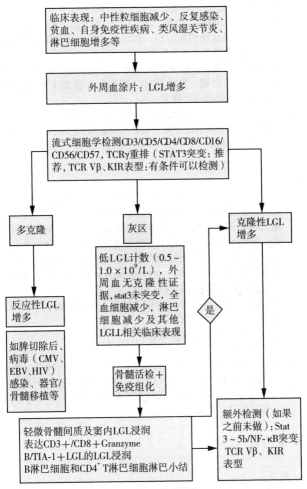

图7 LGLL诊断流程

191

✓合并需要治疗的自身免疫性疾病、症状性脾大、严重B症状、肺动脉高压。

- 治疗方法
  - ✓一线治疗：T-LGLL可应用免疫抑制治疗，甲氨蝶呤（MTX）、环磷酰胺（CTX）及环孢素（CsA）是常用的3种免疫抑制药物；对中性粒细胞减少或贫血缓解有效。
    - ◆ 小剂量MTX，$10mg/m^2$，口服，每周1次。
    - ◆ CsA，2mg/kg，口服，每12小时1次。
    - ◆ 环磷酰胺100mg，口服，每天1次；泼尼松，$1mg/(kg \cdot d)$。
    - ◆ 不推荐单独使用泼尼松，在治疗过程中多数患者会再次出现细胞减少。
- 二线治疗：适用于一线方案无效者，包括苯达莫司汀＋西达本胺、嘌呤类似物、联合化疗、脾切除、造血干细胞移植、免疫抑制、新型靶向药物等。
  - ✓NK-LGLL尚无有效联合化疗方案，可参考T-LGLL。
  - ✓ANKL暂无标准治疗方案，治疗有效患者应尽快行异基因造血干细胞移植。

6. 随访及疗效评估
- 随访
  - ✓每4个月评估疗效1次，其间注意复查肝肾功能、电解质6项、淋巴细胞亚群（4项），监测外周血LGL变化（流式细胞术可检测残留病）；使用免疫抑制剂者评估免疫抑制状态，使用糖皮质激素者注意监测血压、血糖，避免严重激素不良反应；化疗期间避免感染，除非粒细胞缺乏状态，不常规推荐使用G-CSF，因其有促进脾大及使关节炎症状严重化趋向（检查项目见表129）。
  - ✓随访期间进行疗效评价的相关检查。第1年每4个月1次，以后每3～6个月1次。
  - ✓复发/进展者随访方案同初诊。
- 疗效评价标准
  - ✓完全缓解（CR）：Hb＞120g/L，ANC＞$1.5×10^9$/L、PLT＞$100×10^9$/L、ALC＜$4×10^9$/L、LGL绝对值＜$0.5×10^9$/L。
  - ✓部分缓解（PR）：Hb＞80g/L、ANC＞$0.5×10^9$/L、PLT＞$50×10^9$/L，脱离输血依赖。

（于　颖　安　刚）

■ 重链病

1. 概述
- 重链病是一种少见的B细胞和浆细胞恶性克隆增殖性疾病，以

B淋巴-浆细胞恶性增生并分泌单克隆免疫球蛋白的重链成分而无相应的轻链为特征。

- 重链从结构上分为γ、α、μ、δ、ε五种，迄今为止只发现四种重链病，ε重链病尚未见报道，以α重链病最常见。
- 各型的确诊均依赖于免疫电泳证实仅有单克隆重链而轻链缺如。

2. 临床表现（表128）

表128　各型重链病的临床表现特点

	γ重链病	α重链病	μ重链病	δ重链病
年龄	各年龄组（中位年龄60岁）	青中年	中老年	老年
临床表现	乏力，发热，腭部水肿、红斑为特征之一。可有侵袭性淋巴瘤的表现，也可无症状。骨质破坏少见	慢性腹泻、吸收不良、进行性消耗，发热少见，晚期可有肠梗阻、肠穿孔	罕见，常伴发慢性淋巴细胞白血病或其他恶性淋巴细胞疾病	仅见1例报告为70岁患者。溶骨性破坏，肾功能不全
肝脾淋巴结	约60%出现肝脾、淋巴结肿大	肝、脾、表浅淋巴结不肿大，腹腔淋巴结常肿大	肝脾大而表浅淋巴结肿大不明显	不详
血象	血红蛋白、白细胞、血小板减少，嗜酸性细胞增多，可见不典型淋巴样浆细胞	正常或可见少量浆细胞、异常淋巴细胞	不详	不详
骨髓象	浆细胞或淋巴样浆细胞增多	正常或可见浆细胞、异常淋巴细胞	空泡状浆细胞	恶性浆细胞浸润
血清蛋白免疫电泳单克隆成分	γ重链，轻链缺如	α重链，轻链缺如	μ重链，轻链缺如	δ重链、轻链缺如
其他检查	—	X线见肠壁增厚、息肉样折叠、阶段性狭窄、扩张，常见液平面	—	—

193

续 表

	γ重链病	α重链病	μ重链病	δ重链病
治疗	无症状者随访观察。有症状者可用COP、CHOP或MP方案，肿大的淋巴结、肝、脾可局部放疗	无淋巴瘤证据者首先用四环素或甲硝唑治疗，3个月无效按淋巴瘤治疗	针对伴发的淋巴细胞增殖性疾病治疗	不详
预后	差别很大，短则数月，长则20余年。死因主要是感染	早期良好，中晚期较差	取决于伴发的淋巴细胞增殖性疾病对治疗的反应	较差

注：由于重链病属于B细胞疾病，利妥昔单抗单药或联合化疗可能有效。

(李灵纳 安 刚)

■ 恶性组织细胞病

1. 概述
- 恶性组织细胞病（MH）是组织细胞及其前体细胞的一种恶性增殖性疾病。主要病理特点是肝、脾、淋巴结、骨髓等器官组织中出现广泛的恶性组织细胞或分化较高的组织细胞的灶性增生，常伴有明显的血细胞被吞噬现象。
- 任何年龄均可患病，15 ~ 40岁占多数，男女之比约为3:1。
- 过去诊断的MH实际上为一组具有不同性质和细胞来源的异质性疾病群。近年来，随着检测技术的不断进展，许多被证实为T/NK细胞（包括CD30＋和CD30－）淋巴瘤和弥漫大B细胞淋巴瘤，而真正来自组织细胞的MH极少见。
- 自2000年起，WHO分类已放弃其作为一种疾病名称。
- 虽然罕见，但是国内外均证实确实存在组织细胞来源的肿瘤，其临床特点为发热、衰竭、肝脾淋巴结肿大、进行性全血细胞减少，进展迅速，病程多短于半年。
- 有的学者提出为了便于临床处理，仍有必要重新认识该类疾病，并进一步完善其诊断标准。

2. 临床表现
- 多起病急骤，病程短，病情凶险，预后不良。
- 临床表现为发热，消瘦，全血细胞减少，肝、脾、淋巴结进行性肿大，除造血器官外，全身非造血器官均可累及。

- 临床表现多样性，肺、心脏、肾均可累及。

3. 实验室检查

- 血象和骨髓象检查有意义。
- 全血细胞进行性减少，血涂片可见少量异常组织细胞/不典型单核细胞，偶尔出现幼稚粒细胞和有核红细胞；用浓缩外周血（白膜层）涂片寻找异常组织细胞，可提高检出率。
- 骨髓涂片发现异常组织细胞和/或多核巨组织细胞是诊断本病的主要依据。骨髓受累常为局灶性或晚期受累，故临床可疑患者应多次、多部位检查。
- 适时行淋巴结和/或肝脾及其他受累部位病理活检，切片中可见各种组织细胞浸润，混杂存在，极少形成团块。
- 胞质溶菌酶（＋）、非特异性酯酶（NSE）（＋）并对氟化物敏感，酸性磷酸酶（ACP）（＋）对酒石酸敏感，髓过氧化物酶（MPO）（－）和α-ASD-氯乙酸奈酯酶（－）为组织细胞特点，而α_1-抗胰蛋白酶和血管紧张素转换酶阳性为恶性组织细胞标志。
- 组织细胞的免疫表型为CD45＋、CD68＋、Ki抗原（CD30）－。无T和B淋巴细胞的免疫表型及TCR、Ig基因重排阴性；对M_0、MAC387、$LeuM_5$及RFD_7等抗体呈特异性反应；S-100蛋白（－）。
- 染色体异常，如IP11易位，尤其17p13异常有助于对恶性组织细胞的确认，或对克隆异常性的确定。

4. 诊断

以临床表现为基础，病理学及细胞形态学检查为诊断主要依据。但应除外反应性组织细胞增多症，详见表129。

表129　恶性组织细胞病的鉴别诊断

要点	恶性组织细胞病	反应性组织细胞增多症
发病率	低	较高
病因	不明	继发于感染等疾病
临床表现	多种多样，进行性发展。发热、黄疸、肝功能受损，高热，不易退热，终末期多见	有原发病表现发热，易退，很少有黄疸、肝功能受损
骨髓中组织细胞	异常组织细胞	正常组织细胞
多核巨组织细胞	有	无
器官累及	常有，破坏明显	不累及，无破坏

续 表

要点	恶性组织细胞病	反应性组织细胞增多症
血细胞减少	可有	无
中性粒细胞碱性磷酸酶	低	高
治疗	化疗	治疗原发病
预后	差，病程不足半年	依原发病而定

5. 治疗

- 目前尚缺乏有效治疗。由于病情进展迅速，关键在于早诊断、早治疗。
- 主要措施是联合化疗，化疗方案与中高度恶性淋巴瘤基本相同，病情改善后可行异基因造血干细胞移植。

(杨文钰)

■ 噬血细胞综合征

1. 概述

- 噬血细胞综合征（HPS），又称噬血细胞性淋巴组织细胞增生症（HLH），是一种遗传性或获得性免疫调节功能异常导致的严重炎症反应综合征。
- 临床表现缺乏特异性，误诊率及漏诊率较高。
- 由于引起HPS的潜在病因多种多样，多学科交叉性特点突出。
- HPS进展迅速，病死率较高，未经诊疗者中位生存期仅2个月。

2. 临床表现

- 缺乏特异性，任何年龄均可发病。
- 以发热、血细胞减少、肝脾大以及肝、脾、淋巴结和骨髓组织发现噬血现象为主要临床特征。
- 部分患者存在引发HPS的原发病相应的临床表现。
- 按照是否存在明确HPS相关基因异常，分为原发性和继发性HPS。
  - ✓ 原发性HPS：遗传方式主要为性染色体和/或常染色体隐性遗传。主要分为家族性HPS、免疫缺陷综合征相关HPS、X连锁淋巴细胞增殖性疾病、EB病毒驱动型HPS。
  - ✓ 继发性HPS：通常无已知的HPS致病基因缺陷及家族史。主要分为恶性肿瘤相关HPS、风湿免疫性疾病相关HPS、感染相关HPS，其他包括器官及造血干细胞移植、免疫治疗等诱发的HPS。

3. 实验室检查

- 疑诊患者：需进行外周血常规、血清铁蛋白、甘油三酯、纤维蛋白原检测，骨髓穿刺明确骨髓形态学是否有噬血现象、腹部超声、NK细胞活性及可溶性CD25（sCD25）水平以及细胞因子全项等检查。
- 对于有中枢神经系统临床表现的患者，完善头颅MRI及脑脊液检查。
- 确诊患者：进行基因测序、病原学筛查及原发病筛查。

4. 诊断

- HPS-2004诊断标准
  - ✓ 分子诊断符合HPS：存在目前已知HPS致病基因，如PRF1、UNC13D、STX11、STXBP2、Rab27a、LYST、SH2D1A、BIRC4、ITK、AP3β1、MAGT1、CD27等病理性改变。
  - ✓ 符合以下8条指标中5条以上。
    - ◆ 发热：体温＞38.5℃，持续＞7天。
    - ◆ 脾大。
    - ◆ 血细胞减少（累及两系及以上）：Hb＜90g/L（＜4周婴儿，＜100g/L），PLT＜100×10^9/L，N＜1.0×10^9/L，且非骨髓造血功能减退所致。
    - ◆ 高甘油三酯血症和/或低纤维蛋白原血症：甘油三酯＞3mmol/L或高于同年龄3SD；纤维蛋白原＜1.5gL或低于同年龄3SD。
    - ◆ 骨髓、脾、肝或淋巴结发现噬血现象。
    - ◆ NK细胞活性降低或缺如。
    - ◆ 血清铁蛋白升高：2500μg/L。
    - ◆ 可溶性白介素2受体（sCD25）水平升高。
- HLH中枢神经系统受累诊断标准
  - ✓ 症状/体征：表现为精神和/或神经系统症状（如易激惹、意识改变、癫痫、惊厥、脑膜刺激征、共济失调、偏瘫等）。
  - ✓ 中枢神经系统影像学异常：头颅MRI提示脑实质或脑膜异常。
  - ✓ 脑脊液异常：细胞数增高和/或蛋白质增多。

5. 治疗

主要分两个阶段，诱导缓解治疗及病因治疗。

- 一线治疗：推荐HPS-1994方案，包括8周诱导治疗。依托泊苷（VP16）150mg/m^2，每周2次，第1～2周；150mg/m^2，每周1次，第3～8周。地塞米松（DXM）10mg/（$m^2 \cdot d$），第1～2周；5mg/（$m^2 \cdot d$），第3～4周；2.5mg/（$m^2 \cdot d$），第5～6周；1.25mg/（$m^2 \cdot d$），第7～8周。

- 挽救治疗：初始诱导治疗后2周进行疗效评估，未能达到部分应答（PR）及以上疗效的难治性HPS建议尽早接受挽救治疗。
    - ✓ DEP方案：阿霉素脂质体（DOX）、VP16、甲泼尼龙联合治疗方案。针对难治性EBV-HPS，在DEP基础上联合培门冬酰胺酶（PEG-ASP）或左旋门冬酰胺酶（L-ASP）。
    - ✓ 芦可替尼。
    - ✓ 伊帕伐单抗：γ干扰素（IFN-γ）单克隆抗体，可有效中和IFN-γ，且控制过度炎症反应。
    - ✓ 其他：针对细胞因子的靶向治疗和免疫治疗，如CD52单抗（阿伦单抗）等。
- 维持治疗。
- 异基因造血干细胞移植：①明确诊断为原发性HPS。②难治/复发性HPS。③严重中枢神经HPS。符合以上3种情况者尽早行allo-HSCT。
- 中枢神经系统HPS治疗：尽早给予腰椎穿刺鞘内注射治疗（MTX + DXM）。
- 支持治疗：根据病原学检查结果抗感染治疗；输注血制品及凝血因子，严密监测并保护重要脏器功能。

（杨文钰）

■ 朗格汉斯细胞组织细胞增生症

1. 概述
- 朗格汉斯细胞组织细胞增生症（LCH）曾称组织细胞增生症X，是一组单克隆起源的树突状细胞增生性疾病。
- 此组织细胞具有朗格汉斯组织细胞（LC）特征。LCH传统分为3种类型，即莱特勒-西韦病（LSD），汉-许-克病（HSCD）及骨嗜酸细胞肉芽肿（EGB）。
- 有学者又分出中间型（介于LSD和HSCD之间）和单一器官型（病变出现在皮肤、淋巴结、肺等单一器官）。
- 临床上以1～15岁儿童多见。

2. 临床表现

  3种类型的主要鉴别见表130。

表130　3种类型朗格汉斯细胞组织细胞增生症的鉴别诊断

要点	LSD	HSCD	EGB
好发年龄	1岁以内	3～4岁以上小儿及青年	4～7岁儿童及青年

要点	LSD	HSCD	EGB
临床表现	起病急，病情重，热型不定，皮疹几乎见于所有患者，常成批反复出现，主要分布在躯干、头皮、发际及颈部，初起为淡红色粟米大小斑丘疹，很快出现渗出，可伴有出血、皮质渗出，然后结痂脱屑，局部有色素沉着和白斑。乳突病变包括乳突炎、慢性耳炎、胆脂瘤形成和听力丧失。肺部浸润易发生呼吸道感染，如不治疗，多于6个月内死亡	颅骨缺损、眼眶肿块和尿崩症三者可先后出现，或仅具其中1个或2个征象。骨骼病变除颅骨外，还有股骨、肋骨、骨盆及脊柱，皮肤可为黄豆大小黄色斑丘疹，又称黄色瘤病	常见症状为受损骨骼部位疼痛和肿胀，侵犯脊椎可发生塌陷，引起神经系统后遗症；受损骨骼可发生病理性骨折

常见血液病处理

3. Osband临床分级

　　Ⅰ级，0分；Ⅱ级，1分；Ⅲ级，2分；Ⅳ级，3分（表131）。

表131　Osband临床分级

指标	特征	评分/分
年龄	≤2岁	1
	>2岁	0
受累器官[①]	≥4个	1
	<4个	0
脏器功能损害[②]	有	1
	无	0

　　注：①受累器官指皮肤、骨骼、肺、淋巴结、肝、脾、神经、内分泌、口腔和骨髓。②功能损害指肝、肺和骨髓功能。

4. 辅助检查

● 可有轻重不一的贫血。淋巴细胞转化功能降低。

● X线检查：胸部呈弥漫网状或点网状阴影；颅骨缺损呈地图状；脊椎呈扁平椎，椎间隙正常；长骨多为囊状缺损，无死骨形成。

● 病灶局部或皮疹印片病理活检是诊断依据。

- 有条件可进行免疫组化检查，电镜证实为朗格汉斯细胞，含Birbeck颗粒；免疫组织化学染色S-100蛋白阳性、CD1a阳性、α-D-甘露糖酶、ATP酶和花生凝集素也可阳性。

5. 诊断

　　凡符合以上临床、实验室和X线检查特点，并经普通病理学检查证实，即可诊断。

6. 治疗

　　治疗根据疾病的分级、局灶性或全身多系统病变、有无主要受累器官功能障碍和年龄采取个体化治疗。

- 骨和皮肤病变的治疗：LCH表现局部损害者多为良性病变，活检同时刮除病灶即可。部分报道局部注射皮质激素（甲泼尼龙75～150mg）辅以全身治疗效果良好。病灶进行性发展或病变部位对重要脏器构成威胁时，可予局部放疗，剂量在10Gy以下。

- 广泛性LCH的治疗：主张优先考虑联合化疗，并进行较长期的维持治疗，总疗程1.5～2年。有效药物为泼尼松、长春新碱、环磷酰胺、苯丁酸氮芥、甲氨蝶呤、6-巯基嘌呤、阿糖胞苷及柔红霉素等。一般采用2～3种药物联合，连用6～8周，不同方案交替使用。少数难治患者可联合鬼臼毒素类或克拉屈滨。

- 其他：有条件者可行异基因造血干细胞移植治疗，合并严重肝损害的LCH可行肝移植治疗。广泛性LCH可用胸腺肽免疫治疗。

- 治疗过程中积极预防和治疗继发性感染。

- 继发尿崩症者应用血管升压素治疗。生长障碍者可试用生长激素。

　　　　　　　　　　　　　　　　　　　　　　　（杨文钰）

■ 血色病

1. 概述

- 血色病是由于体内铁负荷过多，广泛沉积于各脏器组织，常伴纤维组织明显增生，导致多脏器功能损害的疾病。

- 分为原发性和继发性，前者系常染色体隐性遗传性疾病，由于6号染色体上HFE基因突变，转铁蛋白/转铁蛋白受体机制紊乱，导致肠道吸收铁过多，体内铁负荷增加；后者系继发于铁利用障碍或伴红细胞无效生成引起的贫血，或因反复输血导致体内铁负荷过多。

2. 病因

- 原发性为常染色体隐性遗传性疾病。
- 继发性无效性红细胞生成见于重型β地中海贫血、铁粒幼细胞贫血、遗传性葡萄糖-6-磷酸脱氢酶或丙酮酸激酶缺乏引起的溶血性贫血、骨髓增生异常综合征等。
- 输血后血色病主要见于慢性再生障碍性贫血和纯红细胞再生障碍性贫血。
- 某些民族用铁器的饮食习惯和药用铁剂可摄入过多铁。
- 酒精性肝病和卟啉病也可伴发血色病。

3. 临床表现

- 全身性皮肤色素沉着，呈古铜色，暴露处明显。
- 肝脾大，后期出现肝功能损害，黄疸。
- 性功能减退，毛发脱落，男性睾丸萎缩，阳痿，女性闭经。
- 心脏扩大，心功能不全，出现各种心律失常。
- 掌指关节肿胀疼痛，X线示软组织肿胀，关节腔狭窄，关节面不规整，骨密度降低，骨皮质下囊性变。
- 糖耐量受损，血糖增高，可伴周围神经炎。

4. 实验室检查

- 血清铁（SI）>32μmol/L；血清铁饱和度>62%；血清铁蛋白（SF），男性>325μg/L，女性>125μg/L。
- 去铁胺试验：肌注去铁胺10mg/kg后，24小时尿排铁>2mg。
- 脏器活组织检查：含铁血黄素沉积，纤维组织增生。

5. 诊断

　　两项以上的临床表现，伴2项以上的铁代谢异常的实验室检查结果，脏器组织有含铁血黄素沉积的证据，即可确诊。

6. 鉴别诊断

　　肝硬化、心脏病、内分泌疾病、皮肤病、风湿性疾病等疾病有相关的症状和检查异常，但铁代谢各项检查均正常。

7. 治疗

- 原则上应尽快尽早减轻体内铁负荷，对继发性血色病应针对原发病治疗，减少输血次数。
- 治疗并发症。
- 静脉放血疗法：原发性血色病减轻体内铁负荷最主要的治疗措施，一般患者每周静脉放血1次，情况允许，可每周2次，每次400ml（含铁约200mg），至少100次以上。以血红蛋白不低于110g/L为度。每次放血前后应监测SI、SF和转铁蛋白饱和度（TS）。

- 铁螯合剂疗法：对有贫血和低蛋白血症而不宜放血者，以去铁胺最常用，可以皮下或静脉持续输注。初始每天剂量 20～40mg/kg，每天监测24小时尿铁排出量，然后增加剂量至铁排出量达到平台。
- 对症处理：糖尿病、心功能不全、肝功能损害需对症处理。

（杨文钰）

■ 脾功能亢进

1. 概述

- 脾功能亢进（简称脾亢）是一组临床病理综合征，指各种不同原因引起脾肿大和血细胞减少的综合征。
- 按病因可分为原发性和继发性，原因不明的脾亢属于原发性脾亢，绝大多数脾亢属继发性。

2. 继发性脾亢的病因

- 炎性疾病：急性感染，如败血症、急性心内膜炎、病毒性肝炎、传染性单核细胞增多症等；慢性感染，如布氏杆菌病、结核、梅毒、寄生虫病等。
- 充血性脾大：如各种病因所致的肝硬化、原发性肿瘤性肝病、门静脉移位或狭窄。
- 炎症性肉芽肿：如各种风湿性疾病。
- 恶性肿瘤：如淋巴瘤、白血病、骨髓增殖性疾病及肿瘤转移。
- 慢性溶血性疾病：如遗传性球形红细胞增多症、自身免疫性溶血性贫血、地中海贫血、血红蛋白病等。

3. 临床表现

- 主要是脾肿大及外周血细胞减少引起的相应临床症状和体征。例如，贫血导致的乏力、食欲减退、嗜睡、衰弱，白细胞减少导致容易感染、发热，血小板减少可出现鼻出血、牙龈出血，皮肤紫癜，严重者出现血尿和血便。
- 继发性者同时出现原发病的相关症状和体征。

4. 实验室检查

- 血常规有轻重不等的贫血，多为正细胞正色素性，网织红细胞比例增高，白细胞和血小板减少，脾大，骨髓造血细胞增生，一般都有成熟障碍。
- 放射性核素扫描：^{51}Cr标记的红细胞或血小板注入体内后，脾区体表放射性比例大于肝2～3倍，提示血细胞在脾内过度滞留破坏。

5. 诊断

　　有相应的临床表现和实验室检查特点，脾切除后血象和骨髓象恢复或接近正常。

6. 治疗

- 原发性脾亢以脾切除治疗为主，疗效较好。
- 继发性脾亢以治疗原发病为主。
- 脾切除指征：①原发病治疗困难或已进入晚期。②脾大明显，造成严重压迫症状。③贫血严重，血小板减少引起严重的出血。④粒细胞减少又致反复感染。⑤有门静脉血栓形成。⑥脾破裂。可以在治疗原发病的同时行脾切除手术。
- 脾亢继发于原发性骨髓纤维化、慢性粒细胞白血病及某些感染性疾病，如败血症、寄生虫病、梅毒、黑热病等，虽有明显脾亢症状，亦不宜行脾切除，以内科治疗为主。

　　　　　　　　　　　　　　　　　　　　　（杨文钰）

■ 类白血病反应

1. 概述

- 类白血病反应指某些因素刺激机体造血组织引起的一种类似白血病的血液学改变，白细胞总数显著增高（少数正常或减少）和/或外周血中出现幼稚细胞，可伴有贫血和血小板减少。
- 类白血病反应是一种暂时性的白细胞增生反应，去除病因后可恢复正常。

2. 病因及特征（表132）

表132　各型类白血病反应的病因与特征

类型	病因	特征
中性粒细胞型	肺炎、脑膜炎、白喉、结核病等重症感染；粒细胞缺乏恢复期；妊娠中晚期	外周血中性粒细胞显著增多，可达 30×10^9/L 以上；出现不同比例幼稚细胞，但原始细胞少见，成熟粒细胞质内有中毒颗粒和空泡；骨髓增生活跃，粒系核左移，有中毒性改变，无白血病细胞形态异常；N-ALP增高；无染色体核型异常

类型	病因	特征
淋巴细胞型	传染性淋巴细胞增多症、疱疹样皮炎、剥脱性皮炎、水痘、肠道肿瘤、转移性黑色素瘤、乳腺癌、粟粒样结核、百日咳（常见）等 传染性单核细胞增多症（常见）、肝炎、输血后综合征（CMV相关）、药物过敏、流行性腮腺炎、先天性梅毒、结核等	CLL样：WBC常（15～25）×10⁹/L，少数50×10⁹/L，淋巴细胞比例增高，主要为成熟淋巴细胞 ALL样：WBC一般＜30×10⁹/L，偶有＞100×10⁹/L，骨髓及外周血可见较高比例幼稚淋巴细胞 外周血WBC多＞30×10⁹/L，单核细胞＞30%，可有幼稚单核细胞
单核细胞型	结核（常见）、亚急性细菌性心内膜炎、纵隔肿瘤、细菌性痢疾、溶血性贫血、多发性骨髓瘤、脾切除术后等	外周血WBC可＞50×10⁹/L，一般为成熟细胞；骨髓嗜酸性粒细胞增多伴核左移，多为中晚幼粒细胞，无形态异常及Ph染色体
嗜酸性粒细胞型	寄生虫病、变态反应性疾病、药物过敏、黑色素瘤及一些胃肠道疾病	外周血有幼红及幼粒细胞，骨髓红系和粒系增生，无红白血病中的细胞畸形
红白血病型	溶血性贫血、雅克什（Jaksch）贫血、Banti综合征脾切除术后、肿瘤骨髓转移	排除其他骨髓疾病（结核、纤维化、肿瘤转移等）引起的幼粒幼红细胞增多症
浆细胞型	结核	较少见

3. 鉴别诊断（表133）

表133　类白血病反应与白血病的鉴别

临床特点	类白血病反应	白血病
原发病灶	多有原发病灶及相应的临床表现	无
贫血	无或有轻度贫血（大出血、严重溶血时贫血较重）	有，进行性加重
出血	一般无	常见
肝脾淋巴结肿大	一般无	多数有
治疗反应	治疗原发病或去除病因后可恢复正常，不存在复发问题	抗白血病治疗，可达完全缓解或好转，易复发

临床特点	类白血病反应	白血病
血象		
WBC分类	原始、幼稚细胞可见，无Aüer小体，形态无异常	原始、幼稚细胞比例高，形态异常，AML可见Auer小体
PLT	计数及功能多正常	一般减少（CML可增高），常有功能异常
骨髓象	增生活跃或明显活跃，常有核左移现象，多数无原始、早幼粒细胞比例明显增高（一般＜20%，少数可达50%～90%）	增生多明显活跃至极度活跃，有大量原始、幼稚细胞，红白血病除幼稚细胞比例增高外，红系比例应≥50%
特殊检查		
N-ALP	一般增高（少数正常或减低）	AML/CML减低，ALL可增高
染色体	一般无特异性染色体异常（有时可有原发病染色体异常）	常伴有特异性染色体异常
活检	肝、脾、淋巴结中无或仅有少量幼稚细胞浸润，组织结构完整	粒细胞白血病可见大量原始、早幼粒细胞浸润，有丝分裂象多见，组织结构破坏

4. 治疗
- 主要针对原发病治疗，去除原发病后可消失。
- 加强对症、支持治疗。

（杨文钰）

■ 传染性单核细胞增多症

1. 概述
- 传染性单核细胞增多症是指因EB病毒感染引起的淋巴细胞增多症。
- 典型者临床上表现为发热、咽炎、淋巴结肿大、外周血淋巴细胞增多伴异型淋巴细胞增多，临床表现多变。
- 多见于儿童。
- 血清中可检出嗜异性凝集抗体及EB病毒抗体。
- EB病毒感染是病因。
- 夏秋或秋冬季节为主要流行季节。
- 主要经口传播，偶见经输血和性传播。

- 主要传染源为患者或隐性感染病毒携带者。

2. 临床表现

- 潜伏期30～50天。
- 发热：热型不定，38.5～40℃，1～3周后退热。
- 咽峡炎：常有咽痛、咽部充血、扁桃体明显渗出。
- 淋巴结肿大常见，颈后三角区最常受累。
- 肝脾大，多在肋下3cm内，多伴肝功能损害。
- 皮疹：发生率为10%～20%，多为斑疹或丘疹。
- 常见病型：咽峡型、发热型和淋巴结肿大。
- 少见病型：肺型、肝炎型、胃肠型、皮疹型、脑炎型、心脏型和生殖型。

3. 实验室检查

- 血象：淋巴细胞增多，超过白细胞总数的50%，其中异型淋巴细胞比例＞10%。
- 自身抗体变化见表134。

表134 疾病不同期抗体水平变化

	HA-IgM	VCA-IgM	VCA-IgG	EA-IgG	ENBA-IgG
从未感染	−	−	−	−	−
无症状感染	+/−	+	+	+/−	+
急性期	+	+	++	+	−
恢复期	+/−	+/−	+	+/−	+

注：HA，嗜异性凝集抗体；VCA，病毒壳蛋白抗原；EA，早期抗原；EBNA，EB核原抗。VCA-IgM阳性是急性期诊断的主要指标。

4. 鉴别诊断

- 主要与其他病毒、某些细菌、原虫等感染，以及某些药物过敏引起的传染性单核细胞增多症鉴别，外周血中可出现异型淋巴细胞，但嗜异性凝集抗体一般阴性（表135）。
- 血清病患者可有血清嗜异性凝集抗体阳性，但可被牛红细胞、豚鼠红细胞吸收，可做鉴别。

表135 不同病原体所致传染性单核细胞增多症的鉴别要点

致病因素	病原学检测	临床特征
CMV	CMV-PP65、DNA、IgM（升高4倍以上）	伤寒型，咽炎少见
HIV	HIV抗体（感染4～12周后）；HIV-P24；高效价RNA	嗜异性凝集抗体可阳性

致病因素	病原学检测	临床特征
兔弓形虫	抗兔弓形虫-IgM	腺型，常无发热
HHV-6	HHV-6-IgM、IgG	急性发热、上呼吸道症状和皮疹
肝炎病毒	肝炎病毒抗原、DNA/RNA、抗体	
腺病毒	腺病毒IgM、IgG	传染性强，发热多见
风疹病毒	血清抗原、IgM、IgG	发热伴皮疹、上呼吸道症状
支原体属	支原体抗体	发热、乏力
立克次体	外斐反应	发热、头痛、皮疹

5. 治疗

- 多属自限性，一般可自行恢复，预后良好。
- 一般处理：急性期卧床休息2～3周，清淡饮食，多饮水。预防感染，流行期注意隔离。
- 对症治疗：退热、止惊、镇静、保肝治疗。禁服阿司匹林。
- 无特殊治疗。抗生素无效，只用于继发感染者；阿昔洛韦无效，更昔洛韦和膦甲酸钠有效，但不良反应多，只用于免疫缺陷的患者。
- 对严重或危及生命的并发症，如急症上呼吸道梗阻、免疫性血小板减少症、溶血性贫血、心肌炎、中枢神经系统受累等，应用糖皮质激素。泼尼松，40～60mg/d，共4天，后逐渐减量，维持1周以上。六日疗法：60mg第1天，30mg第2～4天，15mg第5、6天。
- 尝试应用IFN-α、IFN-β、IL-2或EB病毒特异性T细胞有一定效果。

（杨文钰）

■ 儿童慢性髓细胞性白血病

1. 概述

- 慢性髓细胞白血病（CML）是一类起源于造血干细胞的骨髓增殖性肿瘤，具有特征性的t（9，22）（q34，q11）染色体易位形成（Ph染色体）和该染色体编码形成的BCR-ABL融合蛋白。
- 儿童CML是一种罕见病，年发病率仅为（0.6～1.2）/100万，在＜15岁白血病患者中占2%，在15～19岁青少年白血病患者中占9%。男女比例为1.34∶1。

- 与成人CML相比，儿童CML往往表现出更强的侵袭性，包括白细胞、血小板计数更高，巨脾，以及初诊时进展期CML比例更高。

- 成人CML急变期（CML-BP）多为急髓变，而儿童多以急淋变多见。

2. 临床表现

- 缺乏特异性，多数患者无症状，只在体检或检查血常规时发现血象异常。

- 有症状患者多表现为腹胀、腹痛、乏力、发热、骨痛等非特异症状。

3. 实验室检查

- 血常规及外周血分类，骨髓穿刺（形态学及染色体核型）。

- 骨髓及外周血 BCR∶ABL 融合基因定性及定量（采用国际标准化）检测。

- 完善患儿身高、体重及BMI检查，Tanner分期（性腺发育分期），心功能评估（超声心动图、心电图），生化和甲状腺功能检查。

4. 诊断

根据典型临床表现和/或骨髓细胞学检查，合并Ph染色体和/或 BCR∶ABL 融合基因阳性，即可确诊（表136）。

表136 各期CML诊断标准

分期	诊断标准
慢性期（CP）	外周血或骨髓原始细胞＜10% 未达到加速期、急变期标准
加速期（AP）	满足以下任一标准： 外周血或骨髓原始细胞占比10% ~ 19% 外周血嗜碱性粒细胞占比≥20% 治疗无反应或非治疗引起的持续血小板＜100×10⁹/L或＞1000×10⁹/L 治疗中出现Ph染色体基础上克隆演变 进行性脾肿大或白细胞计数增高
急变期（BP）	满足以下任一标准： 外周血或骨髓原始细胞占比≥20% 骨髓活检原始细胞聚集 髓外原始细胞浸润

5. 治疗

- CML-CP治疗：一代TKI伊马替尼280～340mg/（m² · d），最大剂量600mg/d，尼罗替尼460mg/（m² · d），分两次口服，单次最大剂量400mg；达沙替尼尚未被国家药品监督管理局批准作为CML-CP一线治疗，如果出现疾病进展或者不耐受情况，可选用达沙替尼60mg/（m² · d），最大剂量100mg/d。

  ✓ CML治疗反应评估（表137）

表137　CML治疗反应评估

治疗反应	定义
血液学反应	
完全血液学反应	$PLT < 450 \times 10^9/L$，$WBC < 10 \times 10^9/L$
	外周血无髓系幼稚细胞，嗜碱性粒细胞$< 5\%$
	无临床症状、体征，脾大消失
细胞遗传学反应	
完全细胞遗传学反应（CCyR）	Ph^+细胞0
部分细胞遗传学反应（PCyR）	Ph^+细胞$1\% \sim 35\%$
次要细胞遗传学反应（mCyR）	Ph^+细胞$36\% \sim 65\%$
微小细胞遗传学反应（miniCyR）	Ph^+细胞$66\% \sim 95\%$
无细胞遗传学反应	Ph^+细胞$> 95\%$
分子学反应	
主要分子学反应（MMR）	$BCR :: ABL^{IS} \leq 0.1\%$（ABL转录本$> 10\ 000$）
分子学反应4（MR4）	$BCR :: ABL^{IS} \leq 0.01\%$（ABL转录本$> 10\ 000$）
分子学反应4.5（MR4.5）	$BCR :: ABL^{IS} \leq 0.0032\%$（ABL转录本$> 32\ 000$）
分子学反应5（MR5）	$BCR :: ABL^{IS} \leq 0.001\%$（ABL转录本$> 100\ 000$）
分子学无法检测	在可扩增ABL转录本水平下无法测到BCR :: ABL转录本

√TKI治疗反应评价标准（表138）

表138 TKI治疗反应评价标准

时间	最佳反应	警告	失败
3个月	达到CHR基础上至少达到PCyR（Ph＋细胞≤35%）BCR∶ABL^{IS}≤10%	达到CHR基础上未达到PCyR（Ph＋细胞36%～95%）BCR∶ABL^{IS}＞10%	未达到CHR无任何CyR（Ph＋细胞＞95%）
6个月	至少达到CCyR（Ph＋细胞＝0）BCR∶ABL^{IS}＜1%	达到PCyR但未达到CCyR（Ph＋细胞1%～35%）BCR∶ABL^{IS}1%～10%	未达到PCyR（Ph＋细胞＞35%）BCR∶ABL^{IS}＞10%
12个月	BCR∶ABLIS≤0.1%	BCR∶ABL^{IS}＞0.1%～1%	未达到CCyR（Ph＋细胞＞0）BCR∶ABLIS＞1%
任何时间	稳定或达到MMR	Ph＋细胞＝0，出现－7或7q－	丧失CHR或CCyR或MMR出现伊马替尼或其他TKI耐药突变出现Ph染色体基础上其他克隆性异常

● 治疗反应监测（表139）

表139 CML治疗反应监测

治疗反应	监测频率	监测方法
血液学反应	每1～2周1次，直至达到CHR，随后每3个月进行1次	血常规和外周血分类
细胞遗传学反应	初诊、TKI治疗第3、6、12个月进行1次，达到CCyR后每12～18个月监测1次未达最佳疗效的应增加监测频率	骨髓细胞遗传学分析荧光原位杂交（FISH）
分子学反应（外周血）	每3个月进行1次，直至MMR后每3～6个月1次未达最佳疗效的应增加监测频率转录本水平明显升高并丧失MMR时尽早复查	RT-PCR方法检测BCR∶ABL
激酶突变分析	进展期患者TKI治疗前未达最佳反应或病情进展时	PCR扩增BCR∶ABL转录本后测序

- CML-AP治疗：根据患者既往治疗史，基础疾病以及BCR-ABL激酶突变情况选择适合的TKI，病情恢复至慢性期可以继续TKI治疗。存在T315I突变或者其他耐药突变者，尽早行异基因造血干细胞移植（allo-HSCT）。
- CML-BP治疗：根据急变类型给予TKI联合相应的诱导治疗，腰椎穿刺鞘内注射预防中枢神经系统白血病浸润，缓解后尽早行allo-HSCT。

（杨文钰）

■ 幼年型粒-单核细胞白血病

1. 概述

- 幼年型粒-单核细胞白血病（JMML）是好发于婴幼儿的、罕见的克隆性血液系统疾病，发病率为1.2/100万，占儿童白血病的2%～3%。
- 男性发病率为女性的1～2倍。
- BCR/ABL融合基因阴性，有特征性的累及RAS/MAPK通路基因突变。
- 2022年WHO分类中将JMML归类为MPN类疾病。
- JMML表型异质性大，主要由恶性细胞浸润脏器所致，目前异基因造血干细胞移植（allo-HSCT）是唯一有望治愈JMML的手段，但是移植后存在较高的复发率及严重并发症，长期生存率仅为50%～60%。

2. 临床表现

- 异质性大，多发生于婴幼儿，可表现为发热、呼吸道感染、腹部胀满不适、腹泻、皮疹及贫血、出血等，查体可见脾大，绝大多数伴有肝、淋巴结肿大，皮肤损害（如湿疹样皮疹、黄色瘤、牛奶咖啡斑等）。

3. 实验室检查

- 对于疑诊患者应进行外周血常规及分类，血红蛋白F，骨髓形态学，染色体核型及BCR-ABL融合基因，造血干细胞培养检测GM-CSF敏感性，JMML突变基因检测及继发性肿瘤基因突变检测（二代测序）。
- 对于存在经典基因突变患者进行正常组织（指甲、发根及口腔黏膜）该基因验证，明确突变来自体细胞系或胚系。

4. 诊断（表140）

表 140　JMML 诊断标准

特征	WHO诊断标准	ICC诊断标准
临床和血液学特征	外周血单核细胞≥1×10⁹/L 外周血和骨髓原始细胞比例<20% 脾大 Ph染色体（BCR∶ABL融合基因）阴性	外周血单核细胞≥1×10⁹/L（7%患者不满足此条） 脾大（3%患者不满足此条） 外周血和骨髓原始细胞比例<20% BCR∶ABL融合基因阴性
遗传学特征（至少符合1条标准）	PTPN11或KRAS、NRAS体细胞突变 临床诊断为Ⅰ型神经纤维瘤病或NF1基因突变 CBL基因胚系突变或CBL基因杂合缺失	PTPN11、KRAS、NRAS或RRAS体细胞突变 NF1胚系突变和NF1杂合缺失或临床诊断为Ⅰ型纤维瘤病 CBL基因胚系突变和CBL基因杂合缺失
其他	存在7号染色体单体或其他染色体异常或者符合以下任意2条标准： 血红蛋白F高于正常同龄儿童 外周血图片发现髓系或红系前体细胞 克隆分析发现GM-CSF超敏性STAT5高度磷酸化	

5. 鉴别诊断

　　主要与病毒感染、儿童慢性髓细胞白血病（CML）、儿童骨髓增生异常综合征/骨髓增殖性肿瘤（MDS/MPN）、儿童急性髓细胞白血病（AML）鉴别。

6. 治疗

- JMML对常规化疗反应差，allo-HSCT是治愈疾病的唯一手段，对于携带PTPN11、KRAS、NF1突变的患者，以及大部分NRAS突变患者，诊断后尽早行造血干细胞移植。
- 携带CBL胚系突变及少部分NRAS突变患者有自发缓解可能。若病情进展缓慢可以密切监测，出现疾病进展者建议行造血干细胞移植。
- 移植后复发的患者推荐进行二次移植。
- 近年来，去甲基化药物如阿扎胞苷、地西他滨等用于JMML患者移植前降低肿瘤负荷，以及移植后预防复发，其疗效仍需进一步长期观察。

（杨文钰）

出血和凝血疾病

■ 原发免疫性血小板减少症

1. 概述
   - ✓原发免疫性血小板减少症（ITP）指无明显外源性病因引起的血小板破坏增加，多由自身免疫反应引起。
   - ✓ITP的发病机制既往认为主要是患者体内产生血小板特异性自身抗体，自身抗体致敏的血小板被单核-巨噬细胞系统破坏。
   - ✓近年来研究发现其机制尚包含自身抗体介导的巨核细胞异常凋亡，细胞毒性T细胞直接介导的血小板溶解等。

2. 临床表现

   变化较大，无症状血小板减少、皮肤黏膜出血、严重内脏出血、致命性颅内出血均可发生。老年患者致命性出血发生风险明显高于年轻患者。部分患者有乏力、焦虑表现。

3. 诊断
   - ● ITP的诊断是一个排他性诊断，通过病史、体格检查、血细胞计数、外周血涂片镜检等除外其他继发因素所致血小板减少后，方可确立ITP的诊断。
   - ● 诊断标准
     - ✓至少连续2次血常规检查示血小板减少，外周血涂片镜检血细胞形态无明显异常。
     - ✓脾一般不大。
     - ✓骨髓检查：骨髓形态学特点为巨核细胞增多或正常，伴成熟障碍。
     - ✓须排除其他继发性血小板减少症：自身免疫性疾病、甲状腺疾病、淋巴系统增殖性疾病、骨髓增生异常综合征（MDS）、再生障碍性贫血（AA）、各种恶性血液病、肿瘤浸润、慢性肝病、脾功能亢进、普通变异型免疫缺陷病（CVID）、感染、疫苗接种等所致继发血小板减少、血小板消耗性减少、药物所致血小板减少、同种免疫性血小板减少、妊娠期血小板减少、先天性血小板减少及假性血小板减少。
     - ✓诊断ITP的特殊实验室检查
       - ◆ 血小板糖蛋白特异性自身抗体：对抗体介导的免疫性血小板减少症有较高的特异度，可鉴别免疫性与非免疫性血小板减少，但不能区分原发与继发免疫性血小板减少。
       - ◆ 血清血小板生成素（TPO）水平测定：有助于ITP（TPO水平正常）和骨髓衰竭性疾病（TPO水平升高）的鉴别诊断。

✓ 出血程度分级：应用出血评分系统量化ITP患者出血情况及风险评估，该系统分为年龄和出血症状两个部分（表141）。ITP患者的出血评分=年龄评分+出血症状评分（所有出血症状中最高的评分）。

表141　ITP患者的出血评分系统

分值	年龄/岁		皮下出血（淤点/淤斑/血肿）		黏膜出血（鼻腔/牙龈/口腔/结膜）			深部器官出血			
							内脏（肺、胃肠道、泌尿生殖系统）			中枢神经系统
	≥65	≥76	头面部	其他部位	偶发、多发可自止	难止	伴贫血	无贫血	伴贫血	危及生命	
1	√			√							
2		√	√		√						
3						√		√			
5							√		√		
8										√	√

4. 分期

● 按照病程区分

　✓ 新诊断的ITP指诊断后3个月以内的血小板减少的所有患者。

　✓ 持续性ITP指诊断后3～12个月血小板持续减少的所有患者，包括没有自发缓解的患者或停止治疗后不能维持完全缓解的患者。

　✓ 慢性ITP指血小板减少持续超过12个月的所有患者。

● 按照疾病严重程度区分

　✓ 重症ITP：血小板计数<$10×10^9$/L伴活动性出血，或出血评分≥5分。

　✓ 难治性ITP：指一线治疗药物、二线治疗中的促血小板药物及利妥昔单抗治疗均无效，或脾切除无效/术后复发，进行诊断再评估仍确诊为ITP的患者。

5. 治疗

大部分ITP患者预后良好，其死亡率与正常人群无显著差别。ITP的治疗应当遵循个体化原则，鼓励患者参与治疗决策，兼顾患者意愿，在治疗不良反应最小化基础上提升血小板计数至安全水平，减少出血事件，关注患者的健康相关生活质量

（HRQoL）。治疗目的是使患者血小板计数提高到安全水平，防止严重出血，降低病死率，而非追求血小板计数完全达到正常（表142）。应尽量避免过度治疗。血小板计数 $\geqslant 30 \times 10^9/L$，无出血表现且不从事增加出血危险的工作或活动的患者，可不治疗，仅观察变化。若患者有活动性出血症状（出血症状评分 $\geqslant 2$ 分），不论血小板减少程度如何，都应给予治疗（图8）。

表142　临床过程中血小板计数的安全值

临床过程	安全值
龈上洁治术及深度清洁	PLT $(20 \sim 30) \times 10^9/L$
拔牙或补牙	PLT $(30 \sim 50) \times 10^9/L$
小手术	PLT $\geqslant 50 \times 10^9/L$
大手术	PLT $\geqslant 80 \times 10^9/L$
神经外科大手术	PLT $\geqslant 100 \times 10^9/L$
单一抗血小板或抗凝治疗	PLT $(30 \sim 50) \times 10^9/L$
抗血小板联合抗凝治疗	PLT $(50 \sim 70) \times 10^9/L$

● 急症处理
　✓ 对于重度血小板减少伴有胃肠道、泌尿生殖道、中枢神经系统或其他严重出血并发症者，应迅速提升血小板计数至安全水平。可以予静脉注射免疫球蛋白（IVIg）1g/（kg·d）×1～2天、静脉甲泼尼龙1000mg/d×3天和重组人血小板生成素（rhTPO）300U/（kg·d）皮下注射治疗。上述措施可单用或联合应用，并及时予血小板输注。
　✓ 对于无泌尿道出血者，可使用6-氨基己酸，但应密切观察有无血栓性并发症。
　✓ 其他紧急治疗措施包括长春碱类药物、急性脾切除、抗纤溶药物、控制高血压、口服避孕药控制月经过多、停用抗血小板药物等。
● 一线治疗
　✓ 糖皮质激素：成人ITP的首选治疗。
　　◆ 大剂量地塞米松（HD-DXM）40mg/d×4天，口服或静脉给药，无效或者复发患者可重复1个周期。治疗过程中注意监测血压、血糖，注意预防感染及消化性溃疡。
　　◆ 泼尼松1mg/（kg·d）（最大剂量80mg/d，分次或顿服），起效后应尽快减量，6～8周内减停，减停后不能维持疗效的患者考虑二线治疗。如需维持治疗，泼尼松的安全剂量不宜超过5mg/d。2周泼尼松治疗无效的患者应尽快

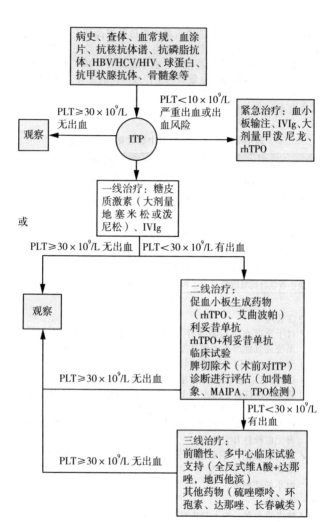

图8 成人ITP诊治流程

减停，避免长期应用导致严重的激素相关不良反应。

◆ HD-DXM治疗7天内反应率明显高于泼尼松，但持续反应率、严重出血改善无明显差异。高龄、糖尿病、高血压、青光眼等患者应慎用。应用HD-DXM的同时建议给予抗病毒药物，预防水痘−带状疱疹病毒、乙型肝炎病毒（hepatitis B virus，HBV）等再激活。

✓IVIg：主要用于以下方面。①紧急治疗。②糖皮质激素不耐受或者有禁忌证的患者。③妊娠或分娩前。推荐400mg/（kg·d）或1g/（kg·d）×1～2天。有条件者可行血小板糖蛋白特异性自身抗体检测，有助于IVIg的疗效预判。IgA缺乏和肾功能不全患者应慎用。

- 二线治疗
  ✓促血小板生成药物：包括rhTPO、血小板生成素受体激动剂（TPO-RA）（如艾曲泊帕、海曲泊帕）等，此类药物于1～2周起效，有效率可达60%以上，停药后多不能维持疗效，需进行个体化维持治疗。
    ◆ rhTPO：300U/（kg·d）×14天，皮下注射给药，有效患者行个体化维持。治疗14天仍未起效的患者应停药。
    ◆ 艾曲泊帕：25mg/d空腹顿服，治疗2周无效者加量至50mg/d（最大剂量75mg/d）；海曲泊帕：2.5mg/d空腹顿服，进行个体化药物调整，最大剂量7.5mg/d，维持血小板计数≥$50×10^9$/L。最大剂量应用2～4周无效者停药。
    ◆ 对于1种促血小板生成药物无效或者不耐受患者，更换其他促血小板生成药物或采用序贯疗法可能使患者获益。
  ✓利妥昔单抗：有效率约为50%，长期反应率为20%～25%，有2种常用给药方案。①标准剂量方案：375mg/m²静脉滴注，每周1次，共4次，通常在首次用药后4～8周内起效。②小剂量方案：100mg静脉滴注，每周1次，共4次，或375mg/m²静脉滴注1次，起效时间略长。利妥昔单抗原则上禁用于活动性乙型肝炎患者。
  ✓rhTPO＋利妥昔单抗：推荐rhTPO 300U/（kg·d）×14天；利妥昔单抗100mg静脉滴注，每周1次，共4次。对糖皮质激素无效或者复发患者总有效率为79.2%，中位起效时间为7天，6个月持续反应率为67.2%。
  ✓脾切除：仍然是目前治疗慢性ITP最有效的方法之一。
    ◆ 脾切除的治疗时机：确诊ITP后12～24个月。
    ◆ 脾切除的禁忌证：年龄＜5岁；妊娠期；因其他疾病不能手术。
    ◆ 脾切除疗效：初始反应率为60%～80%；10年复发率为15%～25%；长期缓解率在66%左右。
    ◆ 脾切除安全性/耐受性：脾切除的并发症包括感染、远期复发、住院时间延长、死亡风险高。脾切除手术相关死亡率较高（1.0%），腹腔镜脾切除术后死亡率略低（0.2%）。术后1年脓毒血症发生的相对风险是1.4（95% CI 1.0～2.0），其中大部分患者发生链球菌性肺部感染，此部分患者死亡风险高达50%。>65岁患者脾切除术后感染风险更高。14%患者脾切除后无反应，有反应的患者中20%可能复发。

- ◆ 为预防脾切除术后感染的发生，至少在术前2周给患者接种多价的肺炎球菌疫苗、流感嗜血杆菌和脑膜炎球菌二联疫苗。
- ◆ 术中留意有无副脾，如发现则应一并切除。

- 三线治疗
  - ✓ 目前有良好的前瞻性多中心临床试验支持的三线治疗方案。①全反式维A酸（ATRA）联合达那唑，ATRA 20mg/d（分2次口服），达那唑400mg/d（分2次口服），二者联合应用16周。糖皮质激素无效或复发患者的1年持续有效率约为62%，中位起效时间为5周。②地西他滨，3.5mg/（m·d）×3天静脉滴注，间隔3周后再次给药，共3～6个周期，治疗3个周期无效患者应停用。总有效率为50%，6个月持续反应率为40%。
  - ✓ 其他药物：硫唑嘌呤、环孢素、达那唑、长春新碱类等药物缺乏足够的循证医学证据，可根据医生经验及患者状况进行个体化选择。
    - ◆ 达那唑：400～800mg/d，可减少激素用量；但起效慢，需持续使用3～6个月。
    - ◆ 硫唑嘌呤：100～150mg/d，起效较慢，需2～6个月。
    - ◆ 化疗：①长春新碱，常用剂量0.02mg/kg（最大剂量2mg），每周1次，共3～6次，约60%有效，但持续时间较短，只有1～3周。②环磷酰胺，常用剂量50～150mg/d，起效慢，常于治疗后2个月起效；多与糖皮质激素合用，约30%有效，可减少激素用量。③大剂量环磷酰胺，有报道环磷酰胺1～1.5g/m^{2}冲击治疗，有效率70%，但不良反应严重，需慎用。
    - ◆ 免疫抑制剂：①环孢素，1.25～2.5mg/kg，每天2次，根据血药浓度进行调整。②吗替麦考酚酯，1.5g/d，治疗3～6个月，有效率为57%～71%。

6. 疗效评价

在定义完全缓解（CR）或有效（R）时，应至少检测2次血小板计数，间隔至少7天。定义复发时至少检测2次，至少间隔1天。

- 完全缓解（CR）：治疗后血小板计数≥100×10^9/L且无出血表现。
- 有效（R）：治疗后血小板计数≥30×10^9/L，比基础血小板计数增加至少2倍，且无出血表现。
- 无效（NR）：治疗后血小板计数<30×10^9/L，或血小板计数

增加不到基础值的2倍，或有出血。

- 复发：治疗有效后，血小板计数降至$30×10^9$/L以下，或降至不到基础值的2倍，或出现出血症状。
- 持续有效：患者疗效持续至开始治疗后6个月及以上。
- 早期反应：治疗开始1周达到有效标准。
- 初步反应：治疗开始1个月达到有效标准。
- 缓解：治疗开始后12个月时血小板计数≥$100×10^9$/L。

（张　婧　陈云飞）

■ 血栓性血小板减少性紫癜

1. 概述

- 血栓性血小板减少性紫癜（TTP）是一种较为罕见的血栓性微血管病，是由于血管性血友病因子（vWF）裂解蛋白酶（ADAMTS13）的活性缺乏，导致内皮细胞释放的超大分子vWF（UL-vWF）不能被及时降解，导致微血管内血栓形成、微血管病性溶血，进而引起心、脑、肾等脏器功能障碍，出现相应的临床综合征。

2. 临床表现

- 仅少部分患者可表现为TTP的五联征，即发热、血小板减少、神经精神症状、肾受累、微血管病性溶血性贫血（表143）。
- 以微血管病性溶血性贫血、血小板减少和神经精神症状为主的三联征多见。

表143　TTP患者的临床表现

临床征象	具体临床表现
出血	表现为皮肤紫癜、牙龈出血、鼻出血、月经增多，严重者可有颅内出血甚至昏迷。实验室检查可见血小板显著下降（多＜$20×10^9$/L）
微血管病性溶血性贫血	多为轻至中度贫血，可出现黄疸、乏力、尿色深。实验室检查可出现血胆红素升高，以间接胆红素升高为主，网织红细胞比例大多增高，外周血涂片可见破碎红细胞（＞1%），血浆游离血红蛋白增加，血清结合珠蛋白下降
神经精神异常	表现为头痛、性格改变、失语、视力障碍、精神错乱、抽搐、病理反射阳性、运动或感觉障碍等，患者常缺乏典型表现，以发作性与多变性为特点
肾损害	实验室检查可出现蛋白尿、血尿、管型尿，血尿素氮和肌酐升高，严重者有肾病综合征和肾衰竭

临床征象	具体临床表现
发热	$>37.5\text{°C}$
其他器官损伤	胸痛、腹痛、关节痛、乏力、肌肉痛等。实验室检查可出现血清LDH明显升高；心脏受损的患者可出现肌钙蛋白T水平升高

3. 诊断标准

● 临床表现：患者常出现血小板减少和微血管病性溶血性贫血，并非所有患者完全符合TTP的五联征及三联征。

● 典型的血细胞变化和血生化异常：贫血、血小板计数显著下降，尤其是外周血涂片中破碎红细胞>1%、血清游离血红蛋白增多，血清LDH明显升高。

● 血浆ADAMTS13活性显著降低（<10%）；免疫性血栓性血小板减少性紫癜（iTTP）患者血浆常检出ADAMTS13抑制物或IgG抗体。对于ADAMTS13活性为10%～20%的患者，并不能完全排除TTP，需根据临床进行相应判断。

● 排除溶血性尿毒综合征（HUS）、弥散性血管内凝血（DIC）、HELLP综合征、Evans综合征、子痫、灾难性抗磷脂综合征等疾病。

● 对初发患者应全面收集临床资料，对疑似患者需进行TTP发病危险度评估，推荐使用PLASMIC评分系统（表144）。积分0～4分为低危，TTP预测效率0～4%；积分5分为中危，预测效率5%～24%；积分6～7分为高危，预测效率62%～82%。

表144 PLASMIC评分表

项目	分值/分
PLT$<30\times10^{9}$/L	1
溶血证据 （网织红细胞>2.5%或间接胆红素>34.2μmol/L或结合珠蛋白消失）	1
无进展期癌症	1
无实体器官移植或干细胞移植史	1
MCV<90fl	1
INR<1.5	1
肌酐<176.8μmol/L（2.0mg/dl）	1

4. 诊断流程（图9）

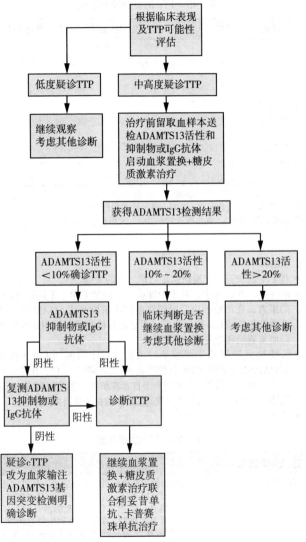

图9　TTP诊断流程

注：iTTP，免疫性血栓性血小板减少性紫癜；cTTP，遗传性血栓性血小板减少性紫癜。

5. 鉴别诊断（表145）

表145 TTP的鉴别诊断要点

疾病	BPC	UBil	RBC碎片	NS症状	发热	肾功能异常
TTP	↓↓	↑↑	+++	+++	+++	++
HUS	↓↓	↑↑	+++	+	+/-	+++
DIC	↓↓	↑	+/-	+/-	+/-	+/-
PNH	↓↓	↑↑↑	+	++	−	++
Evan综合征	↓↓	↑↑	+	−	−	−
恶性肿瘤	↓↓	↑	++	+/-	−	+/-
感染	↓↓	↑	+	++	+++	++
血管疾病	↓	↑	++	-/+	−	−
ALS	↓	↑	−	+/-	−	−
肝衰竭	↓↓	↑	−	++	+	++

注：TTP，血栓性血小板减少性紫癜；HUS，溶血性尿毒综合征；DIC，弥散性血管内溶血；PNH，阵发性睡眠性血红蛋白症；ALS，抗磷脂综合征；BPC，血小板计数；UBil，尿胆红素；RBC，红细胞；NS，肾病综合征。

6. 治疗

● 对TTP的快速、准确识别是启动治疗的关键。

● 需注意，在临床中，对于中度或高度疑似TTP（尤其是iTTP）的患者，在治疗前应及时留取血样本送检血浆ADAMTS13活性及抑制物或IgG抗体测定，不必等待检测结果回报即开始进行血浆置换和糖皮质激素治疗。

● 后续根据检测结果调整治疗方案，对于诊断为TTP且检出ADAMTS13抑制物或IgG抗体的患者，即诊断为iTTP，在原来治疗的基础上加用利妥昔单抗和卡普赛珠单抗。如抑制物或IgG为阴性，考虑cTTP，可停用糖皮质激素，改血浆置换为血浆输注。

● 具体治疗方案见表146。

表146 TTP治疗方案

治疗方法	具体方案
治疗性血浆置换	推荐使用新鲜冰冻血浆进行血浆置换。其可以补充缺乏的ADAMTS13、清除血液中的ADAMTS13抑制物或抗体，适用于iTTP患者的治疗和临床评估中度或高度疑似TTP患者的初始紧急治疗。血浆置换量推荐为每次2000～3000ml或40～60ml/kg，每天1～2次，直至临床症状缓解、血小板计数恢复正常连续2天后，可逐渐延长置换间隔时间直至停止

治疗方法	具体方案
糖皮质激素	常与血浆置换联合使用，其可减少炎症反应、抑制抗体产生，主要适用于iTTP患者。可选用甲泼尼龙（80～120mg/d）或地塞米松（15～20mg/d）静脉输注，病情缓解后可过渡至泼尼松作主张[1～2mg/（kg·d）]并逐渐减量至停用
卡普赛珠单抗	破坏血小板和vWF的相互作用，防止微血栓形成。首次10mg静脉输注，次日起每天10mg皮下注射，停止血浆置换后仍需持续使用30天
利妥昔单抗	通过耗竭B淋巴细胞从而降低ADAMTS13抑制物或抗体滴度。推荐剂量是375mg/m²每周1次，连续应用4周。利妥昔单抗推荐在血浆置换后立即开始用药，在利妥昔单抗结束至少20～24小时后再继续进行血浆置换
预防性血浆输注	适用于cTTP患者的预防性治疗
重组人ADAMTS13	已进入Ⅲ期临床研究，尤其适合于cTTP患者的预防性治疗
其他	大剂量IVIg、抗血小板药物、其他免疫抑制剂如硼替佐米或环孢素、乙酰半胱氨酸等：用于难治、复发患者的治疗或作为辅助治疗

（徐　圆　付荣凤）

■ 血友病

1. 概述

- 血友病为一组遗传性凝血功能障碍的出血性疾病，其共同特征是凝血酶生成障碍，活化部分凝血活酶时间（APTT）延长。
- 遗传方式是典型的性染色体（X染色体）连锁隐性遗传，携带一条缺陷X染色体的女性携带者罕见发病，携带一条缺陷X染色体的男性半合子则表现为患者。
- 分为血友病A和血友病B两种类型，前者为遗传性因子Ⅷ缺乏，后者为遗传性因子Ⅸ缺乏。

2. 临床表现

- 临床出血症状可早在出生时即可出现，也可迟至成年后发病。重型患者出血症状出现早。
- 关节出血：关节反复出血可发生骨关节病，出现关节畸形和功能障碍，最终导致残疾。

- 肌肉和深部组织出血：未经规范治疗可导致假肿瘤形成。
- 胃肠道、泌尿道、中枢神经系统出血：虽不常见，但病情常较重，甚至致命。
- 外伤或手术后延迟性出血：是本病的特点。

3. 临床分型（表147）

表147　血友病的临床分型

因子活性水平（IU/dl）	临床分型	出血症状
>5～40	轻型	大的手术或外伤可致严重出血，罕见自发性出血
1～5	中间型	小手术/外伤后可有严重出血，偶有自发性出血
<1	重型	肌肉或关节自发性出血

4. 诊断依据

- 男性患者，有或无家族史，有家族史者符合性联锁隐性遗传规律，关节、肌肉、深部组织自发出血，外伤或手术后出血不止，反复出血可伴有关节畸形和组织假肿瘤。
- 实验室检查主要包括筛选试验和临床确诊试验。血小板计数、凝血酶原时间（PT）、凝血酶时间（TT）、出血时间正常；血块收缩试验、纤维蛋白原定量正常。重型血友病患者APTT延长，轻型血友病患者APTT仅轻度延长或正常。确诊血友病有赖于FⅧ活性（FⅧ：C）、FⅨ活性（FⅨ：C），以及血管性血友病因子抗原（vWF：Ag）的测定。血友病A患者FⅧ：C减低或缺乏，vWF：Ag正常，FⅧ：C/vWF：Ag明显降低。血友病B患者FⅨ：C减低或缺乏。vWF：Ag测定正常可与血管性血友病鉴别。诊断时注意与获得性凝血因子缺乏症的鉴别。
- 基因诊断试验主要用于携带者检测和产前诊断。此外，可以通过基因突变判定患者产生抑制物的风险。

5. 治疗

- 血友病患者应该在血友病中心接受综合关怀团队的诊疗与随访。
- 急性出血时应及早到附近的专业医疗机构接受治疗，或者在家庭进行自我注射。早期治疗可以减少疼痛、功能障碍及远期残疾，并显著减少因并发症导致的住院。家庭治疗必须由血友病中心的专业人员密切监管，且只有在患者及其家属得到充分的教育和培训后才能开始进行。

- 血友病患者应避免肌内注射和外伤。原则上禁服阿司匹林或其他非甾体抗炎药及所有可能影响血小板功能的药物。
- 若有出血应及时给予足量的替代治疗，进行手术或者其他创伤性操作时，应进行充分的替代治疗（表148～表150）。

表148 血友病替代治疗方案

药物	方案
因子Ⅷ浓缩物及因子Ⅸ浓缩物	首选基因重组FⅧ、FⅨ制剂或者病毒灭活的血源性FⅧ、FⅨ制剂，仅在无上述条件时选用冷沉淀或新鲜冰冻血浆等。每输注1IU/kg的FⅧ，可使体内FⅧ:C提高2IU/dl；每输注1IU/kg的FⅨ，可使体内FⅨ:C提高1IU/dl。因子Ⅷ和因子Ⅸ在循环中的半衰期分别为8～12小时和18～24小时，所以因子Ⅷ需每12小时输注一次，因子Ⅸ 24小时1次即可
艾美赛珠单抗	是一种双特异性单克隆抗体，通过模拟FⅧa的辅因子功能，可同时桥接FⅨa和FⅩ，使FⅩ在没有FⅧ的情况下得以继续激活，重新恢复生理性凝血通路。推荐的给药方案为前4周给予负荷剂量3mg/kg，每周1次皮下注射，以快速达到目标血药浓度，第5周起给予维持剂量1.5mg/kg，每周1次
DDAVP（去氨加压素）	是一种半合成的血管生成素，可促进内皮细胞释放储存的vWF和FⅧ。常用剂量为0.3μg/kg，置于30～50ml生理盐水内快速滴入，每12小时1次。对部分轻型或者中型血友病A患者有效，对重型患者无效，一般使用2～3天后导致内源性FⅧ耗竭而疗效下降
抗纤溶药物	血友病患者黏膜出血可能与局部纤溶亢进有关，因此抗纤溶治疗对黏膜出血有效，尤其对口腔黏膜出血。对于消化道和泌尿道出血，不主张使用抗纤溶治疗。临床常用的是氨基己酸和止血环酸
预防性治疗	是指为了防止出血而定期给予的规律性替代治疗。由于按需治疗只是出血后治疗，无法阻止重型患者反复出血导致关节残疾，而预防性治疗的目标是维持正常关节和肌肉的功能，因此尤为关键。预防性治疗是儿童患者的首选治疗方法。对儿童患者应设定年关节出血次数<3次的目标，以尽量避免关节损伤的发生，以及由于关节出血造成不可逆性关节残疾

表149　获取凝血因子不受限时的替代治疗方案

出血类型	血友病A		血友病B	
	预期水平/ （IU/dl）	疗程/d	预期水平/ （IU/dl）	疗程/d
关节	40～60	1～2[①]	40～60	1～2[①]
表层肌/无神经血管损害（除外腰肌）	40～60	2～3[①]	40～60	2～3[①]
髂腰肌和深层肌，有神经血管损伤或大量失血				
起始	80～100	1～2	60～80	1～2
维持	30～60	3～5[②]	30～60	3～5[②]
中枢神经系统/头部				
起始	80～100	1～7	60～80	1～7
维持	50	8～21	30	8～21
咽喉和颈部				
起始	80～100	1～7	60～80	1～7
维持	50	8～14	30	8～14
胃肠				
起始	80～100	7～14	60～80	7～14
维持	50		30	
肾脏	50	3～5	40	3～5
深部裂伤	50	5～7	40	5～7
手术（大）				
术前	80～100		60～80	
术后	60～80	1～3	40～60	1～3
	40～60	4～6	30～50	4～6
	30～50	7～14	20～40	7～14
手术（小）				
术前	50～80		50～80	
术后	30～80	1～5[③]	30～80	1～5[③]

注：①若反应不充分可以延长。②作为物理治疗期间的预防，可以延长。③取决于手术类型。

表150　获取凝血因子受限时的替代治疗方案

出血类型	血友病A		血友病B	
	预期水平/ （IU/dl）	疗程/d	预期水平/ （IU/dl）	疗程/d
关节	10～20	1～2[①]	10～20	1～2[①]
表层肌/无神经血管损害（除外腰肌）	10～20	2～3[①]	10～20	2～3[①]
髂腰肌和深层肌，有神经血管损伤或大量失血				
起始	20～40	1～2	15～30	1～2
维持	10～20	3～5[②]	10～20	3～5[②]
中枢神经系统/头部				
起始	50～80	1～3	50～80	1～3
维持	30～50	4～7	30～50	4～7
	20～40	8～14	20～40	8～14
咽喉和颈部				
起始	30～50	1～3	30～50	1～3
维持	10～20	4～7	10～20	4～7
胃肠				
起始	30～50	1～3	30～50	1～3
维持	10～20	4～7	10～20	4～7
肾脏	20～40	3～5	15～30	3～5
深部裂伤	20～40	5～7	15～30	5～7
手术（大）				
术前	60～80		50～70	
术后	30～40	1～3	30～40	1～3
	20～30	4～6	20～30	4～6
	10～20	7～14	10～20	7～14
手术（小）				
术前	40～80		40～80	
术后	20～50	1～5[③]	20～50	1～5[③]

注：①若反应不充分可以延长。②作为物理治疗期间的预防，可以延长。③取决于手术类型。

（曹　璇　薛　峰）

■ 获得性血友病A

1. 概述

- 可发生于男女各年龄段，两个发病高峰为育龄女性的围生期及60岁以上人群。
- 临床特点为既往无出血史和无阳性家族史的患者突然出现自发性出血或者在手术、外伤或侵入性检查时发生异常出血。
- 出血部位以皮肤、黏膜（80%）和肌肉（40%）常见，关节血肿少见，出血程度各异，严重者可危及生命。

2. 实验室检查

- APTT明显延长，PT及血小板计数一般正常。
- APTT混合血浆纠正试验：患者血浆与正常人血浆1:1混合后，APTT即刻可纠正，37℃孵育2小时后不能纠正[超过正常混合血浆5秒以上（或延长>15%）或高于实验室正常参考范围]，提示有时间依赖性抗体存在。若抗体滴度高，可表现为即刻和孵育2小时均不能纠正。
- 凝血因子活性检测提示FⅧ活性（FⅧ:C）减低，与出血严重程度不平行。可能有多种因子活性减低，可通过多点稀释再检测凝血因子活性除外抑制物引起的假性凝血因子缺乏。
- 凝血因子抑制物定量试验：Bethesda法检测确定FⅧ抑制物滴度（≤5BU/ml为低滴度，>5BU/ml为高滴度）。

3. 诊断标准

- 临床怀疑获得性血友病A（AHA）：任何近期发生出血症状或无自发性出血而仅有APTT延长的患者，尤其是中老年人和育龄女性，均应除外AHA。
- 确诊AHA：①凝血筛查试验。仅APTT延长，PT、纤维蛋白原（Fib）、凝血酶时间（TT）及血小板计数正常。②APTT混合血浆纠正试验。多数AHA患者即刻（0小时）部分纠正，2小时不纠正（时间依赖性）。③内源性凝血因子（FⅧ、FⅨ、FⅪ）活性和vWF抗原（vWF:Ag）测定。仅FⅧ活性缺乏。④FⅧ抗体滴度测定。采用Bethesda或Nijmegen法，以BU/ml表示，≤5BU/ml为低滴度，>5BU/ml为高滴度。
- 筛查引起AHA的潜在病因：自身免疫性疾病、恶性肿瘤、药物、妊娠等。

4. 鉴别诊断

- 血友病A（HA）伴抑制物：HA患者多有自幼反复、自发出血史，以关节、肌肉出血为特点，多有家族史。HA伴抑制物是HA患者接受FⅧ制剂治疗后产生的同种抗体，多发生于重型患者。

- 其他获得性凝血因子缺乏症：其他内源性凝血途径的因子（FⅨ、FⅪ、FⅫ）及vWF缺乏均可引起孤立性APTT延长，可通过凝血因子活性及抑制物检测鉴别。
- 狼疮抗凝物（LA）：LA可通过抑制磷脂功能导致APTT延长，LA多为即刻作用性抗体。可通过稀释蝰蛇毒试验（dRVVT）等方法检测其存在。

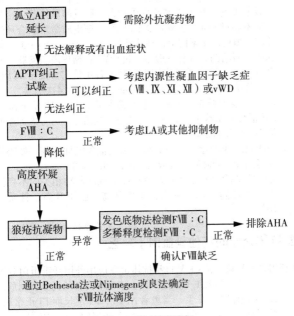

图10　AHA诊断路径

注：vWD，血管性血友病。

5. 治疗

- 原则：去除诱因，治疗原发病，及时治疗并预防出血，尽早开始IST以清除FⅧ抑制物。
- 止血治疗：根据患者出血严重程度进行止血治疗。
  - ✓首选重组活化人凝血因子Ⅶ（rFⅦa），90μg/kg每2～3小时1次至出血控制；次选人凝血酶原复合物（PCC），不超过150IU/（kg·d），分次使用。
  - ✓低滴度、旁路途径药物不可及或效果不佳的患者可选择

FⅧ浓缩剂50～100IU/kg治疗，后根据回收率及止血效果调整方案。

✓ 其他止血药物如去氨加压素（DDAVP）、抗纤溶药物（泌尿系出血禁用，避免与PCC同时使用）等可用于抑制物滴度低、出血程度较轻的患者。

✓ 止血药物使用过程中应注意监测血栓事件。

- 抑制物清除

✓ 一线治疗方案包括糖皮质激素单药［泼尼松1mg/（kg·d）口服或等剂量其他类型糖皮质激素口服或静脉给药，疗程一般不超过6周，逐渐减量至停用］、糖皮质激素联合环磷酰胺［糖皮质激素同上，环磷酰胺1.5～2mg/（kg·d），静脉或口服给药，疗程一般不超过6周］；糖皮质激素联合利妥昔单抗（糖皮质激素同上，利妥昔单抗375mg/m^{2}每周1次，静脉给药，最多4次或100mg每周1次×4次）。

✓ 若经一线治疗3～5周后患者抑制物滴度无明显下降或FⅧ活性较基线无明显升高，考虑二线治疗，可考虑加用或换用未使用过的药物。

✓ 一线及二线治疗均无效者可尝试其他免疫抑制剂，如吗替麦考酚酯、硫唑嘌呤等或蛋白酶体抑制剂等。

✓ 抑制物清除过程中注意监测可能出现的药物相关的不良反应，如骨髓抑制、感染、血糖升高、血压升高、骨质疏松等。

（王泮婧　刘　葳）

■ 抗体介导的其他凝血因子缺乏

- 获得性FⅤ缺乏症：FⅤ自身抗体可在应用外用纤维蛋白胶等情况下产生，导致FⅤ缺乏。出血表现多变，从无症状到危及生命的出血均可发生。当患者APTT、PT延长而TT正常时，应怀疑存在FⅤ抑制物，需进行混合血浆纠正试验确认诊断，并用Bethesda方法测定抑制物滴度。对于有严重出血的患者，建议应用新鲜冰冻血浆（FFP）、血小板输注或血浆置换止血。抑制物清除治疗同AHA。

- 获得性FⅩ缺乏症：获得性FⅩ缺乏部分与轻链病（如系统性淀粉样变性）相关，淀粉样纤维可以吸附FⅩ；也可以在恶性肿瘤、自身免疫性疾病、感染等情况下出现FⅩ缺乏。患者通常表现为突发的严重程度不等的出血，PT和APTT延长、自限性的FⅩ缺乏，混合血浆纠正试验PT和APTT甚至可被纠正（凝血因子缺乏的表现），极少通过Bethesda方法检测到FⅩ中和抗体。患者出血严重时可输注PCC、FFP或行血浆置换止血。患者应积极治疗原发病，如频繁或严重出血可考虑抑制物清除治疗（同AHA）。

- 获得性纤维蛋白原缺乏症：见"纤维蛋白原缺乏症"相关内容。
- 低凝血酶原血症：抗凝血酶原抗体可导致低凝血酶原血症，此抗体常与抗磷脂抗体同时存在。当凝血酶原活性显著降低时，可导致严重出血而非血栓栓塞事件。出血时可予PCC、FFP或血浆置换止血，同时尽快启动免疫抑制治疗清除抗体。
- 获得性FⅦ缺乏症：FⅦ自身抗体的产生可能与药物（如抗生素）相关。患者PT延长、APTT正常，混合血浆纠正试验不能纠正，Bethesda方法可检测到FⅦ中和抗体。止血可选择PCC、血浆置换，对于抑制物滴度较低的患者，可应用rFⅦa或血浆源性FⅦ浓缩物止血。抑制物清除治疗同AHA。
- 获得性FⅨ缺乏症：非血友病B患者的FⅨ抗体非常罕见，可使用旁路制剂（如PCC或rFⅦa）、FⅨ浓缩物、FFP、血浆置换止血。免疫抑制治疗的作用不确定。
- 获得性FⅪ缺乏症：FⅪ自身抗体的产生通常与系统性红斑狼疮有关，患者通常仅有轻度或无出血，检查示APTT延长，混合血浆纠正试验不能被完全纠正。应积极治疗原发病，可使用旁路制剂（如PCC或rFⅦa）、FFP、血浆置换止血。
- 获得性FⅩⅢ缺乏症：FⅩⅢ自身抗体的产生可能与自身免疫性疾病、恶性肿瘤及药物相关，患者可表现为外科手术或侵入性操作后延迟出血，也可发生自发性的巨大血肿或颅内出血。患者常规凝血检查如PT、APTT和TT均正常，尿素溶解试验阳性，混合血浆纠正试验不能被纠正。患者应使用大剂量血浆源性或重组FⅩⅢ浓缩物、血浆置换止血。抑制物清除治疗同AHA。
- 获得性vWD：自身抗体介导的vWF减少可发生在自身免疫性疾病、恶性肿瘤等，患者有新发的程度各异的出血，无vWD家族史，PT正常，APTT可延长，混合血浆纠正试验常可被纠正，FⅧ:C和vWF:Ag减低。应积极治疗原发病。急性出血可予以DDAVP或血源性含vWF的FⅧ浓缩物或血源性/重组vWF制剂。抑制物清除治疗同AHA。

（王泮婧　刘葳）

■ 血管性血友病

1. 概述
- 血管性血友病（vWD）是由于患者血管性血友病因子（vWF）基因突变导致血浆vWF数量减少（1型和3型）或质量异常（2型）所出血性疾病。
- 常合并FⅧ活性下降，是最常见的常染色体不完全显性遗传性出血性疾病。

- 男女皆可发病。发病率估计高达1%，具临床意义者达1‰。
- 1型vWD最常见（约占85%），3型vWD最少见（<1%）但也最严重。

2. 分型（表151）

常见血液病处理

表151   血管性血友病分型

类型	遗传方式	特点
1型	常染色体显性遗传	vWF量的部分缺失
2型		vWF质的异常
2A型	常染色体显性或隐性遗传	缺乏大-中分子量vWF多聚体，vWF依赖性血小板黏附活性降低
2B型	常染色体显性遗传	vWF与血小板结合力增强，大分子量vWF多聚体减少
2M型	常染色体显性或隐性遗传	vWF与血小板结合力减弱，大分子量vWF多聚体正常
2N型	多常染色体隐性遗传	vWF与FⅧ结合力降低，FⅧ活性显著减少
3型	常染色体隐性或共显性遗传	vWF量的严重不足或完全缺失

3. 病因及发病机制

- 常染色体不完全显性遗传。
- vWF基因突变导致血浆vWF数量减少或质量异常。
- vWF可以结合并稳定血浆中的FⅧ，在血小板黏附及聚集过程中也发挥关键性作用。因此，vWD具有复合性的止血功能异常，包括血小板黏附功能缺失和FⅧ:C缺陷所致的止血障碍。

4. 临床表现

- 自幼发病，以皮肤、黏膜出血为主，如鼻出血、牙龈出血和月经过多等，严重者也可发生内脏出血，关节、肌肉血肿少见。
- 多为自发性出血或外伤后、围手术期出血过多。
- 出血症状差异较大，部分患者无自发性出血表现。
- 有或无出血表现家族史。

5. 实验室检查

- 出血评估：使用出血评分工具（BAT）对患者进行出血评分。最常用是国际血栓与止血学会（ISTH）推荐的出血评分工具（ISTH-BAT）。男性积分≥4分、女性积分≥6分、儿童积分

≥3分的患者可认为有出血障碍。

- 出血筛查：全血细胞计数、凝血功能（PT、APTT、TT、Fib）等出血筛查结果大多正常或仅有APTT延长，APTT延长可见于2N型和3型vWD患者。
- 诊断检查
  ✓ 常规诊断检查包括血浆vWF抗原检测（vWF：Ag）、血浆vWF血小板依赖性活性检测（vWF：RCo/vWF：GPⅠb）、血浆FⅧ活性检测（FⅧ：C）。分型诊断检查包括血浆vWF多聚体分析、瑞斯托霉素诱导的血小板聚集（RIPA）、血浆vWF胶原结合试验（vWF：CB）、血浆vWF与FⅧ结合活性（vWF：FⅧB）等。
  ✓ 1型和3型vWD患者vWF血小板依赖性活性/vWF：Ag ≥ 0.7，vWF：Ag < 30IU/dl（或vWF：Ag < 50IU/dl但有出血表现）为1型vWD，vWF：Ag < 3IU/dl为3型vWD；2型vWD患者vWF血小板依赖性活性/vWF：Ag < 0.7（2N型vWD除外），vWF：Ag正常或稍低。
- 基因检测：有助于对2型vWD的分型诊断（如vWF基因第28号外显子发生突变引起2B型vWD，vWF基因第18 ~ 20号外显子发生突变引起2N型vWD），也可能有助于3型vWD的遗传咨询和产前诊断。

6. 诊断与鉴别诊断
- 诊断：结合患者的出血症状、家族史及实验室检查进行综合评估。
- 各型vWD的实验室检查结果见表152。

表152　各型vWD的实验室检查结果

类型	vWF：Ag	vWF：C	vWF：C/vWF：Ag	FⅧ：C	RIPA	vWF多聚体
1型	↓	↓	N	N/↓	N/↓	N
2A型	N/↓	↓	↓	N/↓	↓	缺乏大-中分子量vWF多聚体
2B型	N/↓	↓	↓	N/↓	↑	缺乏大分子量vWF多聚体
2M型	N/↓	↓	↓	N/↓	↓	N
2N型	N	N	N	↓↓	N	N
3型	↓↓	↓↓	—	↓↓	—	—

注：N，正常；↓，降低；↓↓，显著降低；—，无参考意义。

7. 鉴别诊断（表153）

表153 vWD的鉴别诊断

疾病	鉴别要点
血友病A	X染色体隐性遗传，患者大多为男性；多自幼反复出血；临床表现为自发性出血或轻微创伤后过度出血，以肌肉和关节出血为主
获得性血友病	既往无出血史和无阳性家族史；临床表现为自发性出血或者在手术、外伤或侵入性检查时发生异常出血；多发生于肿瘤、自身免疫性疾病患者及围生期女性，约半数患者无明显诱因
获得性vWD	既往无出血史，无阳性家族史；临床表现主要为皮肤、黏膜出血，起病晚；常继发于淋巴增殖性疾病、肿瘤、自身免疫性疾病等

8. 治疗

- 去氨加压素（DDAVP）
  - ✓ 为1型vWD患者的首选药物；对2A、2M、2N型vWD患者部分有效；对3型vWD患者几乎无效；慎用于2B型vWD患者。
  - ✓ 用法用量：0.3μg/kg稀释于30～50ml生理盐水，缓慢静脉注射（至少30分钟），间隔12～24小时可重复使用，但多次使用后疗效下降；也可鼻腔给药（DDAVP鼻喷剂），用量为2次喷雾（＞50kg）/1次喷雾（＜50kg）。
  - ✓ 不良反应：有面部潮红、头痛、心率增快等，反复使用可发生水潴留和低钠血症，需限制液体摄入。
  - ✓ 禁忌证：＜2岁的婴幼儿、妊娠期女性、癫痫及有活动性心脑血管疾病的老年患者。
- 替代治疗
  - ✓ 适应证：DDAVP治疗无效或中重度出血及围术期的各型患者。
  - ✓ 可选用FⅧ-vWF浓缩剂或重组vWF制剂，如条件限制也可使用冷沉淀或新鲜血浆；因重组vWF制剂不含FⅧ，故重症出血患者在首次用药时还需要补充FⅧ。
  - ✓ 剂量依据vWD类型和出血严重程度而定。
    - ◆ 严重出血或大手术：首次40～60U/kg，维持量20～40U/kg，12～24小时1次。
    - ◆ 中度出血或大手术：首次30～60U/kg，维持量20～40U/kg，12～24小时1次。

- ◆ 轻度出血：可单次 20 ～ 30U/kg。
- ✓可单用于轻度黏膜出血的止血治疗，也可与 DDAVP 或 FⅧ-vWF 浓缩剂用于治疗中重度出血。
- ✓禁忌证：肉眼血尿的患者。
- 抗纤溶药物
  - ✓6-氨基己酸：首剂 4 ～ 5g 静脉滴注，之后以 1g/h 速度静脉滴注至出血控制，24 小时总量不超过 24g。
  - ✓氨甲环酸：25mg/kg 每天 3 次口服或 15mg/kg 每 8 小时 1 次静脉滴注；也可局部用药。
- 局部用药：对于轻度出血的患者，当标准的 vWD 治疗不能有效控制局部出血时，也可以考虑局部使用药物，如纤维蛋白粘合剂或牛凝血酶。
- 雌激素或口服避孕药：女性 vWD 患者月经过多时，可予雌激素类药物治疗。

（余丹丹 代新岳）

■ 纤维蛋白原缺乏症

1. 概述

- 纤维蛋白原缺乏症可以是遗传性或获得性，可涉及纤维蛋白原量的异常（数量缺陷）、分子功能异常（质量缺陷），或两者均有。
- 纤维蛋白原在正常止血中发挥关键作用，它可转化成纤维蛋白，支持凝血酶生成和血小板聚集，促进伤口愈合。

2. 分类及常见疾病（表 154）

表 154　纤维蛋白原缺乏症的分类及常见疾病

分类	常见疾病
先天性无纤维蛋白原血症或低纤维蛋白原血症	无纤维蛋白原血症：先天性无纤维蛋白原血症（循环中检测不到纤维蛋白原）是极罕见的疾病（估计发病率为 1/100 万），通常为常染色体隐性遗传。受累个体是编码纤维蛋白原α链基因（FGA）截短突变的纯合子或复合杂合子。已发现 FGA 及其他纤维蛋白原基因的多种突变 低纤维蛋白原血症：先天性低纤维蛋白原血症（循环中纤维蛋白原 < 1.5g/L）。常见于无纤维蛋白原血症突变的杂合子携带者

分类	常见疾病
先天性异常纤维蛋白原血症或低纤维蛋白原血症	大多数异常纤维蛋白原血症（和低纤维蛋白原血症）是常染色体显性遗传，由一个纤维蛋白原基因编码区的杂合性错义突变引起，导致产生异常纤维蛋白原蛋白
获得性低纤维蛋白原血症/异常纤维蛋白原血症	肝病和DIC很常见，因此获得性纤维蛋白原缺乏症比遗传性更常见
肝病	见于多种肝病，包括胆道梗阻、急性肝衰竭、慢性肝病、肝硬化和肝肿瘤。晚期肝病严重到足以影响合成功能时，可导致纤维蛋白原水平降低
弥散性血管内凝血（DIC）	DIC是一种消耗性凝血障碍，可导致低纤维蛋白原血症和/或异常纤维蛋白原血症。DIC中纤维蛋白降解产物水平的增加也会损害正常的纤维蛋白原功能。急性DIC是获得性低纤维蛋白原血症的最常见原因
噬血细胞综合征	是一种侵袭性全身性疾病。常见低纤维蛋白原血症（是该综合征的标准之一），且常伴肝酶异常和凝血时间延长
抗纤维蛋白原抗体	系统性红斑狼疮、类风湿关节炎、多发性骨髓瘤等疾病状态下存在抑制纤维蛋白原特定功能的自身抗体。这些抗体可能干扰纤维蛋白肽释放、纤维蛋白单体聚合或纤维蛋白交联
其他原因（药物、副肿瘤综合征、血浆置换）	获得性异常纤维蛋白原血症和低纤维蛋白原血症也与肾病、多发性骨髓瘤、药物（如替加环素、左旋门冬酰胺酶）、血浆置换等相关

3.　临床表现

● 出血和凝血时间异常：轻度低纤维蛋白原血症（纤维蛋白原为100～150mg/dl）可能不会引起凝血时间异常；低纤维蛋白原血症和功能性纤维蛋白原水平＜100mg/dl的异常纤维蛋白原血症，会引起PT、APTT和TT及蛇毒凝血酶时间（RT）延长。

● 血栓形成：大多数先天性异常纤维蛋白原血症（或低纤维蛋白原血症）患者并无血栓形成，但20%～30%的患者可能出现血栓事件。

● 产科并发症：纤维蛋白原在数量或质量上存在异常的女性，妊娠期间和产后出血和血栓并发症的发生率增高，且反复妊娠丢失和胎盘早剥风险也增加。

- 其他罕见表现：肾淀粉样变性、肝糖原贮积症、脾破裂、骨囊肿、伤口愈合异常、心血管疾病。

4. 诊断（表155）

表155　各类纤维蛋白原缺乏症诊断要点

类型	诊断要点
无纤维蛋白原血症	功能性试验和免疫测定法均显示缺乏血浆纤维蛋白原
低纤维蛋白原血症	功能性试验和免疫测定法均显示血浆纤维蛋白原水平低下（＜1.5g/L）
异常纤维蛋白原血症	证明功能性和免疫反应性纤维蛋白原间存在差异（如免疫水平正常或升高，而功能活性水平低下）

5. 鉴别诊断（表156）

表156　纤维蛋白原缺乏症常见临床表现鉴别诊断

临床表现	鉴别要点
出血和/或TT延长的其他原因	出血的其他原因包括多种遗传性和获得性疾病，如遗传因子缺陷（如血友病）和获得性凝血因子抑制物。不同的是，大部分疾病不会引起PT、APTT或TT延长
PT、APTT和TT延长的其他原因	包括肝素、直接凝血酶抑制剂（达比加群、阿加曲班和比伐芦定）；低清蛋白血症；副蛋白（如多发性骨髓瘤和淀粉样变性中），其损害纤维蛋白原聚合；凝血酶抗体（如暴露于牛凝血酶制剂的患者）。但不同的是，这些情况不会引起纤维蛋白原功能和免疫反应性纤维蛋白原水平异常
血栓形成和/或妊娠丢失的其他原因	血栓形成的其他原因包括多种遗传性和获得性疾病，包括炎症状态、抗磷脂综合征和遗传性易栓症。不同的是，这些其他疾病不会引起PT、APTT和TT延长，也不会引起纤维蛋白原功能和免疫反应性纤维蛋白原水平异常

6. 治疗
- 原则：包括治疗原发病、消除诱因和治疗纤维蛋白原缺乏。
- 预防及治疗出血：一般无明显的出血症状，并不需要特殊治疗。因外伤、活动性出血或需手术时可以输注新鲜血浆、冷沉淀或纤维蛋白原制剂，一般纤维蛋白原水平在 0.5 ~ 1.0g/L 即能维持正常止血；在妊娠等其他临床状况下，需考虑不同的治疗阈值。

- 纤维蛋白原补充
  - ✓ 初始剂量：如果患者的纤维蛋白原水平未知，推荐剂量为静脉注射 70mg/kg（对于可疑因低纤维蛋白原浓度/功能而致出血的患者，可起始补充纤维蛋白原浓缩物 1 ~ 2g；对于外伤出血、纤维蛋白原 < 1.5g/L 的患者，建议起始补充纤维蛋白原浓缩物 3 ~ 4g）。
  - ✓ 后续剂量：纤溶功能正常时，升高纤维蛋白原水平 1g/L 所需剂量＝体重（kg）×0.06g/kg。
- 血栓形成：纤维蛋白原异常导致血栓形成并发症的患者应该接受抗凝治疗，除非有禁忌证。静脉血栓形成首选低分子量肝素。华法林仍是长期抗凝治疗的一种选择。抗凝持续时间应与一般人群中血栓形成的处理类似。

（陈 佳 孙 婷）

■ 弥散性血管内凝血

1. 概述

弥散性血管内凝血（DIC）是一种在各种疾病基础上，由于致病因素作用致人体凝血系统激活，全身微血管血栓形成，凝血因子大量消耗并发纤溶亢进，引起以出血及微血栓衰竭为特征的临床综合征。

2. 易致 DIC 发生的基础疾病（表 157）

表 157　易致 DIC 发生的基础疾病

分类	占比/%	常见疾病
感染性疾病	31 ~ 43	①细菌感染：革兰阴性菌感染为 DIC 最常见的病因，如脑膜炎球菌、大肠埃希菌、铜绿假单胞菌等。②病毒性感染：流行性出血热，重症肝炎等病毒性疾病，风疹病毒、麻疹病毒等。③立克次体感染：如斑疹伤寒。④原虫感染：如脑型疟疾。⑤螺旋体感染：如钩端螺旋体病
恶性肿瘤	24 ~ 34	①各种类型的急性白血病（尤其是急性早幼粒细胞白血病）。②淋巴瘤。③前列腺癌。④胰腺癌。⑤肝癌

分类	占比/%	常见疾病
病理产科	4～12	①羊水栓塞。②感染性流产。③死胎滞留。④重症妊娠高血压综合征。⑤子宫破裂。⑥胎盘早剥。⑦前置胎盘
手术及创伤	1～5	①富含组织因子的器官如脑、前列腺、胰腺、子宫、胎盘可因手术或创伤诱发DIC。②大面积烧伤、严重挤压伤、骨折及蛇咬伤等
医源性疾病	4～8	①药物：多种解热镇痛药，某些生物及酶制剂，纤溶抑制剂，糖皮质激素及少数抗生素。②某些大型手术或操作造成广泛组织缺血、缺氧及损伤，导致组织因子释放，诱发DIC。③肿瘤治疗：放化疗后促进肿瘤细胞破坏、释放组织因子类物质，诱发DIC。④溶血性输血反应。⑤药物导致的溶血反应

3. 诊断标准

- DIC诊断必须符合以下3方面的条件才能成立：存在引起DIC的病因；存在与DIC相关的临床表现；支持DIC的实验室指标。
- 采用表158所示中国弥散性血管内凝血诊断积分系统（CDSS）更加符合我国国情，利用此积分进行动态评分更有利于DIC诊断。

表158　中国DIC诊断积分系统

积分项	分数/分
基础疾病	
存在导致DIC的原发病	2
临床表现	
不能用原发病解释的严重或多发出血倾向	1
不能用原发病解释的微循环障碍或休克	1
广泛性皮肤、黏膜栓塞，灶性缺血性坏死、脱落及溃疡形成，或不明原因的肺、肾、脑等器官功能衰竭	1
实验室指标	
血小板计数	
非恶性血液病	
$\geq 100 \times 10^9$/L	0

积分项	分数/分
（80～100）×10⁹/L	1
＜80×10⁹/L	2
24小时内下降≥50%	1
恶性血液病	
＜50×10⁹/L	1
24小时内下降≥50%	1
D-二聚体	
＜5mg/L	0
5～9mg/L	2
≥9mg/L	3
PT及APTT延长	
PT延长＜3秒且APTT延长＜10秒	0
PT延长≥3秒或APTT延长≥10秒	1
PT延长≥6秒	2
纤维蛋白原	
≥1.0g/L	0
＜1.0g/L	1

注：非恶性血液病，每天计分1次，≥7分时可诊断为DIC；恶性血液病，临床表现第一项不参与评分，每天计分1次，≥6分时可诊断为DIC。

4. 治疗

● 原则：去除基础疾病诱因；阻断血管内凝血过程；恢复正常血小板和血浆凝血因子水平；抗纤溶治疗。

● 基础疾病治疗及诱因清除：如控制感染，治疗肿瘤原发病，积极处理产科疾病和外伤，纠正缺氧及酸中毒。

● 抗凝疗法

　✓ 肝素治疗

　　◆ 适应证：①DIC早期血液处于高凝状态，PT、APTT缩短。②出现多发栓塞现象。③顽固性休克伴其他循环衰竭症状和体征，常规抗休克治疗无效。

　　◆ 禁忌证：①手术及损伤创面有活动性出血，未经良好止血者。②近期有大咯血的结核或活动性出血的消化性溃疡者。③有多种凝血因子缺乏并有明显的纤溶亢进的晚期患者。④蛇毒所致DIC。⑤DIC晚期以纤溶亢进为主者。
- ◆ 肝素用法：一般采用每6小时皮下注射，剂量为15 000 ~ 45 000U/d，连续使用3 ~ 5天；需监测APTT，治疗使其延长至正常值的1.5 ~ 2.0倍时即为合适剂量；过量需使用鱼精蛋白中和。
- ◆ 低分子量肝素用法：可予每天50U/kg，分2次皮下注射，用药间隔时间8 ~ 12小时，疗程5 ~ 8天。一般不需要严格血液学监测。

✓ 其他抗凝和抗血小板药物
- ◆ 丹参或复方丹参注射液：100%复方丹参注射液20 ~ 40ml＋5%葡萄糖溶液100 ~ 200ml，快速静脉滴注，每天2 ~ 4次，连用3 ~ 5天。
- ◆ 其他：右旋糖酐40葡萄糖注射液，双嘧达莫，抗凝血酶Ⅲ，阿司匹林，噻氯匹啶，中草药如三七、红花等。

● 血小板及凝血因子补充
  ✓ 适应证：①有严重血小板减少或凝血因子缺乏的证据。②已清除病因，但经充分抗凝治疗后DIC未控制。③基础疾病易于消除的DIC患者，或不适合肝素治疗的DIC患者。
  ✓ 主要制剂：①新鲜冰冻血浆。②纤维蛋白原。③血小板悬液。④因子Ⅷ及凝血酶原复合物。

● 抗纤溶治疗
  ✓ 此类药物在DIC的治疗上不宜常规使用。
  ✓ 适应证：①有明显纤溶亢进的临床和实验室证据的DIC患者。②DIC晚期，继发性纤溶亢进已成为引起迟发性出血的主要原因。
  ✓ 主要的纤溶抑制剂
  - ◆ 氨基己酸：冲击剂量为4 ~ 6g，然后每1 ~ 2小时给予1g，总共一般不超过48小时；分次静脉缓慢注射或滴注。休克者慎用。
  - ◆ 氨甲苯酸：0.2 ~ 1.0g/d，分次静脉缓慢注射或滴注。
  - ◆ 氨甲环酸：0.5 ~ 2.0g/d，分次静脉缓慢注射或滴注。
  - ◆ 抑肽酶：广谱酶制剂，兼有抑制纤溶酶及因子Ⅹ等的激活作用。首剂5万U，随后1万U/h持续滴注，或总量每天10万~ 20万U，分次静脉滴注。

● 溶栓疗法
  ✓ 常用药物：尿激酶，临床上使用较少。
  ✓ 适应证：①脏器功能不全表现突出，经上述治疗无效者。②DIC末期，凝血及纤溶过程均停止，而脏器功能恢复缓慢者。③有明显的血栓栓塞的临床症状和实验室检查证据者。

- 其他治疗

  ✓糖皮质激素：①基础疾病需糖皮质激素治疗者，如各种变态反应疾病所致DIC。②感染-脓毒症休克并发DIC采取强力抗感染措施者。③并发肾上腺皮质功能减退者。

  ✓山莨菪碱：改善微循环，用于DIC的早、中期。剂量为10～20mg，静脉注射或滴注，2～3次/天。

  （侯鹏霄　鞠满凯）

血液科危重症处理

■ 贫血性心脏病

1. 概述

- 贫血为病理性高动力循环状态，在严重贫血或慢性持续性贫血的患者中，可因此出现机体各系统供氧不足，代偿性心输出量增加，心脏负荷加重，从而诱发心绞痛或冠脉供血不足等；同时，长期慢性贫血还可使心肌退行性变，心肌逐渐肥厚，心脏扩大，收缩力减退而发生充血性心力衰竭，产生贫血性心脏病。

- 血液系统疾病通常会合并不同程度的贫血，长期贫血往往与不良结局相关。因此，发现贫血原因是贫血性心脏病治疗的首要原则，病因不同，治疗也不尽相同。

2. 病因

- 慢性再生障碍性贫血；纯红细胞再生障碍性贫血；地中海贫血；遗传性球形红细胞增多症；自身免疫性溶血性贫血；阵发性睡眠性血红蛋白尿症；营养性贫血等。

3. 治疗原则

- 病因治疗：是纠正贫血性心脏病的首要原则，如缺铁性贫血补充铁剂；巨幼细胞贫血可通过补充叶酸和/或维生素B_{12}纠正；自身免疫性溶血性贫血患者应查找病因后针对原发病治疗，并予以糖皮质激素或有效免疫抑制剂治疗，以达到改善心功能的目的。

- 对症治疗：输血是对症治疗的主要措施。洋地黄类药物治疗效果差。应当严格掌握输血适应证，一般而言应输注浓缩红细胞（去血浆、血小板和白细胞），以减轻心脏负担，一般避免在1天内给予超过10ml/kg的浓缩红细胞。输注速度应缓慢，以20～30滴/分为宜，必要时加用利尿剂。

4. 预防

- 对某些慢性贫血性疾病，如慢性再生障碍性贫血、地中海贫血等，需要长期输血，应制订合理的管理方案，以减少慢性贫血和/或铁过载所致诸多并发症。

- 应定期及时输注成分血（浓缩红细胞），使血红蛋白维持在60g/L以上，可显著减少贫血性心脏病的发生。

（郭　晔）

■ 急性溶血性贫血

1. **概述**
- 溶血性贫血是由于各种原因在短时间内引起体内红细胞破坏速度超过骨髓造血潜能时，临床上出现的贫血。
- 根据病程不同分为急性和慢性，急性发作者机体可出现严重缺氧、肾衰竭甚至死亡，因此临床上应高度重视。

2. **病因**
- 遗传性球形红细胞增多症并发感染等诱因。
- 伯氨喹型溶血。
- 蚕豆病。
- 免疫性溶血性贫血。
- 血型不合输血等。

3. **诱发溶血的药物及化学物品**
- 诱发免疫性溶血性贫血的药物
  - ✓ 免疫复合物型（奎宁型）：对氨基水杨酸、异烟肼、利福平、奎尼丁、奎宁、非那西丁、氨基比林、胰岛素、二甲双胍、两性霉素B、培美曲塞等。
  - ✓ 半抗原型（青霉素型）：青霉素、氨苄西林、甲氧西林、先锋菌素、6-巯嘌呤、氢化可的松、四环素等。
  - ✓ 自身抗体型（甲基多巴型）：甲基多巴、左旋多巴、依法珠单抗、氟达拉滨、克拉屈滨、来那度胺等。
- 诱发溶血的化学物品
  - ✓ 氧化剂类：硝酸铵、次硝酸铋、硝酸银、氯酸盐、硝基苯、乙酰苯胺、三硝基苯等。
  - ✓ 非氧化剂类：苯肼、砷化氢、苯胺等。

4. **治疗**
- 病因治疗：去除引起急性溶血性贫血发作的原因，溶血发作可自行缓解。
  - ✓ 药物引起的免疫性溶血性贫血应停用该药物，同时予糖皮质激素治疗，以静脉给药为宜，以泼尼松$1 \sim 2mg/kg$剂量为基础，可换算成相应剂量的地塞米松或氢化可的松治疗。
  - ✓ 血型不合输血应立即停止输血并予以相应抢救措施。
  - ✓ 遗传性球形红细胞增多症并发感染，G6PD缺乏引起的伯氨喹型溶血、蚕豆病等引起的急性溶血，糖皮质激素治疗效果不肯定。
- 对症支持治疗：上述原因引起的急性溶血发作时，在去除诱因的同时应采取如下措施。

✓ 吸氧

✓ 补液，维持有效循环血量，碱化尿液，保护肾功能。

✓ 如贫血严重，可缓慢输注浓缩红细胞，输血期间应监测患者有无溶血性输血反应的症状和体征。

✓ 严重免疫性溶血性贫血患者，如有条件应进行血浆置换。

（郭　晔）

■ 血液病合并肛周感染

1. 概述

● 某些血液病如各种急性白血病、骨髓增生异常综合征、重型再生障碍性贫血等，由于疾病自身原因或治疗后粒细胞减少可发生肛周皮肤破溃，发展为肛周感染、脓肿形成，甚至引起败血症，严重者导致死亡。

● 急性白血病及骨髓增生异常综合征发生肛周感染一般处于患病初期（白血病细胞浸润所致）、白血病治疗后骨髓抑制期，重型再生障碍性贫血合并肛周感染可发生在疾病的初期及治疗期，其治疗原则与正常人不同，应引起重视。

2. 易并发肛周感染的原发血液病

● 原发病浸润。

● 急性白血病治疗后骨髓抑制期。

● 骨髓衰竭性疾病合并粒细胞减少。

● 造血干细胞移植后免疫缺陷状态。

3. 治疗

● 积极治疗原发病。

● 若感染处于患病初期，应减少化疗药物剂量，局部清洁、换药，同时加强抗感染等支持治疗，不宜采用外科治疗。

● 若感染处于骨髓抑制期机体抗感染能力低下、血小板减少易并发出血，不宜手术治疗，应予广谱抗生素等支持治疗，同时局部清洁、换药。

● 若白细胞恢复期有脓肿形成，应切开引流，积极换药，减少应用延缓伤口愈合的药物。

● 若感染处于疾病的缓解期应择期手术，以利于下一步强化治疗。

（郭　晔）

■ 血液病合并阑尾炎

1. 概述

● 急性阑尾炎的典型症状为转移性右下腹痛，查体可发现右下

247

腹压痛、反跳痛、肌紧张等腹膜刺激征。

- 血液系统疾病由于其原发病及原发病所致的免疫缺陷状态等可合并急性阑尾炎，病情常进展迅速，出现全腹膜炎、败血症甚至肠坏死、穿孔等危及生命。

2. 诊断及鉴别诊断

- 阑尾炎的诊断主要依靠病史及体格检查等，血液系统疾病由于本身的特殊性及放、化疗的影响，可能缺乏典型临床表现，易造成早期诊断困难；若患者发热伴腹痛，查体有腹部压痛及腹肌紧张，有时可触及右下腹包块，应警惕阑尾炎的可能。

- 某些淋巴瘤（如伯基特淋巴瘤）常以腹部表现为首发症状，累及远段回肠、胃、盲肠和/或肠系膜、肾、睾丸、卵巢、乳腺、骨髓或中枢神经系统等，可类似于急性阑尾炎症状，注意鉴别。

3. 治疗

- 积极治疗原发病。
- 血液病合并急性阑尾炎原则上可选择保守治疗。
- 保守治疗选择的原则：①病程超过72小时，影像学检查（B超、CT）提示有阑尾周围脓肿形成，且腹膜炎较局限者。②诊断明确，但患者状况差，白细胞、血小板计数低下，或凝血功能异常。
- 积极抗感染治疗大部分患者均可控制，抗生素一般应选择碳青霉烯类等广谱抗生素，早期、足量是治疗成功的关键。
- 血友病并发急性阑尾炎患者在抗生素治疗的同时，必须给予足够量的替代治疗。
- ITP患者在血小板 $< 30 \times 10^9$/L时，可给予IVIg 0.4g/（kg·d）连续3～5天，以提高血小板计数，或输注血小板支持，以利手术治疗。
- 外科手术治疗：一般应限于阑尾周围脓肿引流，急性阑尾炎反复发作者。
- 对于化疗中曾使用糖皮质激素的患者，围手术期可适当补充，以减轻应激反应。

（郭　晔）

■ 血液病合并妊娠

1. 概述

- 血液病合并妊娠不但使血液病本身的治疗复杂化，同时也给产科带来很多问题，恰当处理可增加血液病治疗的概率，也可避免危及生命的产科并发症。

2. 处理原则

因疾病病种及分期不同而异。

- 白血病
  - ✓初诊白血病合并妊娠应尽早终止妊娠，以免延误白血病治疗，终止妊娠前后应给予预防感染、出血的措施。
  - ✓白血病缓解期合并妊娠，与正常孕妇处理方式相同。

- 淋巴瘤
  - ✓淋巴瘤缓解期伴妊娠，如已停用化疗、放疗半年以上，可以妊娠至分娩。分娩过程可按正常产妇处理。
  - ✓若淋巴瘤活动期伴妊娠，应立即终止妊娠，以免因放、化疗导致宫内死胎、胎儿畸形等。

- 慢性ITP
  - ✓因ITP合并妊娠可使30% ～ 85%的ITP患者病情恶化，因此应尽量避免妊娠。
  - ✓若PLT ≥ 50×10⁹/L，临床无出血情况，可在密切观察病情变化前提下继续妊娠至分娩。分娩时若无出血，应采取经阴道自然分娩。如临床有出血症状，可用糖皮质激素或输注大剂量丙种球蛋白，必要时输注血小板，并应缩短第二产程。
  - ✓若PLT ≤ 50×10⁹/L，应在分娩前3 ～ 4周给予泼尼松1mg/（kg·d），使PLT在70×10⁹/L以上，后减量维持，也可在预产期前2周予以大剂量丙种球蛋白0.4g/（kg·d），连用5天。尽量采用经阴道分娩。
  - ✓若需剖宫产，应在术前、术中和术后输注大剂量丙种球蛋白和血小板。
  - ✓有条件者可于产前查脐静脉血血小板计数，了解胎儿血小板是否正常。若PLT ≥ 50×10⁹/L，可经阴道分娩；若PLT ≤ 50×10⁹/L，应行剖宫产，以免胎儿颅内出血。

- vWD或获得性因子Ⅷ缺乏
  - ✓vWD患者妊娠时需随访和定期检查，产前应测因子Ⅷ水平，如低，应输注因子Ⅷ浓缩物、冷沉淀、新鲜全血或血浆使因子Ⅷ至正常水平，禁用影响血小板功能的药物。
  - ✓获得性因子Ⅷ缺乏原因不明，若为因子Ⅷ抗体阳性，分娩时应输注因子Ⅷ浓缩物。若为结缔组织病引起，可采用糖皮质激素治疗或血浆置换以降低抗凝物滴度。

- 再生障碍性贫血
  - ✓妊娠者应由血液科、妇产科医生共同管理。
  - ✓妊娠早期若Hb > 60g/L，可在密切观察下继续妊娠，妊娠期可继续再障治疗，但应避免使用雄激素及免疫抑制剂环孢素。若Hb＜60g/L应予输血治疗（但应考虑输血并发症的可能性）；若再障病情严重，应在术前准备充分前提下终止妊娠。

✓ 分娩时应做好支持治疗准备，将Hb提升至80g/L以上，PLT 50×10^9/L以上，分娩方式以经阴道分娩为宜，产后应予抗生素预防感染。

（郭　晔）

■ 血液病合并颅内出血

1. 概述

- 血液系统疾病中伴有血小板数量和质量异常、凝血功能障碍以及遗传性凝血因子缺乏的疾病均有发生颅内出血的可能。
- 主要特征为头痛，可伴有颅内压升高的其他表现，但定位体征不明显。
- 根据出血的部位不同，危险性不同。一旦发生，危及生命，应予以高度重视。
- 临床上应以积极预防为主。

2. 治疗原则

- 免疫性血小板减少症伴颅内出血：应积极输注大剂量丙种球蛋白联合糖皮质激素治疗，同时配合支持对症治疗。一般不推荐输注血小板。
- 血小板无力症或再生障碍性贫血伴颅内出血：对症支持治疗的同时输注单采血小板。
- 急性白血病伴颅内出血：急性白血病发病时常伴凝血功能异常，尤其急性早幼粒细胞白血病，一旦发生颅内出血，死亡率极高。治疗上首先应遵循原发病治疗原则，同时监测出凝血功能指标，积极纠正；血小板减少应输注单采血小板。
- 遗传性凝血因子缺乏伴颅内出血：输注缺乏的凝血因子，输注其替代物。血友病患者危及生命的严重出血，包括颅内出血或头部创伤，应尽快输注凝血因子浓缩物，使凝血因子活性水平达到80%～100%。对于疑似中枢神经系统出血的患者，在等待影像学检查结果时，应及时给予凝血因子替代治疗；针对重度或可能严重的出血，凝血因子替代治疗的持续时间取决于多因素，包括是否需要手术、出血程度、出血部位、有无损伤或目标关节出血，以及输注治疗后的效果（如出血减少、愈合）。
- 血友病出血的治疗原则见表159。

表159　血友病出血的治疗原则

出血类型	血友病A	血友病B
中重度出血（颅内出血、严重创伤等）凝血因子活性水平达到80%～100%	给予因子Ⅷ 50IU/kg	给予因子Ⅸ 100～120IU/kg
关节出血凝血因子活性水平达到40%～50%	给予因子Ⅷ 25IU/kg	给予因子Ⅸ 50～60IU/kg

注：因子Ⅷ每日2次，因子Ⅸ每日1次。

（郭　晔）

■ 高白细胞急性白血病

1. 概述

- 白细胞计数增高是一种实验室检查异常，定义不一，可为初诊时白细胞计数 $> 50 \times 10^9/L$ 或 $> 100 \times 10^9/L$。
- 常见于急性髓系白血病或慢性髓细胞性白血病急变期等，特征为原始细胞比例高，以及组织灌注降低症状。
- 若处理不当，会发生危及生命的并发症如弥散性血管内溶血（DIC）、肿瘤溶解综合征（TLS）等，从而失去治疗机会。

2. 处理原则

- 迅速稳定降低白细胞计数，联合TLS预防治疗。
- 对于病情相对稳定的白细胞计数高的急性白血病患者，建议初始治疗采用诱导化疗而非羟基脲白细胞去除术。应联合TLS预防，积极补液和口服别嘌醇。
- 高白细胞急性早幼粒细胞白血病的治疗：监测出凝血功能指标，及时纠正。首选砷剂（三氧化二砷）治疗，同时可加用羟基脲（2～3g/d）、别嘌醇口服。缓解后定期联合化疗以强化治疗。
- 若患者无白细胞淤滞症状（通常表现为呼吸系统或神经系统症状）而又必须延迟诱导化疗，建议采用羟基脲降低白细胞计数而非单采去除白细胞，也需要静脉补液和TLS预防。
- 若患者有白细胞淤滞症状而又必须延迟诱导化疗，可考虑单采术降白细胞计数，单采去除白细胞治疗的临床意义目前还不十分明确，部分患者单采术后白细胞计数下降并不明显。
- 小剂量化疗降白细胞治疗：如阿糖胞苷（50～100mg/d）或高三尖杉酯碱（1～2mg/d）治疗，待白细胞计数 $< 50 \times 10^9/L$ 时，予以联合化疗治疗原发病。

（郭　晔）

■ 肿瘤溶解综合征

1. 概述
- 肿瘤溶解综合征（TLS）是由于肿瘤细胞短时间内大量破坏，细胞内的核酸、钾、磷等物质释放入血导致的一种代谢综合征。
- 特点包括高尿酸血症、高钾血症、高磷血症及低钙血症，并由此引发如急性肾衰竭、心律失常和癫痫发作等并发症，严重者可危及生命。
- 可发生在血液系统肿瘤治疗的早期，病情进展迅速，临床处理上具有一定的挑战性。

2. 临床表现
- 主要与内环境紊乱、肾衰竭相关。
- 包括恶心、呕吐、嗜睡、少尿或无尿、液体潴留、肌肉痉挛、癫痫发作及心电图改变等。

3. 诊断标准
- 实验室TLS：治疗开始前3天至治疗后7天，出现以下2项以上代谢异常。
    - ✓ 尿酸＞475.8μmol/L，或在儿童中高于年龄的正常上限。
    - ✓ 钾＞6.0mmol/L。
    - ✓ 成人磷＞1.5mmol/L，或儿童＞2.1mmol/L。
    - ✓ 纠正钙1.75mmol/L，或Ca^{2+}0.3mmol/L。
- 临床TLS：在实验室TLS的基础上合并以下任何1项，肌酐水平升高，癫痫发作，心律失常，死亡。

4. 风险分层
- 高风险（＞5%）
    - ✓ ALL：WBC≥$100×10^9$/L和/或LDH≥2ULN。
    - ✓ AML：WBC≥$100×10^9$/L。
    - ✓ 伯基特淋巴瘤、淋巴母细胞淋巴瘤、弥漫大B细胞淋巴瘤：Ⅲ/Ⅳ期，和/或LDH≥2ULN。
    - ✓ 中风险但伴肾功能不全和/或肾受累，或血尿酸或磷酸＞1ULN。
- 中风险（1%～5%）
    - ✓ ALL：WBC＜$100×10^9$/L且LDH＜2ULN。
    - ✓ AML：WBC（25～100）×10^9/L或WBC＜$25×10^9$/L，但LDH≥2ULN。
    - ✓ 伯基特淋巴瘤：LDH＜2ULN。
    - ✓ 淋巴母细胞淋巴瘤：Ⅰ/Ⅱ期，且LDH＜2ULN。

✓弥漫大B细胞淋巴瘤：Ⅲ / Ⅳ期，且LDH＜2ULN。

✓间变大细胞淋巴瘤Ⅲ / Ⅳ期。

✓对化疗敏感的实体肿瘤如神经母细胞瘤和生殖细胞瘤等，体积大。

- 低风险（＜1%）

✓AML：WBC＜$25×10^9$/L且LDH＜2ULN。

✓CML。

✓多数实体瘤。

5. 治疗

- 一般措施：积极治疗感染、脓毒血症、DIC，纠正低血压和低血容量；避免使用肾毒性药物；TLS高风险或已发生临床TLS者，根据病情适当减低化疗强度。

- 监测指标：每4～6小时监测血电解质、肌酐和尿酸，以及尿量、血压、体重等，必要时心电监护。

- 水化和利尿：化疗前24～48小时静脉充分水化，推荐液体量为3L/（m^2·d），且不含钾、钙、磷，无须碱化尿液（嘌呤代谢产物黄嘌呤和次黄嘌呤在碱性环境下溶解度下降）；目标尿量＞100mL/（m^2·h）[儿童＞3～4 ml/（kg·h）]，尿量不足可使用袢利尿剂，如呋塞米（速尿）每次0.5～1mg/kg，不建议使用噻嗪类利尿剂，可增加尿酸水平。

- 处理高尿酸血症：首选尿酸氧化酶，推荐剂量0.1～0.2mg/kg溶于50ml生理盐水，0.5小时内静脉滴注，1～2次/天。尿酸氧化酶可将尿酸降解为易溶于水的尿囊素和过氧化氢，后者可导致葡萄糖-6-磷酸脱氢酶（G6PD）缺乏患者溶血，因此应用前应常规检测G6PD活性。对于G6PD活性缺乏的患者可应用别嘌醇200～300mg/（m^2·d），每8小时1次。

- 纠正电解质紊乱

✓高钾、高磷血症：限制钾、磷的摄入，充分水化促进其排出，通过口服离子交换树脂、螯合剂，促进钾、磷从肠道排出；应用药物促进钾转移至细胞内，必要时行血液透析。

✓低钙血症：无症状的低钙血症无须处理，若出现症状可用小剂量葡萄糖酸钙缓解症状（10%葡萄糖酸钙1～2mg/kg），但无须将血钙补充至正常，以免增加磷酸钙在肾小管等组织沉积的风险。

- 血液透析：指征包括难处理的少尿或无尿、血容量超负荷、电解质紊乱、酸中毒、高磷血症及其相关的症状性低钙血症、高尿酸血症和尿毒症等。

（郭　晔）

■ 血液病合并严重感染

1. 概述

- 由于血液系统疾病的特殊性，患者通常因原发病或粒细胞减少等合并严重感染，感染的病原学涉及细菌（尤其是耐药菌）、真菌、病毒等，可发生于疾病初期，也可发生于疾病治疗过程中。
- 一旦发生病情凶险、进展迅速，极易发展为败血症，应积极治疗。

2. 病因

- 中性粒细胞减少或缺乏。
- 免疫功能缺陷，化疗或造血干细胞移植后可加重免疫功能减退，使原有的正常菌群成为致病菌。
- 局部浸润、出血或消化道黏膜损伤可加重感染。

3. 致病菌

- 细菌
  - ✓ 革兰阴性杆菌：包括大肠埃希菌、肺炎克雷伯菌、铜绿假单胞菌、嗜麦芽窄食单胞菌和鲍曼不动杆菌。
  - ✓ 革兰阳性球菌：包括肠球菌、链球菌属、金黄色葡萄球菌和凝固酶阴性葡萄球菌等。
  - ✓ 近年来，耐药菌的感染不容忽视，包括产超广谱β内酰胺酶（ESBL）大肠埃希菌（产ESBL-EC）、产ESBL肺炎克雷伯菌（产ESBL-KP）、耐碳青霉烯肺炎克雷伯菌、耐碳青霉烯铜绿假单胞菌、耐碳青霉烯鲍曼不动杆菌及耐甲氧西林金黄色葡萄球菌等。
- 病毒：单纯疱疹病毒、巨细胞病毒、腺病毒、呼吸道合胞病毒及肝炎病毒等。
- 真菌：念珠菌、曲霉菌、毛霉菌及隐球菌等。

4. 感染好发部位

口腔、上呼吸道感染，肺炎，阑尾炎，肠炎，泌尿系感染，原有痔疮的患者常继发严重肛周感染。

5. 临床表现

血液病患者由于免疫功能低下或粒细胞缺乏，炎症相关临床表现常不明显，病原菌及感染灶也不明确，发热可能是感染的唯一征象。同时由于感染部位不同，临床表现不尽相同：患者可表现为低热或高热，伴有寒战、畏寒等症状，严重者病情迅速恶化，进入休克状态。

6. 预防措施

- 应选择无菌病房进行隔离治疗，可减少外来病原体的感染。

- 注意口腔、肛周等部位的护理。
- 外周血WBC<0.5×10^9/L，应预防性应用造血因子，如G-CSF等，使白细胞恢复，以减少感染的发生。

7. 诊断
- 病史询问和体格检查：注意既往抗菌药物使用、耐药和定植情况，发现感染的高危和隐匿部位。
- 实验室检查：全血细胞计数、肝肾功能和电解质检查，降钙素原、C反应蛋白等感染相关指标。
- 病原学检查：血培养、微生物学涂片、血清1,3-β-D葡聚糖试验（G试验）、血清或分泌物半乳甘露聚糖试验（GM试验）、PCR或宏基因组二代测序辅助诊断病原学。
- 影像学检查：肺部、鼻旁窦CT等，积极寻找感染部位。

8. 治疗
- 病原学治疗
  - ✓ 充分了解本粒缺伴发热患者病原学的流行病学特点。
  - ✓ 根据疾病危险分层、感染部位、脏器功能及耐药危险因素等合理评估患者。
  - ✓ 制订合理的抗感染治疗方案，并积极寻找病原学证据：尽快使用抗菌药物初始经验性治疗，而不必等待病原学检查结果，其原则是覆盖可迅速引起严重并发症或威胁生命的最常见和毒力较强的病原菌，同时必须考虑本区域、本院及本科室感染的流行病学，覆盖耐药菌，直至获得准确的病原学检查结果。
  - ✓ 高危患者静脉应用的抗菌药物必须是能覆盖铜绿假单胞菌和其他严重革兰阴性杆菌的广谱抗菌药物。
  - ✓ 特定条件下，初始经验性用药需要同时覆盖严重的革兰阴性杆菌和革兰阳性球菌。
  - ✓ 对于病情不能控制的严重感染，需诊断再评估，考虑耐药菌可能。
  - ✓ 若抗菌药物治疗无效，需考虑真菌、病毒和其他病原菌感染的可能。
- 支持对症治疗
  - ✓ 监测患者生命体征，同时注意出入量平衡。
  - ✓ 对于低灌注患者或乳酸≥4mmol/L患者开始迅速的液体复苏，使用30ml/kg的晶体液。
  - ✓ 调节水电解质平衡，营养支持治疗。
  - ✓ 凝血功能监测。

（郭　晔）

■ 血液病合并急性呼吸窘迫综合征

1. 概述

- 急性呼吸窘迫综合征（ARDS）由肺源性（如肺炎、误吸）或非肺源性（如脓毒血症、胰腺炎、创伤）等因素引起。
- 病理表现为急性弥漫性肺泡损伤伴肺泡毛细血管通透性、肺重量增加和肺组织气体交换能力丧失。
- 临床上表现为低氧血症、呼吸窘迫、胸部X线片上双侧透亮度下降、肺顺应性降低等。
- 血液病合并ARDS时，由于原发病不同，预后不同。

2. 病因

- 感染性因素：脓毒血症，重症肺炎（真菌性、细菌性、病毒性等）。
- 非感染性因素：白血病浸润，输血相关急性肺损伤，各种血液系统疾病导致的DIC所致的肺部并发症等。

3. 临床表现

- 原发病基础上，突发进行性加重的呼吸困难，吸氧状态下不能缓解，临床可分为4期。
- 一期（损伤期）：呈原发病的症状和体征，可有过度通气，胸部X线无改变。
- 二期（相对稳定期）：开始出现呼吸困难，肺部体征不明显；胸部X线可出现肺纹理增多、模糊，提示血管周围液体聚积。一般出现在发病后12～24小时。
- 三期（呼吸衰竭期）：出现于发病后的36～48小时。呼吸频率增快和窘迫、发绀加重，心动过速、顽固性低氧血症，肺部听诊有干湿啰音。胸部X线呈现弥漫性小斑片状浸润，可伴有奇静脉扩大。$PaCO_2$降低，出现呼吸性碱中毒。
- 四期（终末期）：呼吸窘迫、发绀继续加重，胸部X线呈现弥漫性融合成片阴影。呼吸肌疲劳导致通气不足，二氧化碳潴留，产生混合性酸中毒，继而发生循环衰竭、心搏骤停。

4. 辅助检查

- 血氧饱和度监测。
- 动脉血气。
- 胸部影像学。
- 心电图（必要时完善超声心动图）。
- 原发病相关检查（感染指标监测、血常规、血培养、肝肾功能等）。

5. 诊断标准

- 具有引起ARDS的原发病。
- 呼吸系统症状：呼吸频率＞28次/分和/或呼吸窘迫。
- 血气分析异常：低氧血症PaO_2＜60mmHg，氧合指数（PaO_2/FiO_2）＜300mmHg。
- 胸部X线征象：肺纹理增多，边缘模糊，斑片状阴影或大片状阴影等肺间质或肺泡性病变。
- 排除慢性肺部疾病和左心衰竭。
- 凡具备上述5项或1、2、3、5者可诊断ARDS。

6. 分度

- 目前依据低氧血症的严重程度将ARDS分为3类（柏林标准）。
- 轻度：200mmHg＜PaO_2/FiO_2≤300mmHg，呼气末正压（PEEP）或持续气道正压（CPAP）≥5cmH_2O。
- 中度：100mmHg＜PaO_2/FiO_2≤200mmHg，PEEP≥5cmH_2O。
- 重度：PaO_2/FiO_2≤100mmHg，PEEP≥5cmH_2O。

7. 治疗

- 包括呼吸治疗、改善动脉血氧合作用及基础疾病的治疗。
- 基础疾病的治疗：尽早去除导致ARDS的病因，这对ARDS的预后至关重要，尤其是感染性因素，应针对病原菌选择抗生素支持治疗。
- 氧疗：纠正缺氧为刻不容缓的重要措施，可采用鼻导管或面罩吸氧，必要时应予机械通气纠正低氧血症。
- 抗炎治疗：糖皮质激素，长期低剂量的甲泼尼龙1mg/（kg·d）有助于改善其临床结局。
- 合理的液体治疗；注意出入量平衡，纠正酸碱平衡失调及电解质紊乱；胶体液的补充一般仅限于有低蛋白血症者。
- 减少氧耗：退热、镇静、镇痛等治疗。
- 降低肺动脉压药物（如吸入性一氧化氮、前列腺素等）。
- 输注：对合并贫血（Hb维持在70～90g/L）的患者可提高氧分压，改善器官缺氧。
- 及时监测血气改变，积极对症治疗，合理营养支持治疗。

8. 预后

- 根据基础疾病的不同，预后不同。若原发病容易控制，ARDS多能迅速恢复正常。

（郭　晔）

■ 高黏滞综合征

1. 概述

  高黏滞综合征是指由于某些疾病引起的血液黏稠度显著增加，从而引发具有一系列特有临床症状的综合征。

2. 临床表现

- 头晕、视物模糊、视力障碍、耳鸣、一过性轻瘫，手足麻木，意识障碍，严重者可出现昏迷，四肢末梢循环障碍出现雷诺现象，部分患者可有血栓形成；血小板功能障碍所致出血、视觉障碍以及神经功能缺陷。
- 眼底检查：眼底静脉扩张、局限性狭窄、出血及渗出。
- 脏器功能：可有心功能、肺功能及肾功能异常。

3. 病因

- 高纤维蛋白原血症或高丙种球蛋白血症，后者可见于华氏巨球蛋白血症或多发性骨髓瘤患者。
- 红细胞显著增多，如真性红细胞增多症。
- 红细胞变形性异常，如镰状细胞贫血。
- 血小板增多，如原发性血小板增多症。
- 白细胞增多，如各种急慢性白血病。

4. 治疗

- 真性红细胞增多症：可选用羟基脲等治疗，紧急情况下可予静脉放血治疗；对于部分真性红细胞增多症患者，聚乙二醇IFN-α可替代羟基脲作为初始降细胞治疗。
- 血小板增多症：紧急情况下可予单采血小板，使血小板计数快速下降，后给予药物治疗，可给予抗血小板聚集药物治疗。常用药物有小剂量阿司匹林治疗。
- 血浆球蛋白增高：可采用多次血浆置换治疗，同时积极治疗原发病；血浆置换前应尽可能避免输注红细胞，因其可能会进一步加重血清黏滞度。
- 高白细胞：可选择性应用小剂量化疗或单采白细胞，同时采取对原发病的治疗。

（郭 晔）

■ 细胞因子释放综合征

1. 概述

- 细胞因子释放综合征（CRS）是近年CAR-T细胞介导免疫治疗过程中出现的不良反应。

- 可累及全身各个脏器，严重者可发生重要脏器功能衰竭并危及生命。

2. 临床表现

- CAR-T细胞输注后3周内，出现以下症状注意鉴别：体温≥38℃；血压下降（收缩压＜90mmHg）；低氧血症（动脉氧饱和度＜90%）；脏器不良反应（包括心血管、呼吸道、肝肾、胃肠道、血液、神经系统等脏器不良反应）。
- 若出现头痛、情绪异常、反应迟钝、幻觉、失语、抽搐等，注意是否合并CAR-T细胞相关性脑病综合征（CRES）。

3. 分级标准

- 1级：无危及生命的症状，只需对症治疗，如发热、恶心、疲劳、头痛、肌痛、不适。
- 2级：症状需要适度干预并缓解。需氧量＜40%，或低血压（仅需补液或一种低剂量升压药物），或2级器官毒性。
- 3级：症状需要积极干预才能缓解。需氧量≥40%，或低血压（需大剂量或多种升压药物），或3级器官毒性，或4级转氨酶升高。
- 4级：危及生命的症状，需要机械通气，或4级器官毒性（不包括转氨酶升高）。
- 5级：死亡。

4. 治疗

- 监测和一般处理：常规心电监护（记录生命体征），每天监测血细胞计数、凝血功能、生化和铁蛋白等。条件允许，可定期监测细胞因子（IL-6、IL-10及IFN-γ等）和外周血CD19$^+$B细胞和CD3$^+$T细胞比例变化；根据生命体征及出入量等变化，对症退热及静脉补液治疗。
- 常见脏器不良反应的处理
  ✓ 低血压：注意保持出入量平衡，必要时可以0.9%生理盐水扩容，顽固性血压下降，可使用低剂量血管活性药物治疗，去甲肾上腺素为首选药物，同时监测血肌钙蛋白、脑钠肽（BNP）浓度和心电图检查等。
  ✓ 急性肾衰竭：监测24小时出入量，定期查肾功能，尿量减少时可酌情使用利尿剂。若出现尿量进行性减少或者肾衰竭，可行血液透析。
  ✓ 肝功能不全：若患者血清转氨酶、胆红素水平升高及出现低蛋白血症，应避免使用可能加重肝功能损伤的药物或调整药物使用剂量，一般肝功能不全以胆汁淤积型肝损伤为主，可使用丁二磺酸腺苷蛋氨酸或熊去氧胆酸等保肝药物治疗。

✓ 凝血功能异常：出现PT、APTT延长，D-二聚体增多，低纤维蛋白原血症等凝血功能紊乱。可输注新鲜冰冻血浆及补充白蛋白；若纤维蛋白原 < 1g/L，可补充冷沉淀或纤维蛋白原；凝血功能进行性恶化，注意是否合并HPS/MAS。

- 严重CRS的治疗：3 ～ 4级CRS患者通常呈多脏器中重度功能障碍，且病情进展迅速。

✓ 托珠单抗：起始剂量通常为8mg/kg，输注时间1小时，最大剂量不超过800mg；若初次使用托珠单抗后未能改善CRS引起临床症状，可二次应用托珠单抗或其他免疫抑制剂治疗。

✓ 糖皮质激素及其他免疫抑制剂：如甲泼尼龙（1mg/kg静脉滴注，每12小时1次）。其他免疫抑制剂包括环磷酰胺、抗胸腺细胞球蛋白、阿伦单抗等，以及TNF-α抗体（如英夫利昔单抗3 ～ 5mg/kg，即刻静脉滴注）和TNF-α受体抗体（依那西普25 ～ 50mg，即刻皮下注射）。

- CRES的治疗：首选地塞米松（10mg静脉滴注，每6小时1次）。对发生4级CRES或脑水肿的患者应给予大剂量糖皮质激素治疗直至症状缓解至1级CRES后快速减量；同时针对神经系统症状的对症治疗。

（郭　晔）

■ 血液病并发大出血

1. 概述
- 血液系统疾病如重型再生障碍性贫血、各种急性白血病、原发性血小板减少性紫癜等由于血小板减少或并发凝血功能障碍等，常可导致严重出血的发生。
- 若处理不当常可导致失血性休克，甚至危及生命。

2. 鼻出血
- 诱因：免疫性血小板减少症、急性淋巴细胞白血病、再生障碍性贫血或凝血功能障碍，遗传性毛细血管扩张症等血液病患者，血管弹性差、脆性增加，药物治疗后局部组织易形成溃疡等因素，极易诱发出血并继发感染。
- 临床表现：出血部位以鼻中隔Little区多见。急性突发出血易使患者产生恐惧感，或体位不当（仰卧位）导致大量血液吞咽入胃而发生失血性休克。
- 预防：居住环境保持空气湿度适中；预防性应用薄荷油或液体石蜡滴鼻或睡前予红霉素软膏涂鼻腔；口服多种维生素以改善鼻黏膜血管脆性。

- 治疗：①使患者安静。②坐位或半坐位以降低鼻部血压，拇指与示指将鼻翼压向鼻中隔前下方，以直接压迫止血。③鼻腔局部用药（包括血管收缩剂）、化学药品烧灼或鼻腔填塞（包括可吸收和不可吸收的材料），严重出血患者应予以凡士林纱条及棉球压迫止血，24小时后，液体石蜡/抗生素眼药水滴鼻，使鼻腔填塞物自然脱出，以免引发再出血。④针对原发病予以处理，如输注血小板或补充凝血因子。⑤必要时请耳鼻咽喉科医生在鼻内镜下探查及寻找出血点进行止血。

3. **大咯血**
- 24小时咯血总量超过500ml称为大咯血。
- 诱因：血液系统疾病所致凝血功能障碍、血小板计数低下，应用大剂量糖皮质激素，粒细胞缺乏期，以及造血干细胞移植后免疫重建延迟合，免疫功能低下，易诱发肺部感染，都容易导致大咯血的发生。一旦发生，应给予足够重视。
- 处理原则：明确病因；防止气道阻塞；维持生命功能；防止继续出血。
  - ✓一般处理：患侧卧位，或头略低于胸部或倒立；若呼吸困难予以30°～40°半位，以利于咳嗽、呼吸、排血，保持呼吸道通畅。患者恐惧、紧张可予以镇静（地西泮）、镇咳（可待因），但吗啡禁用。
  - ✓止血：治疗原发病的同时，予药物如酚磺乙胺（止血敏）、肾上腺色腙片（安络血）等治疗，否则效果不佳。
  - ✓垂体后叶素：是非常有效的药物，10%糖盐水＋垂体后叶素10U静脉滴注，每天3～4次，停止出血后3～4天停药。
  - ✓生长抑素类似物奥曲肽：也常被应用于大咯血的治疗。
  - ✓酚妥拉明：为α受体阻滞剂，可以直接舒张血管平滑肌，降低肺动静脉血管压力，以达到止血目的，主要用于垂体后叶素禁忌或无效者。
  - ✓输注血小板或补充凝血因子：根据情况及时、足量应用。

4. **消化道大出血**
- 概述：上消化道出血典型表现为呕血及黑便，伴有上腹部疼痛。下消化道出血根据出血量及部位，表现不同。若血小板<20×10⁹/L，或有凝血功能异常，或病程中不能解释的血红蛋白下降并有上述消化道异常的表现应注意鉴别。
- 预防：血小板<20×10⁹/L应预防性输注血小板；凝血功能障碍者积极纠正；若为药物（如糖皮质激素或解热镇痛药）诱发，应减量和停药；尽量避免侵入性检查。
- 治疗
  - ✓原则：首先应评估患者意识、气道、呼吸和循环。在对急性上消化道出血进行初步诊断与鉴别后，结合GBS评分判断病情危险程度。迅速开始复苏治疗，复苏治疗主要包括容量复苏、输血治疗及血管活性药物应用。

✓ 容量复苏：建议收缩压维持在80～90mmHg为宜。

✓ 输血治疗：若收缩压＜90mmHg；心率＞110次/分；Hb＜70g/L；血细胞比容（HCT）＜25%或出现失血性休克，需以大量输血方案进行输血，预先设定比例的血液制品（如红细胞、血浆及血小板的比例为1∶1∶1）及使用辅助药物如钙剂，血小板计数难以维持在50×10^9/L以上时应输注血小板。

✓ 对于凝血功能障碍的患者，需动态观察凝血指标或血栓弹力图变化，实时评估凝血功能状态。若PT（或INR或APTT）＞1.5uLN，应输注新鲜冰冻血浆（FFP），如果使用FFP后纤维蛋白原（Fib）水平仍＜1.5g/L，推荐输注Fib或冷沉淀。大量输血可导致输血并发症，如低钙血症和凝血功能障碍，应经验性给予钙剂（如输注4U血液制品后，补充1g氯化钙），并密切监测离子钙水平。大量输血过程还需注意可能出现的低体温、酸中毒和高钾血症。

✓ 可静脉联合应用质子泵抑制剂（PPI）和生长抑素治疗，也可应用H_2受体阻滞剂，降低胃酸。

✓ 止血药物：在纠正凝血功能异常等的前提下，予以药物如酚磺乙胺（止血敏）、云南白药或凝血酶等。

✓ 输注血小板或补充凝血因子：根据情况及时、足量应用。

5. 月经不止

● 月经不止是免疫性血小板减少症、初治白血病、化疗后骨髓抑制期及重型再生障碍性贫血等女性患者的常见并发症。

● 治疗：恰当处理可减少输血，及时进行原发病的治疗。

✓ 急性淋巴细胞白血病初治患者应予对症治疗（血小板输注及止血药应用），同时应用避孕药物（去氧孕烯炔雌醇，每天1片，连服21天，停药7天），缓解后治疗应尽量将月经期与骨髓抑制期错开或预防性应用避孕药。

✓ 再生障碍性贫血患者在月经中期应用雄激素治疗本病的同时，可减少月经量。

✓ 免疫性血小板减少症患者可选用避孕药，用药1个周期止血后停药。

（郭　晔）

造血干细胞移植技术

概述

- 造血干细胞移植（HSCT）是对患者进行大剂量放疗、化疗和免疫抑制预处理后，将正常供者或自体的造血细胞注入患者体内，使之重建正常的造血和免疫功能，从而达到治疗目的的一种治疗手段。

- 根据造血干细胞是否来自患者，HSCT可以分为自体造血干细胞移植（auto-HSCT）及异基因造血干细胞移植（allo-HSCT），其中allo-HSCT的供者又可以根据是否有亲缘关系及人类白细胞抗原（HLA）相合程度分为HLA相合同胞供者、HLA相合无关供者、HLA单倍相合亲缘供者及HLA部分相合脐血供者。

- 除一些免疫缺陷性疾病患者进行的移植外，HSCT回输造血细胞之前均需要预处理，以使移植物顺利植入并最大限度清除异常细胞或肿瘤细胞。预处理是HSCT的开始，也是关系成败的重要环节之一。

- 预处理方案包括清髓性预处理（MAC）、减低强度预处理（RIC）及非清髓性预处理（NMAC）。

- MAC是患者接受预处理后1～3周出现不可逆的骨髓抑制和全血细胞减少，恢复造血功能必须经造血干细胞支持的预处理方法。NMAC是仅造成轻度的骨髓抑制，在没有造血干细胞支持的情况下，患者的造血功能可以在较短时间内自行恢复的低强度预处理方法。RIC强度介于MAC与NMAC之间，是在保证移植物植入的前提下使用毒性较低的药物，以提高安全性、降低移植相关死亡率的改良预处理方法。

- 预处理方案组成：目前一般由放疗、化疗和生物制剂组成。预处理中最常用的放疗方式为全身照射（TBI）。预处理常用TBI一般采取以下单次或分次照射方案：①总剂量7.5～10Gy单次照射。②3天内进行5～6次分次照射，总剂量10～14Gy。③4天内进行10～12次分次照射，总剂量14～15Gy。采用不同的放疗设备，其剂量率也要进行相应调整，在剂量率增加时，总剂量要减少。

- 常用预处理化疗药物：白消安（Bu）、环磷酰胺（CTX）、依托泊苷（VP-16）、美法仑（Mel）、阿糖胞苷（Ara-C）、卡莫司汀（BCNU）等。每一种化疗药物均有其最大耐受剂量，在有造血干细胞支持的情况下，髓外限制毒性是限制预处理药物剂量无限增加的关键因素。表160列举了几种常用预处理药物的最大耐受剂量，超过此剂量可能会出现不可逆的脏器损伤。预处理化疗药物剂量趋于个体化，按理想体重计算预处理药物剂量。如果患者的实际体重低于理想体重，则按照实际体重给药，反之则按照理想体重计算预处理药物剂量。

表160　常见预处理药物的最大耐受剂量

药物	Bu	CTX	VP-16	Mel	Ara-C	BCNU
最大耐受剂量	16mg/kg	200mg/kg	300mg/m²	225mg/m²	36mg/m²	300mg/m²

- 预处理方案的选择：受患者疾病类型、身体状况、具体移植方法等因素的影响。无论采用哪一种预处理方案，患者都有可能因复发、病情进展或感染、移植物抗宿主病（GVHD）等导致移植失败。因此，没有一种方案适用于同一疾病的所有患者，需根据具体情况选择合理的方案。

预处理方案选择

1. 良性血液病预处理方案选择
- allo-HSCT治疗非恶性重型血液病的适应证因各疾病特点而不同，需根据其预计的生存期、患者生活质量、疾病相关并发症的严重程度、是否有合适供者以及患者和其监护人意见决定。供者来源多首选同胞HLA全相合或同基因者。
- 同胞HLA相合HSCT是年轻重型再生障碍性贫血（AA）患者的首选治疗方式。与一般allo-HSCT不同，重型AA患者移植时骨髓已呈空虚状态，也不存在恶性克隆，预处理仅需适宜的免疫抑制以保障稳定植入和降低后期GVHD风险。200mg/kg CTX±抗胸腺/淋巴细胞球蛋白（ATG/ALG）是最常用的预处理方案。
- 对年龄≤35岁且有HLA相合同胞供者的重型AA患者，如无活动性感染和出血，首选HLA相合同胞供者HSCT，年龄>35岁的重型AA患者，在免疫抑制治疗治疗失败后，也可采用HLA相合同胞供者HSCT。年龄<30岁患者，标准预处理方案是大剂量CTX 50mg/（kg·d）×4天（回输前5天到回输前2天）和兔源ATG。若无HLA相合同胞供者，年龄<50岁（50～60岁者，须一般状况良好）有HLA完全相合（DNA水平Ⅰ类抗原和Ⅱ类抗原）供者的重型或极重型AA患者，至少免疫抑制治疗失败且移植时无活动性感染和出血，可选择HLA相合的无关供者HSCT。年轻患者预处理方案推荐使用CTX 300mg/（kg·d）×4天；氟达拉滨（FLU）30mg/（kg·d）×4天；兔源ATG。以上移植方案均应选用环孢素作为基础免疫抑制剂，并建议1年后缓慢减停。

2. 恶性血液病预处理方案选择

- 急性髓系白血病（非急性早幼粒细胞白血病，AML）
  - ✓ 移植适应证：按照遗传学进行危险度分层为预后不良组及部分预后中低危组患者。对于可检测残留病（MRD），既往称微小残留病（MRD）持续阳性，或者MRD由阴性转为阳性，尤其是巩固治疗完成后MRD阳性的患者，虽然遗传学分层属于预后中低危组，建议进行HSCT（图11）。

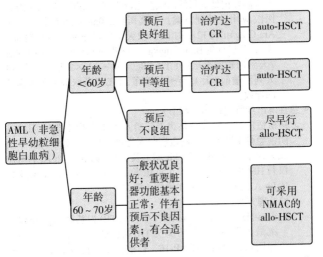

图11　成人急性髓系白血病（非急性早幼粒细胞白血病）移植方式推荐
（完全缓解，CR）

造血干细胞移植技术

  - ✓ 预处理方案
    - ◆ auto-HSCT：白消安联合环磷酰胺方案（Bu/CTX）是AML患者auto-HSCT的标准预处理方案。近年来不少学者尝试以抗白血病作用更强的药物替代CTX组成新的预处理方案，其中比较有前景的是Bu联合大剂量Mel方案，方案包括Bu（12.8mg/kg）联合CTX（120mg/m^2）、Bu联合Mel（140mg/m^2）、Bu联合VP-16和BU联合去甲氧柔红霉素（IDA）。此外，IDA联合Bu也是一种可行的预处理方案，方案包括：IDA 20mg/m^2，回输前13天到回输前11天；Bu静脉滴注3.2mg/m^{2}或口服4.0mg/m^2×4天（回输5天到回输前2天）。中国医学科学院血液病医院干细胞移植中心应用BCFA方案也取得了很好的自体移植效果，具体方案：Bu 3.2mg/kg×3天（回输前9天到回输

267

前7天）、CTX 40 ~ 50mg/kg×2天（回输前6天到回输前5天）、FLU 30mg/m² ×3天（回输前6天到回输前4天）、Ara-C 1.0 ~ 2.0g/m² ×3天（回输前4天到回输前2天）。

◆ allo-HSCT：最初AML移植的预处理方案都是基于TBI或Bu/CTX的MAC方案，但最近提出了很多降低强度的预处理方案，初衷是希望减少治疗毒性以弥补复发率增加的代价，但迄今尚无大规模的前瞻性随机试验结果发表，而仅有骨髓登记处资料的回顾性比较研究。苏州大学第一附属医院应用预处理方案：司莫司汀250mg/m² ×1天（-10），Ara-C 2g/m²每12小时1次 ×2天（回输前9天到回输前8天），静脉注射Bu 0.8mg/kg，每6小时1次 ×3天（回输前7天到回输前5天），CTX 1.8g/（m²·d）×2天（回输前4天到回输前3天），治疗中高危AML患者取得了令人满意的疗效。

- 急性淋巴细胞白血病（ALL）
  ✓ 移植适应证：需要评估患者年龄及ALL类型（即Ph阳性或阴性急性T淋巴细胞白血病归入为Ph⁻ALL）。对于青少年及成人患者（＞14岁），Ph⁺ALL及高危/标危的Ph⁻ALL均建议行HSCT治疗；对于儿童患者（≤14岁），Ph⁺ALL及高危Ph⁻ALL建议行HSCT治疗（图12）。

  ✓ 预处理方案
    ◆ auto-HSCT：在auto-HSCT中，以TBI为基础的预处理方案最为常用。常用方案为TBI联合CTX，常在此基础上加用Flu、Ara-C或VP-16，目前仍缺乏比较TBI与非TBI预处理方案在ALL自体移植中的大型临床试验。中国医学科学院血液病医院干细胞移植中心的回顾性研究表明，采用克拉曲滨（CLAD）、Ara-C的改良预处理方案也初步在ALL自体移植患者中取得了较好的疗效，具体剂量为CLAD 10mg/d×3天，Ara-C 1.0 ~ 2.0g/m² ×3天。

    ◆ allo-HSCT：目前仍推荐以TBI为基础的方案作为标准预处理方案。多项临床研究表明，含TBI预处理方案与包含塞替派、Bu/CTX、Bu/Mel及Bu/Flu等的非TBI预处理方案相比，其可降低复发率，而生存率则相似或更优。近来也有研究建议，在ALL中应用TBI或非TBI预处理方案应取决于MRD状态，allo-HSCT前应用二代测序方法检测MRD（NGS-MRD）仍阳性患者应首选含TBI方案。对于老年及合并多种并发症而可能无法耐受MAC的患者，RIC是一种有效降低TRM的替代方案。另有研究显示，在移植前MRD阴性的CR1 Ph⁺ALL患者中，RIC与MAC方案的复发率无明显差异，OS甚至更优于MAC方案。

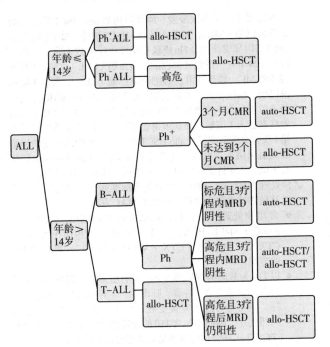

图12 急性淋巴细胞白血病移植方式推荐

注: B-ALL, 急性B淋巴细胞白血病; T-ALL, 急性T淋巴细胞白血病; CMR, 完全分子学缓解。

RIC常用方案包括Bu (8～10mg/kg) /Flu (150mg/m²)、Mel (140mg/m²) /Flu、低剂量TBI (单次<5Gy或分次总量<8Gy) 联合Flu等。

- 淋巴瘤
  - ✓ 移植适应证: HSCT治疗时机和方式的选择受到疾病相关因素和患者因素两方面的影响。疾病相关因素主要包括淋巴瘤的组织病理学亚型、危险度分层和移植前疾病状态等; 而患者因素包括年龄、体能状态、合并症, 以及是否存在合适的供者等。
  - ✓ auto-HSCT适用于对化疗敏感、年龄相对较轻且体能状态较好的具有不良预后因素的非霍奇金淋巴瘤 (NHL) 的一线诱导化疗后的巩固治疗; 也适用于一线治疗失败后挽救治疗敏感患者的巩固治疗。
  - ✓ allo-HSCT在淋巴瘤治疗中的地位不如auto-HSCT肯定, 目前主要应用于：①多次复发、原发耐药和auto-HSCT后复发的恶性淋巴瘤（ML），通常选择allo-HSCT治疗。②17p缺失或TP53基因异常突变、Flu或联合免疫化疗失败（原发耐药或PFS＜24个月）的慢性淋巴细胞白血病（CLL）。③某些高度侵袭性ML，如高危淋巴母细胞淋巴瘤（LBL）、肝脾T细胞淋巴瘤、肠病相关性T细胞淋巴瘤Ⅱ型（2016年WHO分类更新为单形性亲上皮性肠道T细胞淋巴瘤）、侵袭性NK细胞白血病和成人T细胞白血病或淋巴瘤等，若治疗有效应尽早于第1次完全缓解期接受allo-HSCT治疗；若无HLA匹配的同胞或无血缘供者，可试验性进行单倍体相合HSCT或脐血移植临床试验。④科学设计的经伦理委员会批准的临床试验。

✓ 预处理方案：auto-HSCT目前尚无标准的预处理方案，因缺乏移植物抗淋巴瘤效应，应采用MAC方案。

◆ 常用预处理方案：包括BEAM方案（BCNU＋VP-16＋Ara-C＋Mel）、BEAC方案（BCNU＋VP-16＋Ara-C＋CTX）、CBV方案（CTX＋VP-16＋BCNU）和包含TBI的方案。

◆ 以TBI为基础的预处理方案：具有更多的近期和远期不良反应，如继发第二肿瘤、肺毒性、生育障碍和白内障形成等；同时部分患者需接受或计划接受限制性毒性剂量的局部放疗。因而不包含TBI的原发性中枢神经系统淋巴瘤（PCNSL）联合化疗方案是更常用的预处理方案。

◆ 其他方案：近年来，在多项临床研究中，有学者尝试替代经典的BEAM预处理方案，但多数为单中心、非对照研究。在多项临床研究中，一些新的药物替代BCNU显示其可行性，特别是以苯达莫司汀替代BCNU，初步显示出良好的疗效和安全性。

◆ BuCy2（白消安＋环磷酰胺2天）和Cy-TBI是MAC-allo-HSCT常用的预处理方案。对于年轻、侵袭性疾病和对治疗反应不佳的患者，若卡氏功能状态评分（KPS）≥80%、低移植合并症指数（HCT-CI）以及存在HLA匹配的同胞供者，应选择MAC-allo-HSCT。

◆ RIC/NMA预处理方案通常以FLU为基础，包括FLU/Mel、FLU/低剂量BU、FLU/CY和低剂量TBI联合或不联合FLU等。RIC/NMA-allo-HSCT常用于老年、体能状态稍差、合并症较多、高HCT-CI或HSCT后复发的患者。＞60岁的患者原则上不选择MAC方案。惰性淋巴瘤，如滤泡性淋巴瘤（FL）、CLL或套细胞淋巴瘤（MCL）等，无论是年轻或年龄较大患者，MAC-allo-HSCT可能带来不必要的NRM，多采用RIC/NMA-allo-HSCT。

- ◆ 对于HLA不全相合来源供者，可联合ATG或CD52单抗（alemtuzumab）体内去除T淋巴细胞，降低移植排斥和预防GVHD。auto-HSCT/RIC-allo-HSCT的治疗方法需要进一步探索。
- 骨髓增生异常综合征
  - ✓ 预处理方案是影响复发的重要因素，优化预处理方案可以改善移植预后。
  - ✓ 地西他滨（DAC）广泛用于MDS患者移植前诱导、巩固、桥接，以及移植后复发的治疗。Cruijsen等报道用"10天DAC"预处理方案移植治疗MDS及AML，可以减少移植后复发而不增加NRM。"5天DAC"方案治疗高危MDS及慢性粒-单核细胞白血病（CMML）的疗效及安全性优于"10天DAC"。
  - ✓ 中国医学科学院血液病医院将含"5天DAC"的改良Bu/CTX方案作为MDS和MDS/MPN患者allo-HSCT的预处理方案，移植后OS率、复发率和NRM分别为86%、12%和12%，高危、极高危MDS患者2年OS率分别为74%、86%，在预后不良的基因突变患者中的疗效令人鼓舞。该方案具体为：DAC 20mg/m² （回输前9天至回输前5天），Flu 30mg/m² （回输前6天至回输前4天），Bu 3.2mg/kg （回输前9天至回输前7天），CTX 40mg/kg （回输前3天至回输前2天），Ara-C 2g/m² （回输前9天至回输前7天）。

造血干细胞移植后并发症

造血干细胞移植后常见并发症（表161）

表161　造血干细胞移植后常见并发症

移植后常见并发症	临床表现	治疗方法
植入失败	原发植入失败（移植后28天时中性粒细胞及血小板计数仍未达到造血重建标准）及继发植入失败（造血重建后再次出现持续ANC < 0.5×10⁹/L及PLT < 20×10⁹/L、伴有供者嵌合状态的丢失或无复发情况下骨髓中供者细胞嵌合率 < 5%）所致的中性粒细胞和/或血小板减少	取决于造血功能恢复的可能性，尚无标准的治疗推荐，可选择输血支持治疗、冻存供者细胞输注、二次移植等

造血干细胞移植技术

移植后常见并发症	临床表现	治疗方法
急性移植物抗宿主病（aGVHD）	皮肤：斑丘疹，无症状或仅有轻度瘙痒或疼痛 胃肠道：恶心、呕吐、腹泻、腹痛及体重减轻等 肝损害：肝功能检查异常	糖皮质激素甲泼尼龙是一线治疗方法，对于糖皮质激素治疗不敏感的患者，可应用抗白介素-2受体抗体、芦可替尼等药物，但尚无标准的二线治疗推荐
慢性移植物抗宿主病（cGVHD）	累及多器官及系统，如皮肤病变、干眼症、苔藓样口腔黏膜损害、食管和阴道狭窄、肠道功能异常、慢性肝病、闭塞性细支气管炎等	激素联合或不联合钙调磷酸酶抑制剂是一线治疗标准方案，治疗效果不显著者，可选用甲氨蝶呤、芦可替尼等药物，但尚无标准的二线治疗推荐
造血干细胞移植相关血栓性微血管病（TA-TMA）	微血管性溶血性贫血、血小板减少、微血栓形成、多器官功能障碍	一线治疗以去除病因和支持治疗为主，包括及时减/停钙调磷酸酶抑制剂和雷帕霉素靶蛋白抑制剂、控制高血压、及时治疗感染和GVHD等可能会诱发TA-TMA的合并症；若一线治疗效果欠佳，推荐联合使用二线治疗，如使用血浆置换、依库珠单抗、利妥昔单抗、去纤苷等治疗手段（治疗选择没有优先顺序）
肝脏并发症	肝窦隙阻塞综合征（SOS）/肝静脉闭塞症（VOD） 主要表现为右上腹压痛、黄疸、痛性肝大、腹水、体重增加、水肿等	轻中度患者接受支持治疗，重度与极重度患者采用药物治疗。可选用去纤苷、重组人组织型纤溶酶原激活物、糖皮质激素等
肺部并发症	弥漫性肺泡出血 咳嗽、气促、咯血，低氧血症	大剂量甲泼尼龙冲击治疗和抗生素预防感染
	闭塞性细支气管炎综合征 慢性干咳、劳力性呼吸困难、运动耐力下降、喘息	目前无统一治疗标准，可采用药物治疗、细胞输注和肺移植

移植后常见并发症	临床表现	治疗方法
肾脏及膀胱并发症　出血性膀胱炎	主要症状为不同程度的血尿、尿频、尿急、尿痛、排尿困难，排除泌尿系感染	轻症患者选用水化、碱化尿液、利尿、解痉等治疗；重症患者可选用膀胱冲洗、膀胱内药物灌注
感染相关并发症　巨细胞病毒（CMV）感染	以CMV病为典型表现，可累及多个器官。肺炎：发热、咳嗽、气促、咳痰；胃肠炎：腹痛、发热、腹泻、血便；视网膜炎：飞蚊症，视力下降、畏光	更昔洛韦和膦甲酸钠作为一线治疗药物，二线治疗可选择一线中未使用的抗CMV药物或加用CMV特异性T细胞
造血干细胞移植后EB病毒相关性淋巴增殖性疾病（EBV-PTLD）	发热和局灶或全身淋巴结肿大是EBV-PTLD最常见的临床表现；结外器官受累也十分常见，如中枢神经系统、胃肠道等，临床表现可不典型	包括预防、抢先治疗。目前尚无公认有效的预防策略，预防性治疗的有效性目前尚有争议。出现不同日连续两次外周血EBV-DNA阳性结果时可启动抢先治疗，对于EBV-DNA拷贝数快速上升的患者，启动抢先治疗的临床意义更大，利妥昔单抗是最重要的抢先治疗手段，建议同时减量免疫抑制剂

（姜尔烈　曹易耕）

造血干细胞移植技术

273

输血及成分输血

■ 输血通则

- 输血是血液系统疾病治疗的主要措施之一，但绝非安全无害。因此在临床应用时应权衡利弊，严格遵守以下通则。
- 不可替代原则：只有通过输血才能缓解病情和治疗患者疾病时，才考虑输血治疗。
- 最小剂量原则：临床输血剂量应考虑输注可有效缓解病情的最小剂量。
- 个体化输注原则：临床医生应针对不同患者的具体病情制订最优输血策略。
- 安全输注原则：输血治疗应以安全为前提，避免对患者造成额外伤害。
- 合理输注原则：临床医生应对患者进行输血前评估，严格掌握输血适应证。
- 有效输注原则：临床医生应对患者输血后的效果进行分析，评价输注的有效性，为后续的治疗方案提供依据。

（孙佳丽）

■ 输血适应证

- 输血是临床常用的治疗措施，由于血液中含有多种有效成分，目前多采用成分输血。
- 常用血液制剂的输血适应证见表162。

表 162　常用血液制剂的输血适应证

品名		特点	适应证	输血后评价
全血		成分与体循环血液成分基本一致，随保存期延长，其中的血小板及不稳定凝血因子逐渐失去活性。目前临床应用较少	适用于大量失血①及血液置换的患者	主要观察输血后贫血和血容量改善的临床表现，对比输血前、后的血红蛋白浓度和红细胞计数的变化。一般情况下，成年患者输注1U全血约升高Hb 5g/L
红细胞	悬浮红细胞	HCT适中（50%～65%），输注过程较为流畅	适用于慢性贫血或急性失血患者	成年患者输注1U红细胞制剂约升高血红蛋白5g/L。解冻洗涤红细胞和洗涤红细胞在制备过程中存在红细胞损失，损失20%～30%，评价效果时应予考虑
	浓缩红细胞	最小限度扩充血容量，减轻受血者循环负荷，并减少血液添加剂对患者的影响	适用于存在循环超负荷高危因素的患者，如充血性心力衰竭患者及婴幼儿患者等	
	去白细胞悬浮红细胞	使用白细胞过滤器清除悬浮红细胞中几乎所有的白细胞，过滤后血液成分中的剩余白细胞数应≤2.5×10⁹U	适用于需多次输血，有非溶血性发热反应史，免疫功能低下易感染CMV等病原微生物的患者	
	洗涤红细胞	去除全血中98%以上的血浆，可降低敏过敏反应、非溶血性发热反应等输血不良反应	①对血浆成分过敏的患者。②IgA缺乏的患者。③非同型造血干细胞移植的患者。④高钾血症及肝肾功能障碍的患者。⑤新生儿输血、宫内输血及换血等	

品名	特点	适应证	输血后评价
辐照红细胞	采用放射性射线对血液进行辐照，有效灭活血液中具有免疫活性的T细胞，预防免疫功能低下的患者发生输血相关性移植物抗宿主病	适用于宫内换血和宫内输血；已知或疑似免疫缺陷的儿科患者；先天性细胞免疫缺陷症和霍奇金淋巴瘤患者；亲属间输血（不受亲缘关系远近及患者免疫状态限制）；接受移植手术的患者输血；患者正在接受抑制T细胞功能的治疗（如氟达拉滨、苯达莫司汀、咪唑硫嘌呤、阿仑单抗等）等	
冰冻解冻去甘油红细胞	冰冻红细胞保存期长；解冻、洗涤过程去除了绝大多数白细胞及血浆	适用于稀有血型患者及有特殊情况患者的自体红细胞保存与使用等	
新鲜红细胞	采集后保存时间小于7天的红细胞，可避免因贮存导致的血液中血钾、血氨增高及pH下降	适用于具有以下病情的患儿：①新生儿换血。②大量输血。③存在高钾血症风险患儿。④地中海贫血患儿长期输血	

续 表

品名	特点	适应证	输血后评价
单采粒细胞	中性粒细胞含量≥1.0×10^{10}个/袋 容量150～500ml	适用于出现感染、抗生素治疗48小时无效且ANC 0.5×10^9/L的患者，以及先天性粒细胞功能障碍得患者（如慢性肉芽肿性疾病等） 为减少输注无效，以及免疫功能严重低下，造血干细胞移植等患者宜选择HLA配合型单采粒细胞；所有输注患者宜选择辐照单采粒细胞	适用于出现感染，体温是否下降，感染是否控制，实时调整输注剂量
浓缩血小板	从全血中分离制备的血小板，浓度及纯度高，来源于200ml全血中分离制备的血小板含量≥2.0×10^{10}个/袋，一般需多袋联合使用	治疗性输注：以下情况致血小板下降伴明显出血倾向同时：①严重感染所致血小板减少症。②血小板减少伴出血。③大量输注库存血后血小板出血。④急性白血病或出血释放。⑤免疫性血小板减少症伴预后不良时。 预防性输注：①急性白血病。②再生障碍性贫血。③各种肿瘤患者放、化疗后。④心肺旁路手术。⑤造血干细胞移植得继发性血小板功能异常。 不宜输注：①血栓性血小板减少性紫癜。②肝素诱导的血小板减少症。③特发性血小板减少性紫癜	治疗性血小板输注的疗效判断：主要观察临床出血症状是否得到改善，血小板计数升高程度只能作为参考指标之一 预防性血小板输注的疗效判断：主要观察输注后血小板计数升高的情况，测定输注后血小板增加校正指数CCI_{24h}>4500，判注后1h时和24h时的CCI。CCI$_{1h}$>7500或CCI$_{24h}$>4500，判断为有效。$$CCI=\dfrac{PI\,(10^9/L)\times S\,(m^2)\times 1000}{N\,(10^{11})}$$
单采血小板	采用血细胞分离机从单个献血者循环血液中采集，纯度高，量≥2.5×10^{11}个/袋，与浓缩血小板相比，可降低同种免疫反应的发生率		

品名	特点	适应证	输血后评价
			$PI=$输注后的血小板数－输注前的血小板数 N为输入血小板的绝对对数量 $S=0.0061×$身高（cm）＋$0.0128×$体重（kg）＋0.01529 若发现血小板输注无效，应检测血小板抗体，同时给予配型血小板输注
新鲜冰冻血浆（FFP）	含有全部的凝血因子	适用于无相应凝血因子浓缩制剂应用时，多种原因导致的凝血因子缺乏，也可用于大量输血、大面积烧伤、创伤、血浆置换等	实验室指标改变 出血症状改善
血浆	普通冰冻血浆	与新鲜冰冻血浆相比，缺少不稳定凝血因子（因子Ⅴ和因子Ⅷ）	需持续补充大量输血的患者，红细胞、血浆和血小板之比例为1:1:1 不适用于单纯扩充血容量和升高血浆白高浓度，也不适用于其他能通过方式（如维生素K、冷沉淀凝血因子、凝血因子浓缩制剂等）治疗的凝血功能障碍 禁忌证：对血浆蛋白过敏的患者	

输血及成分输血

血

续　表

品名	特点	适应证	输血后评价
冷沉淀凝血因子	是 FFP 在（4±2）℃条件下分离出的不溶解的白色沉淀物，目前国内 2U 冷沉淀由 200ml FFP 制备而成，主要成分为：因子Ⅷ≥80IU，纤维蛋白原≥150mg，其他成分如因子 XⅢ、vWF、纤维结合蛋白含量不做具体要求	①因子Ⅷ、因子 XⅢ、vWF、纤维蛋白原等缺乏的治疗。②大量输血、DIC 及其他治疗方法无效的尿毒症出血通常每次输注剂量为 10 ～ 15IU/kg，须融化后快速输注有特异性浓缩制剂可供使时冷沉淀不宜作为首选方案	实验室指标改变出血症状改善

注：①24 小时内丢失一个自身血容量（正常成人血容量的 8% ～ 9%）；或 3 小时内丢失 50% 自身血容量；或成人出血速度达到 150ml/min；或出血速度达到 1.5ml/（kg·min）超过 20 分钟；失血导致收缩压低于 90mmHg 或成人心率超过 110 次/分。vWF，血管性血友病因子。我国以 200ml 全血为 1 单位，将 200ml 全血分离制备的各种血液成分定义为 1U。并在血液标签上标示为 1U。

（李　强　孙佳丽）

■ 输血反应

1. 概述

- 与输血具有时序相关性的不良反应称为输血反应/输血并发症。
- 输血反应的原因可能是不良事件，也可能是患者与所输注血液相互作用。输血反应分为输血传播性感染（TTI）/输血感染性反应（TTIR）和输血非感染性反应（TTNIR）两种情况。

2. 输血非感染性反应

- 与输血具有时序相关性的非病原体引起的不良反应。
- 分为急性/速发性输血反应和慢性/迟发性输血反应。
- 常见病因、症状、防治措施等见表163。

3. 输血传播性感染

- 病原体通过输血过程从献血者体内进入到受血者体内并引起相应的感染或疾病。
- 常见的输血传播性感染见表164。

4. 发生严重输血反应时的紧急处理程序

- 医护人员应立即停止输血，并以生理盐水维持静脉通路，评估患者气道、呼吸、和循环功能，进行相应抢救措施。
- 再次检查患者基本身份标识信息是否与发血单、血袋标签一致；同时观察剩余血外观；联系输血科技术人员。
- 尽早采患者血及血袋中剩余血（最好和血袋一起）送输血科检测分析。
- 同时按需送检血常规、血清胆红素、血浆游离血红蛋白、血浆结合珠蛋白、细菌培养（同时送检患者与血袋内血液标本）等。
- 留取发生输血反应后第一次尿送检尿常规、尿血红蛋白。
- 输血科技术人员进行相关检测的复检工作。

表163 输血非感染性反应

类型	发生率及病因	症状	实验室检查	防治措施
过敏反应	发生率为1%～3%。变应原与体内已有的抗体间相互作用所致。输入来自具有遗传性过敏体质的献血者的抗体也会发生；部分可见于先天性IgA缺乏的患者	多发生于输血过程中或输血结束后4小时内，表现为荨麻疹，皮肤潮红、红斑，可伴局部痉挛、红斑，可伴局部痉挛神经性水肿，严重者也可出现支气管痉挛、喉头水肿、呼吸困难、低血压、过敏性休克等全身过敏反应，恶心、呕吐、腹痛、腹泻等胃肠道症状	过敏反应症状较为典型，误诊和漏诊可能性较小，但也应注意排除药物过敏	轻度过敏反应予抗组胺药物能迅速缓解，可密切观察下缓慢继续输血；重度过敏反应必须立即停止输血，给予相应的呼吸循环支持，根据病情况使用肾上腺素、抗组胺药、糖皮质激素等；重度喉头水肿患者或气管切开；行气管插管或气管切开；重度支气管痉挛患者给予β受体激动剂或氨茶碱；反复出现过敏反应者可使用糖皮质激素进行预防，必要时可输注洗涤红细胞
急性输血反应（免疫性）				

输血及成分血　自输血

类型	发生率及病因	症状	实验室检查	防治措施
急性溶血性输血反应（AHTR） 急性输血反应（免疫性）	发生率约为1/80 000。多见于ABO血型不相容输血，常由IgM抗体引起，多为血管内溶血	常发生在输血过程中，输血后即刻或输血后24小时内。严重程度与输血量、输血反应发生时间有关，表现为寒战、发热、烦躁、心悸、胸背痛、恶心、呕吐、心动过速、低血压、呼吸困难、黄疸、血红蛋白尿、血红蛋白压。急性者会出现DIC，严重者休克甚至死亡。而有的患者症状轻微或无明显表现	重新核对患者，查阅实验室检查记录，复查血型及交叉配血试验（包括输血前及输血后标本），直接抗球蛋白试验（DAT），输血后标本外观检查，追加实验室检查以确认是否存在红细胞不相容及确认溶血反应检测（血浆游离血红蛋白、胆红素等）	立即停止输血，抽取患者血液标本连同血袋剩余血液送输血科检查；更换输血器，补液扩容，纠正低血压，维持尿量在70～100ml/h，维持18～24小时，可使用小剂量多巴胺3～5g/(kg·min)治疗低血压并改善肾灌注；防治DIC，防治急性肾衰竭，必要时进行透析；出血患者予输注血小板，血浆或冷沉淀；严重溶血反应可进行血浆置换，去除循环内不相合红细胞及其破坏后有害物质和抗原-抗体复合物

续表

类型	发生率及病因	症状	实验室检查	防治措施
非溶血性发热反应（FNHTR）	发生率为0.5%~3%。主要由于输入的含白细胞的血液成分与患者体内已有的抗体发生免疫反应和/或血液储存过程中白细胞释放的可溶性细胞因子等所致	在输血中或输血结束后4小时内，患者体温≥38℃，且较输血前体温升高1℃以上，可伴有寒战、头痛、呕吐、恶心等。原发病、过敏反应、溶血与细菌污染等所致发热需证据	排除溶血反应、细菌污染，筛查HLA抗体	立即停止输血、排查原因，确定为FNHTR可对症退热。输注少白细胞血液成分可预防其发生，症状严重的患者应输洗涤红细胞
急性输血反应（免疫性）输血相关急性肺损伤（TRALI）	罕见，是目前输血死亡的首位原因。由于输入含有与受血者HLA相应的抗-HLA、人类粒细胞抗原（HNA）相应的抗-HNA的全血或含有血浆的血液成分，发生抗原-抗体反应，突然发生的急性心源性肺水肿。引起TRALI的抗体90%以上来自献血者，少数来自受血者	输血中或输血后6小时内出现的急性呼吸困难，低氧血症（自然呼吸下 $PaO_2/FiO_2 \le 300mmHg$），非心源性肺水肿，中度的低血压和发热，一起组成TRALI五联征胸部X线示双侧肺部浸润，两肺X线可闻及细湿啰音，但无输血相关循环超荷，以及输血引起的过敏反应和细菌污染严重的细菌污染染等表现	排除溶血反应和心源性肺水肿，HLA、HNA分型，筛查HLA、HNA抗体，胸部X线	TRALI多于发生后48~96小时内缓解，肺功能完全恢复。死亡率<10%，治疗关键在于明确诊断，发生TRALI后，立即停止输血，支持治疗为主。充分给氧、维持血压稳定，监测血氧分压，必要时行气管插管、机械通气；不必强心、利尿，吗啡可酌情使用、糖皮质激素可能有效；相关献血者应予延期献血

类型	发生率及病因	症状	实验室检查	防治措施
输血相关循环超负荷(TACO)	发生率为1%~10%，是输血死亡的重要原因。输血速度过快和/或输血量过大，或患者潜在心肺疾病不能有效接受血液输注容量等所致慢性心力衰竭	患者于输血过程中或输血结束后6小时内出现心率增快、呼吸困难、端坐呼吸、咳嗽、头痛、血压升高、颈静脉怒张等症状和体征，使用利尿剂治疗有效	BNP升高，影像学检查提示肺水肿，排除TRALI	预防为主。充分评估患者心功能状况，对于高危患者尽可能选择浓缩血液减成分并降低输血速度。一旦出现相关症状，立即停止输血，取坐位减少静脉回流，给予对症处理、吸氧、利尿、强心治疗等
急性输血反应(非免疫性)　输血相关呼吸困难(TAD)	具体发生率及发病机制尚不十分清楚，现阶段临床报道较少	输血结束后24小时内发生呼吸窘迫，不符合TRALI、TACO或过敏反应等诊断，且不能用患者潜在或已有疾病解释	排除TRALI、排除TACO，排除导致呼吸困难的其他原因	吸氧，对症治疗
输血相关性低血压	发生率尚不清，多发生于正在服用ACEI类药物并使用带电荷床旁白细胞过滤器的高血压患者	在输血过程中或输血结束后1小时内仅出现血压下降表现，收缩压下降(<90mmHg或较基础血压下降≥40mmHg)或脉压减小(<20mmHg)	排除溶血反应(DAT、血红蛋白血症检测，复测患者ABO血型)	停用ACEI类药物；禁止补充白蛋白；血浆置换；禁止行床旁白细胞过滤

输血及成分输血

续 表

类型	发生率及病因	症状	实验室检查	防治措施
空气栓塞	罕见，输血过程中空气通过输血管路进入患者体内所致	突发呼吸急促、急性发绀、疼痛、咳嗽、低血压，心律失常	X线检测血管内空气	患者取左侧卧位，抬高双下肢高于胸部及头部
凝血功能障碍	血液成分中血小板及不稳定凝血因子含量随着保存期延长而下降；含具有抗凝作用的枸橼酸盐的血液保护剂大量输注；抗休克时容积稀释了体内残存血小板与凝血因子；创伤、休克造成的DIC也会导致凝血功能障碍得	患者发生出血倾向	凝血功能检测，血栓弹力图，血小板计数，功能检测	按照输血量预防性补充无凝血因子效果并不太好。对于大量输血患者，应根据出血情况，血小板适当补充；凝血检查结果适当补充凝血因子，若血小板<50×10^9/L，应考虑输注血小板
急性输血反应（非免疫性）电解质紊乱及酸碱平衡失调	库存血中钾高，氨增高，pH降低，小婴儿血容量小，肾功能尚不成熟，输血后可能出现高血钾，酸中毒。输血后K$^+$重新进入红细胞，大量输入的枸橼酸盐代谢产生碳酸氢钠，也可能引起碱中毒。低血钾及低血钙	输血患儿出现肌张力增高、震颤、手足搐搦等症状。肝功能不全的患者由于肝不能及时将大量的血氨代谢，可出现肝性脑病的症状	及时检测血钾、血氨、钙，pH，心电图检查	停止输血或减慢注速度及时处理高钾、低血钙症；婴儿大量输血尽量选用保存时间短于10天的血液；大量输血或成分血行造血干细胞采分离。进行造血干细胞采集的患者应考虑补钙

类型	发生率及病因	症状	实验室检查	防治措施
肺微血管栓塞	血液储存过程中，白细胞、血小板与纤维蛋白等形成的微聚物可通过标准孔径输血滤器，输入患者机体后引起肺血管栓塞导致急性肺功能不全等	在输血过程中患者烦躁不安，极度呼吸困难，严重缺氧，甚至死亡。体外循环患者可引起脑栓塞		采用微孔滤器（20～40μm）除去微聚物；选用保存期短（7天内）含微聚物少的血液；选用成分输血，如少白细胞的红细胞或洗涤红细胞
急性输血反应（非免疫性） 低体温	快速大量输注温度低于患者体温的冷藏血液。患者体温≤36℃，使血红蛋白氧亲和力增加，从而影响氧在器官与组织中释放，导致组织缺氧	心律失常，凝血功能障碍，血小板功能异常	中心体温测定	采用血液加温器
迟发性输血反应（免疫性） 迟发性溶血性输血反应（DHTR）	发生率为0.01%～0.2%，由于输血再次接触同种红细胞抗原而产生的记忆免疫反应。常由IgG类抗体引起，最常见于Rh血型不相容输血	常发生在输血结束后24小时至28天，以血管外溶血为主。临床表现一般较轻微，主要有不明原因发热，贫血复发，轻度黄疸，极少数患者可出现酱油色尿，腰背痛，呼吸困难等急性溶血症状	抗体筛查，DAT，溶血相关检查	多数情况无须处理，严重者按急性血管内溶血处理。输血前进行不规则抗体筛查，高危患者选择抗原匹配程度高的血液成分。发生溶血反应后对患者血液进行抗体鉴定，再次输血时输注抗原阴性的红细胞，避免不必要输血。

续表

类型	发生率及病因	症状	实验室检查	防治措施
迟发性血清学输血反应（DSTR）	发生率约为1%，患者输血后体内出现具有临床意义的红细胞同种意义的意外抗体，常可维持数月至数年	外周血红蛋白值变化可不明显	抗体筛查 DAT 无溶血相关临床症状及实验室证据	避免不必要输血
输血相关移植物抗宿主病（TA-GVHD）	发病率为0.01%～0.1%，是致命的并发症，易感人群为先天性免疫缺陷的儿童、淋巴瘤等患者。且骨髓移植治疗后，具有免疫活性的淋巴细胞输注给这些患者，在其机体内存活、增殖，并攻击宿主组织细胞。一级亲属间（父母与子女）输血后TA-GVHD的危险性比非亲属间输血高11～21倍	发生于输血后3～30天，可出现发热、皮疹，肝功能损害，全血细胞减少；骨髓增生低下，且造血细胞减少，淋巴细胞胞增多等。任任死于肝衰竭、出血及肝衰竭，病死率为90%	患者症状恶化迅速，容易漏诊和误诊。实验室检查可见全血细胞减少，肝功能异常，电解质紊乱等，皮肤组织活检、故合体分子检测，HLA抗原特异性血清学分析有助于诊断	无特异性有效治疗方法，主要采用大剂量糖皮质激素、抗淋巴细胞免疫球蛋白及其他免疫抑制剂，但疗效不大。易感人群建议输注辐照后血液，避免使用新鲜血可起到一定的预防作用
输血后紫癜（PTP）	罕见，多见于输血后5～10天，主要是由于患者体内血小板特异性抗体与献血者血小板上相应抗原结合形成抗原-抗体复合物，致患者血小板破坏	可出现外周血小板数明显减少，皮肤瘀点、瘀斑，鼻出血，消化道出血等不同程度的出血症状	血小板抗体筛查和鉴定	大剂量丙种球蛋白有效，输注HPA-1a抗原阴性血小板，严重患者可采用血浆置换治疗

迟发性输血反应（免疫性）

类型	发生率及病因	症状	实验室检查	防治措施
迟发性输血反应(非免疫性)	铁超负荷	长期多次输血(＞20U)可导致患者体内铁超负荷,且存积于机体实质细胞	表现为心脏、肝脏和内分泌腺等器官组织损害和皮肤色素沉着等表现	肝脏、心脏的铁浓度、血清铁蛋白、肝功能、内分泌功能检测	铁螯合剂祛铁治疗

输血及成分输血

291

表 164 输血传播性感染分类

分类	感染类型	病原体	临床表现
输血传播性病毒感染	病毒性肝炎	肝炎病毒	主要涉及乙型、丙型、丁型和戊型肝炎病毒
	获得性免疫缺陷综合征	人类免疫缺陷病毒（HIV）	可并发各种机会性感染及肿瘤，严重者可导致死亡
	巨细胞病毒感染	巨细胞病毒（CMV）	受染后病毒可局限于唾液腺，有的则导致全身性感染。CMV 感染大多具亚临床型，显性感染者则有多样化的临床表现。严重者可导致死亡
	EB病毒感染	EB病毒	95%以上的成人可携带，且与鼻咽癌、儿童淋巴瘤等的发生具有相关性
	人类细小病毒B19感染	人类细小病毒B19	可出现传染性红斑和急性关节病等。在某些血液系统疾病中免疫受损患者可导致再障危象
	成人T细胞白血病/淋巴瘤	人类T淋巴细胞病毒-1型（HTLV-1）	呈急性或慢性起病，可出现皮肤损伤、外周血淋巴细胞显著增多、肝脾淋巴结肿大等表现
	西尼罗河病毒感染	西尼罗河病毒	80%的感染为隐性感染；少数人可出现类似上呼吸道感染的症状；极少数可表现为病毒性脑炎、脑膜脑炎和脑膜炎等

分类	感染类型	病原体	临床表现
输血传播性细菌感染	革兰阳性球菌感染	常见于金黄色葡萄球菌、表皮葡萄球菌、肠球菌和链球菌等	血液的细菌污染多来自献血者的皮肤,或者因献血者无症状菌血症所致,临床上少见,国外报道发生率约为1/100 000。临床表现为菌血症或脓毒血症症状,如寒战、高热、呼吸困难,严重者甚至感染性休克、DIC和肾衰竭,若怀疑发生应立即停止输血,予足量糖皮质激素和广谱抗生素,积极预防肾衰竭和DIC的发生。同时行患者和血液制品血培养查找细菌污染证据
	革兰阴性杆菌感染	常见于大肠埃希菌、肺炎克雷伯菌、铜绿假单胞菌、变形杆菌、耶尔森菌、黏质沙雷菌等	
	厌氧菌感染	常见于叶衣杆菌、梭状芽胞杆菌、产气荚膜杆菌等	
输血传播性寄生虫感染	疟疾	疟原虫感染	以反复发作的间歇性寒战、高热,随后出汗热退为特点,可引起脾大、贫血等表现
	巴贝西虫病	巴贝西虫通过蜱类媒介感染引起人兽共患性疾病。	发病初期症状轻重悬殊。急性发病时颇似疟疾,具有间歇热、脾大、黄疸及溶血等特征。慢性患者原虫血症可持续数月至数年不等
	克氏锥虫病	克氏锥虫	急性期可出现发热,全身淋巴结肿大、心脏增大等表现;慢性期可出现心肌炎、心脏扩大、食管或结肠扩张等表现

293

输血及成分输血

续表

分类	感染类型	病原体	临床表现
输血传播性其他病原体感染	梅毒	梅毒螺旋体引起	通常除侵犯皮肤黏膜外,还可累及内脏器官出现相应临床表现
	克-雅病变异型	朊病毒感染引起人畜共患的中枢神经系统退行性病变。朊病毒是蛋白质病毒,是一种蛋白质侵染颗粒,也是唯一不应用DNA、RNA作遗传物质的病毒	
	真菌感染	白念珠菌占绝大多数,也可见于热带念珠菌、毛霉菌等	

(孙佳丽　李　强)

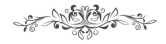

常用药物

1. 抗贫血药

- 抗贫血药是根据贫血的发病机制不同而给予相应治疗的药物。
- 不同贫血类型常用药物见表165、表166。
- 红细胞生成素：又称促红细胞生成素，临床主要用于慢性肾衰竭导致的肾性贫血。对慢性病贫血、骨髓增生异常综合征亦有一定疗效。50～100U/kg，皮下或静脉注射，每周3次。红细胞计数升高后，逐渐减量后用维持量。

2. 促白细胞增生药

- 促白细胞增生药是指用于治疗各种原因引起的白细胞减少症、粒细胞减少症和粒细胞缺乏症的药物，包括生物制剂（表167）和化学制剂（表168）。

3. 肾上腺皮质激素

- 用于血液系统疾病治疗的肾上腺皮质激素主要为糖皮质激素。利用其抑制免疫的作用治疗自身免疫性疾病，如原发性血小板减少性紫癜、自身免疫性溶血性贫血、异基因干细胞移植的移植物抗宿主病，某些恶性血液病治疗方案的组成药物之一。
- 血液科常用的糖皮质激素见表169。

4. 雄激素及蛋白同化激素

- 天然的雄激素为睾丸素，又称睾酮，具有明显的雄激素活性，同时也有蛋白质同化作用。
- 人工合成的衍生物如甲基睾丸素也有明显的雄激素作用（表170）。
- 另一类如苯丙酸诺龙等具有明显的蛋白质同化作用，但雄激素活性明显减弱，称蛋白同化激素（表171）。

5. 抗生素

- 常用青霉素类药物见表172。
- 头孢菌素类：常用的头孢菌素类抗生素的剂型、作用、用法及不良反应见表173。
- 其他常用抗生素见表174。

6. 抗病毒类药物
    常用抗病毒类药物见表175。

7. 抗真菌类药物
    常用抗真菌药物见表176。

8. 抗结核药
    常用抗结核药见表177。

表 165 缺铁性贫血的常用药物

药物名称	剂型	治疗疾病	用法	注意事项
硫酸亚铁 (ferrous sulfate)	片剂: 0.3g	各种原因引起的缺铁性贫血	成人: 0.3～0.6g, 3次/天; 儿童: 0.1～0.3g, 3次/天; 血红蛋白正常后应继续服药 2～3个月; 如服药2周后血红蛋白水平无升高, 应进一步查找原因	①主要不良反应是胃肠道反应, 一般可耐受。②抗酸药、磷酸盐、鞣酸等药物及浓茶影响其吸收。③血色病及严重肝病患者禁用
右旋糖酐铁 (iron dextran)	片剂: 25mg; 针剂: 50mg, 100mg	片剂同上。针剂主要用于不能耐受口服药物或口服铁剂不吸收的缺铁性贫血, 如胃大部切除术后患者	成人: 50mg, 3次/天, 口服。成人: 注射剂量按公式: 铁剂 (mg) = $300 \times [14-$治疗前Hb (g/dl)]; 儿童量: 铁力 (mg) = $4.5 \times$ 体重 (kg) $\times [14-$治疗前Hb (g/dl)]	①局部肌内注射, 可有注射部位疼痛, 偶有过敏反应甚至过敏性休克。②成人注射首剂50mg。儿童体重 >6kg 者每次50mg, 体重 <6kg 者, 每次25mg。③可作为缺铁性贫血的诊断性治疗。④严重肝功能损伤者禁用
多糖铁复合物胶囊 (力蜚能, niferex)	胶囊: 150mg	治疗缺铁性贫血	成人: 1～2粒/天, 儿童用量酌减	血色病和含铁黄素沉着症患者禁用
琥珀酸亚铁 (ferrous succinate)	片剂: 0.1g	同硫酸亚铁	口服: 0.1～0.2g, 3次/天	基本同硫酸亚铁, 但对消化道刺激激小

药物名称	剂型	治疗疾病	用法	注意事项
蛋白琥珀酸铁口服溶液 (iron proteinsuccinylate oral solution)	溶液: 15ml (含铁 40mg)	同硫酸亚铁	口服: 成人 1～2 支/天 (即 15～30ml), 分两次在饭前饭后服。儿童用量酌减	基本同硫酸亚铁, 但对消化道刺激小
乳酸亚铁 (ferrous laclate)	片剂: 0.15g (含铁 19%) 溶液: 10ml (含铁 0.1g)	同硫酸亚铁	口服: 0.15～0.6g, 或 20ml, 3次/天	基本同硫酸亚铁, 但对消化道刺激小
富马酸亚铁 (ferrous fumarate)	片剂: 50mg, 0.1g, 0.2g 咀嚼片: 0.1g	同硫酸亚铁, 但含铁量高于硫酸亚铁 50%	成人: 0.2～0.4g, 3次/天, 口服 儿童: 0.1g, 3次/天, 口服	①偶有胃肠道反应, 宜饭后服。②消化道溃疡及结肠炎患者禁用。③不能与茶及含鞣酸类食物同服
枸橼酸铁铵 (ferric ammonium citrate)	溶液剂: 10% (含铁 20.5%～22.5%)	同硫酸亚铁, 但吸收慢, 适于儿童不能耐受片剂者	成人: 0.5～2g, 3次/天, 口服 儿童: 0.1g, 3次/天, 口服	①遇光易变质。②易污染舌及牙齿。③腹泻者慎用
山梨醇铁 (iron sorbitol)	针剂: 50mg/ml	同右旋糖酐铁, 但吸收快, 局部刺激小	深部肌内注射, 75～100mg, 每周不超过 3 次	同右旋糖酐铁。因注射液中铁含量较高, 口腔有金属味
蔗糖铁注射液 (iron sucrose injection)	针剂: 按铁计 10mg/200mg, 5ml/100mg	用于口服铁剂效果不好而需要静脉铁剂治疗的患者	静脉滴注或缓慢注射; 或直接注射到透析器的静脉端。注射剂量按公式计算	罕见过敏反应。如注射速度太快, 会引发低血压。有严重肝功能损害、有过敏史、有急性或慢性感染的患者应慎用。避免发生静脉渗漏

续 表

药物名称	剂型	治疗疾病	用法	注意事项
异麦芽糖酐铁注射液（iron isomaltoside injection）	针剂：按铁计 1ml：100mg、5ml：500mg、10ml：1000mg	同蔗糖铁注射液	基本同蔗糖铁注射液。暂无18岁以下青少年和儿童使用的适应证	基本同蔗糖铁注射液，严密监测铁代谢指标，以避免铁过载

300

表 166 叶酸、B₁₂ 缺乏导致贫血的常用药物

药物名称	剂型	治疗疾病	用法	注意事项
叶酸 (folic acid)	片剂：5mg	叶酸缺乏所致巨幼细胞贫血	成人：5～10mg，3次/天，口服 儿童：5mg，3次/天，口服	①叶酸虽可纠正维生素 B₁₂ 缺乏引起的血象异常，但不改善神经症状，应加以注意。②本品对重神经系统症状，应注意。②本品对抗癫痫药物有拮抗作用。甲氨蝶呤、乙胺嘧啶对本品有拮抗作用。维生素 C 与本品有协同作用
维生素 B₁₂ (vitamin B₁₂)	片剂：250µg 针剂：250µg、500µg.	恶性贫血、各种原因引起的巨幼细胞乏维生素 B₁₂ 缺乏的巨幼细胞贫血。亦可用于肝硬化、肝病、多发性神经炎及银屑病的治疗	100µg，1次/天，肌内注射 或500µg，隔天1次，肌内注射，连用2～3周，好转后减量。若为恶性贫血，需每月100µg，终身维持。口服：250～500µg，3次/天，但口服吸收差	①本品不能与氯丙嗪、维生素 C、维生素 B 及维生素 K 混于同一溶液中。②考来烯胺（消胆胺）、乙醇、对氨基水杨酸可减少本品的吸收。③本品与葡萄糖溶液有配伍禁忌。④恶性贫血只能使用针剂
甲钴胺 (弥可保，mecobalamin)	片剂：500µg 针剂：500µg	周围神经障碍如糖尿病周围神经病变和多发性神经炎；因缺乏维生素 B₁₂ 引起的巨幼细胞贫血	成人：500µg，3次/天，口服，或500µg，隔天1次，肌内或静脉注射。对巨幼细胞贫血患者，治疗1个月后，如病未能去除，可用维持量，每月 500µg	口服制剂可有食欲减退、恶心、腹泻。偶起皮疹。注射剂可引起头痛、出汗、发热

常用药物

表 167 促白细胞增生的生物制剂

药物名称	剂型	治疗疾病	用法	注意事项
重组人粒-巨噬细胞集落刺激因子（生白能，GM-CSF）	粉针剂：150μg，300μg	用于预防和治疗骨髓抑制疗法引起的白细胞减少症和防治白细胞减少时的感染并发症	治疗骨髓抑制引起的白细胞减少：5～10μg/kg，皮下注射，1次/天，可连用7～10天 MDS和再障病患者1μg/kg，1次/天	常见发热、皮疹，较少见有低血压、胸部、水肿、骨痛及腹泻等，罕见有过敏性支气管痉挛、心力衰竭、心律失常等
重组人粒细胞集落刺激因子（rhG-CSF，惠尔血，格拉诺赛特）	粉针剂：50μg，75μg，150μg，200μg，300μg	同GM-CSF	治疗骨髓抑制引起的白细胞减少：5～10μg/kg，皮下注射，1次/天，可连用7～10天 MDS和再障患者1μg/kg，1次/天	常见反应有背痛、偶见发热、皮疹、恶心、呕吐、水肿、胸痛、心悸、心律失常、休克等。还可见血清ALT、AST、ALP、LDH、尿酸和血肌酐升高，停药后可恢复
聚乙二醇化重组人粒细胞集落刺激因子注射液（PEG-rhG-CSF，津优力，新瑞白，艾多）	注射液：1ml：3mg，0.6ml：6mg	用于非髓性恶性肿瘤患者在接受骨髓抑制性抗癌药物治疗时，降低以发热性中性粒细胞减少症为表现的感染的发生率	每个化疗间期抗肿瘤药物给药结束后48小时，皮下注射1次固定剂量6mg，或以100μg/kg进行个体化治疗	骨骼肌肉疼痛；便秘、恶心、呕吐、腹泻、食欲减退；乏力、发热、头晕、失眠、心律失常；具有潜在的免疫原性

表 168 促白细胞增生的化学芓制剂

药物名称	剂型	治疗疾病	用法	注意事项
维生素 B₄ (vitamin B₄)	片剂: 10mg, 25mg 粉针剂: 20mg	各种原因引起的白细胞减少症、 和粒细胞缺乏症,特别是肿瘤 放化疗和苯类中毒引起的白细 胞减少和粒细胞缺乏症	口服: 成人10~20mg, 3次/天 肌内或静脉注射: 20~30mg/d	尚未见不良反应
小檗胺 (升白胺) berbamine)	片剂: 28mg	同维生素 B₄	56~112mg, 3次/天, 口服	尚未见不良反应
升白新 (diphyllin glycoside)	胶囊: 200mg 微散胶囊: 50mg	防治肿瘤放化疗引起的白细胞 减少,其生白细胞作用较维生 素 B₄和鲨肝醇强。其他药物无 效时,本品仍可有效	50mg或200mg, 3次/天, 口服	大剂量应用本品对肝功能有影 响,长期应用本品时应监测肝功能
肌苷 (inosine)	片剂: 200mg	白细胞和血小板减少症及急性 肝炎、肝硬化、冠心病等	200~400mg, 3次/天, 口服	尚未见不良反应
碳酸锂 (lithium carbonnte)	片剂: 250mg	各种放化疗所致白细胞减少症, 对其他原因引起的白细胞减少 和再障也有疗效	250mg, 3次/天, 口服	常见恶心、呕吐、双手震颤;少见 有精神萎靡、口齿不清、乏力、下 肢水肿;偶见视物不清、抽搐、腱 反射亢进
鲨肝醇 (batilol)	片剂: 25mg, 50mg	主要用于白细胞减少症,特别 是放射线所致者	成人: 50mg, 3次/天, 口服, 连 用4~6周	用药期间定期复查白细胞

303

续 表

药物名称	剂型	治疗疾病	用法	注意事项
茜草双酯 （rubidate）	片剂：100mg	用于各种原因引起的白细胞减少症	成人：400mg，3次/天，口服 儿童：15～20mg/kg，3次/天，口服	少数有口干、头痛、恶心、乏力等，无须停药
利血生 （leucogen）	片剂：10mg、20mg	用于防治各种原因引起的白细胞减少症和再障等	20mg，3次/天，口服	无明显不良反应
氨肽素 （amppetide elemente）	片剂：0.2g	生血小板和白细胞，免疫性血小板减少症、过敏性紫癜、白细胞减少症等	成人：1.0g，3次/天，口服 儿童酌减 1个疗程为4周	无不良反应

表 169　血液系统疾病常用糖皮质激素

药物名称	剂型	治疗疾病	用法	不良反应及注意事项
氢化可的松（hydrocortisone）	片剂：20mg 针剂：乙醇溶液，10mg/2ml，25mg/5ml、50mg/10ml、100mg/20ml	与免疫相关的急性溶血性贫血、输血期；输血、输液急性期；过敏性休克等反应	成人：100～300mg/d，稀释于生理盐水或5%葡萄糖溶液中滴注	①用药前应询问有无糖尿病、高血压、精神病史或家族史、消化性溃疡、结核病、骨质疏松、真菌感染等，如有上述情况应慎用。②用药期间监测血糖、血钾、血压等。③长期用药应缓慢减量，退应激状况时应适当加量。④无有效抗生素治疗下的严重感染禁用
泼尼松（强的松，prednisone）	片剂：5mg	与免疫相关的急性溶血性贫血、输血、输液反应；异基因造血干细胞移植后移植物抗宿主病；某些恶性淋巴瘤（如白血病、恶性淋巴瘤）的化疗；原发性血小板减少性紫癜等	1～2mg/（kg·d），分3次口服，或晨起顿服	除上述注意事项外，用药期间应考虑如下问题：①该药能提高血管对升压药的敏感性；②不可同时应用。③与噻嗪类利尿剂合用更易发生低血钾。④降低降血糖药物的作用，拮抗胰岛素。⑤与洋地黄合用，更易诱发洋地黄中毒。⑥苯巴比妥、苯妥英钠可加速本品代谢，疗效降低。⑦与消炎镇痛药合用更易诱发溃疡。⑧孕妇忌用

续　表

药物应用

药物名称	剂型	治疗疾病	用法	不良反应及注意事项
甲泼尼龙(methyl-predni-solone, 甲强龙, 甲基氢化泼尼松)	片剂: 2mg, 4mg; 粉针剂: 甲泼尼龙琥珀酸钠, 每支40mg, 125mg, 250mg, 500mg, 1000mg	自身免疫性疾病; 异基因造血干细胞移植后移植抗宿主病; 原发性血小板减少性紫癜等	具体用法及用量见相关疾病的治疗	伤口愈合缓慢, 蛋白丢失呈负平衡; 胃肠道出血, 穿孔; 精神异常, 眼压增高, 肾上腺皮质功能减退; 妊娠期, 哺乳期女性禁用; 用药期间严密观察有无潜伏感染; 注射剂配后避光保存, 其遇紫外线及荧光可分解
地塞米松	片剂: 0.75mg; 针剂: 2mg, 5mg	治疗各种重症感染合并休克或明显中毒症状, 其不含盐类激素, 尤适于治疗脑水肿; 用于自身免疫性溶血性贫血的急性期; 急性原发性血小板减少性紫癜; 输血, 输液反应; 自身免疫性疾病; 异基因造血干细胞移植后移植抗宿主病; 某些恶性血液病(如白血病, 恶性淋巴瘤)的化疗	对各种疾病的治疗剂量参见相关章节	同甲泼尼龙

表 170 常用的雄激素

药物名称	剂型	治疗疾病	用法	不良反应及注意事项
甲睾酮 （nethyltesto- sterone， 甲基睾丸素）	片剂：5mg， 10mg	血液系统疾病导致的月 经过多；再障	舌下含服，每次2～10mg，2次/天	①可发生女性男性化。②肝损害。③妊娠期及哺乳期女性禁用。④男性前列腺癌、前列腺肥大、冠心病、心肌梗死患者禁用。⑤儿童用药每6个月查骨龄
丙酸睾酮 （testosterone propionate， 丙酸睾丸素）	注射剂： 10mg/ml， 25mg/ml， 50mg/ml	作用似甲睾酮。血液系 统疾病导致的月经过 多；再障	月经止血：25～50mg，2次/周 再生障碍性贫血：100mg，每天 或隔天1次，持续使用6个月以 上	女性男性化；水肿；肝损害；长期使用有诱发肝癌的危险。孕妇及前列腺癌患者禁用
十一酸睾酮 （testosterone undecanoate， 安雄，andriol）	滴丸剂： 40mg 注射剂： 0.25g/ml	长效雄激素制剂 再障	40～80mg，3次/天，口服 持续使用3～6个月	女性男性化；水肿；肝功能损害。孕妇及前列腺癌患者禁用。心肾疾病水肿者慎用
复庚睾酮 （testosterone enanthate& testosterone propionate， 长效睾丸酮）	注射剂： 100mg/1ml	长效雄激素制剂 再障	100mg，肌内注射，1次/周	同十一酸睾酮

常
用
药
物

表 171 蛋白同化激素类药物

药物名称	剂型	治疗疾病	用法	不良反应及注意事项
去氢甲睾酮（metandienone，美雄酮，大力补，去氢甲睾酮）	片剂：1mg，2.5mg、5mg	血液系统疾病导致的月经过多；再障	口服，每次 5 ～ 10mg，每天 2 ～ 3 次。连用 3 ～ 6 个月以上	水钠潴留；肝损害；女性男性化；孕妇及前列腺癌患者禁用。心肾疾病水肿者慎用
司坦唑醇片（stanozolol，康力龙）	片剂：2mg	再障，或其他原因引起的造血功能不良能不能促造血治疗	成人：4 ～ 6mg/d，分次口服 儿童：0.1mg/（kg·d），分次口服	同去氢甲睾酮

表 172　常用青霉素类药物

药物名称	剂型	作用与用途	用法	不良反应与注意事项
青霉素 （penicillin）	粉针剂： 80万U、 160万U	用于敏感的革兰阳性和革兰阴性球菌引起的感染	用药前皮试。静脉：480万～1000万U/d，分2次给药	过敏反应。对青霉素过敏者禁用
氨苄西林 （ampicillin， 氨苄青霉素）	粉针剂： 0.5g	对革兰阳性菌作用同青霉素。对革兰阴性菌作用强于青霉素	用药前皮试。静脉：4～12g/d，分2次给药	皮疹、恶心、呕吐、粒细胞减少，药物热。其他同青霉素
羧苄西林 （carbenicillin， 羧苄青霉素）	粉针剂： 0.5g	主要用于革兰阴性杆菌，铜绿假单胞菌感染	用药前皮试。静脉：6～30g/d，分2～4次给药	肝功能损害，出血倾向。其他同青霉素
哌拉西林 （piperacillin， 氧哌嗪青霉素）	粉针剂： 0.5g	对革兰阳性菌和革兰阴性菌引起的感染均有效。对肠球菌和铜绿假单胞菌有较好的作用	用药前皮试。静脉：6～18g/d，分2～4次给药	同青霉素
阿莫西林-克拉维酸 （amoxicillin-clavulanic acid， 安灭菌）	粉针剂： 0.6g、 1.2g	对肠球菌、金黄色葡萄球菌、肺炎球菌等均有较好作用。对氨苄西林和阿莫西林耐药菌有较强的杀菌作用	用药前皮试。静脉：1.2g，3～4次/天	同氨苄西林
替卡西林-克拉维酸 （ticarcillin-clavulanic acid）	粉针剂： 3.2g	对肠球菌、流感嗜血杆菌、克雷伯杆菌、淋球菌及铜绿假单胞菌有较强抗菌作用	用药前皮试。静脉：3.2g，3～4次/天	同青霉素

药物用药

表173 常用头孢菌素类抗生素

药物名称	剂型	作用与用途	用法	不良反应与注意事项
头孢唑啉 （cefazolin， 先锋 V 号）	粉针剂： 0.5g	主要用于革兰阳性球菌、大肠埃希菌及克雷伯菌等引起的感染	静脉：3.2g，3～4次/天	胃肠道反应、皮疹、药物热、偶见肝肾功能损害。对青霉素过敏者慎用，对头孢菌素过敏者禁用
头孢拉啶 （cefradine， 先锋 VI 号）	粉针剂：0.5g 胶囊：0.125g、 0.25g	同头孢唑啉。主要用于革兰阳性菌感染	静脉：4～6g/d，分1～2次给药 口服：0.25g，4次/天	同头孢唑啉
头孢呋辛 （cefuroxime， 西力欣）	粉针剂：0.75g 片剂：0.25g	对革兰阳性菌有较强的抗菌作用	静脉：0.75～1.5g/次，3～4 次/天	不良反应较少。青霉素过敏者，孕妇慎用
头孢克洛 （cefaclor， 希克劳）	胶囊：0.25g 干混悬剂：0.125g	对甲型链球菌、乙型链球菌、肺炎球菌、大肠埃希菌、奇异变形杆菌、克雷伯菌及流感嗜血杆菌引起的感染有效	口服：1～3g/d，分3～4次。空腹给药	胃肠道反应、皮疹。过敏体质及肾功能损害者慎用。对青霉素过敏者禁用
头孢噻肟 （cefotaxime， 凯福隆）	粉针剂： 0.6g、 1.2g	属第三代头孢菌素。对革兰阴性杆菌作用很强，但对铜绿假单胞菌作用弱。用于敏感细菌引起的感染	肌内注射、静脉注射、静脉滴注： 一般感染 每次1g，2～3次/天。 严重感染每次2g，4～6次/天	皮疹、药物热、嗜酸性粒细胞增多，偶见转氨酶升高，白细胞减少、粒细胞减少、溶血性贫血。胃肠道反应。对青霉素过敏者慎用，对头孢菌素过敏者禁用

药物名称	剂型	作用与用途	用法	不良反应与注意事项
头孢哌酮（cefoperazone，先锋必）	粉针剂：1.0g	属第三代头孢菌素。对革兰阴性杆菌作用很强，对铜绿假单胞菌作用较强	肌内注射、静脉注射、静脉滴注：成人4～8g/d，分2次给药	皮疹、药物热、粒细胞减少。偶见转氨酶升高。胃肠道反应。可干扰维生素K代谢，造成出血倾向。有出血倾向者慎用。妊娠期、哺乳期女性慎用
头孢哌酮钠-舒巴坦钠（sulbactam cefoperazone-sodium，舒普深）	粉针剂：1.0g	舒巴坦可保护头孢哌酮不被β内酰胺酶水解。本品作用强于头孢哌酮，用于敏感菌引起的感染	静脉滴注：1～2g，2次/天。严重感染可用至8g/d	可逆性粒细胞、血小板减少。偶见肝功能损害，个别患者可出现维生素K减少。青霉素和头孢菌素过敏者禁用。肝肾功能损害，以及妊娠期、哺乳期女性慎用
头孢曲松（ceftriaxone，罗氏芬、菌必治）	粉针剂：1.0g	长效β内酰胺类抗生素。用于敏感菌引起的各系统感染	肌内注射、静脉注射、静脉滴注：成人1～2g/d，分1～2次给药	皮疹、粒细胞减少。偶见转氨酶升高。胃肠道反应。静脉炎。孕妇慎用。青霉素过敏者慎用。与钙剂有配伍禁忌
头孢唑肟（ceftizoxime，头孢去甲噻肟）	粉针剂：1.0g	其抗菌谱与抗菌强度与头孢噻肟相似	肌内注射、静脉注射、静脉滴注：2～4g/d，分2～4次给药	皮疹、药物热，偶见转氨酶升高，白细胞减少、血小板减少等。胃肠道反应。肝肾功能严重受损及老年患者慎用

药物药用常

续 表

药物名称	剂型	作用与用途	用法	不良反应与注意事项
头孢他啶（ceftazidime，复达新）	粉针剂：1.0g	对革兰阴性杆菌作用突出，对铜绿假单胞菌作用强	肌内注射、静脉注射、静脉滴注：0.5～2g，分2～3次/天	静脉炎、皮疹、过敏反应、恶心、呕吐、一过性转氨酶升高，极少出现白细胞减少。对头孢菌素过敏者禁用
头孢吡肟（cefepime，马斯平）	粉针剂：1.0g	第四代半合成头孢菌素。抗菌谱与抗菌活性与第三代头孢菌素相似，但抗菌谱有了进一步扩大。也可用于儿童细菌性脑脊髓膜炎	肌内注射、静脉滴注：成人：1～2g，每12小时1次 儿童：40～50mg/kg，每12小时1次	不良反应轻微且短暂，主要是腹泻，和注射部位反应。其他不良反应包括恶心、呕吐、过敏反应、瘙痒、发热、感觉异常和头痛
头孢噻利（cefoselis）	粉针剂：0.5g	第四代头孢菌素，比第三代头孢菌素抗菌谱更广，对产AmpCβ-内酰胺酶的肠杆菌科细菌作用增强	静脉滴注：1g，2次/天，最大剂量4g/d	一过性肝酶增高、烦闷、恶心、轻微头痛、低血压、休克等。嗜酸性粒细胞增多、中性粒细胞减少。因子Ⅱ下降等较少见
头孢他啶阿维巴坦钠（zavicefta，思福妥）	粉针剂：2.5g（头孢他啶2.0g；阿维巴坦0.5g）	对本品敏感的革兰阴性杆菌所致的败血症、下呼吸道感染、腹腔和胆道感染、复杂性尿路感染等。对由多种耐药革兰阴性杆菌引起的免疫缺陷患者感染、医院内感染以及中枢神经系统感染尤为适用	静脉注射，分2～3次	同头孢他啶

表 174 其他常用抗生素

分类	药物名称	剂型	作用与用途	用法	不良反应与注意事项
单环β内酰胺类	氨曲南（aztreonam, 菌克单、噻吩单酰胺菌素）	粉针剂：0.5g	为单环类β内酰胺类全合成抗生素，对革兰阴性杆菌产生的β内酰胺酶稳定，对革兰阴性菌包括铜绿假单胞菌有较强的抗菌作用。用于革兰阴性菌引起的感染	肌内注射、静脉注射、静脉滴注：2～6g/d，分2～3次给药	皮疹、恶心、呕吐、一过性转氨酶升高、白细胞和血小板减少。对β内酰胺类抗生素过敏者慎用
碳青霉烯类	亚胺培南-西司他丁钠（imipenem-cilastatin,泰能）	粉针剂：0.5g	为广谱β内酰胺类抗生素，对革兰阴性菌和革兰阳性菌及厌氧菌都有强大抗菌作用	静脉滴注：成人1～2g/d，分2次给药。最大剂量不超过4g	①超剂量可出现肌内阵挛、癫痫发作等神经系统毒性。②血栓静脉炎。③过敏反应，如发热、皮疹。④假膜性肠炎。⑤轻度肝肾功能异常。⑥青霉素过敏者、有癫痫病史者禁用。妊娠期、哺乳期女性及婴儿慎用
	美罗培南（meropenem,美平）	粉针剂：0.5g	为广谱β内酰胺类抗生素，用于成人和儿童由单一或多种对美罗培南敏感的细菌引起的感染	静脉注射：每8小时，每次0.5g；严重感染时每次1g，脑膜炎患者每次2g	皮疹、腹泻、软便、恶心、呕吐等。使用丙戊酸的患者禁用
	厄他培南（etapeinan）	粉针剂：1.0g	适用于敏感菌所致较重感染，侧重于治疗社区获得性感染。对多数肠杆菌有可靠疗效，但不覆盖非发酵菌	肌内注射、静脉滴注。成人：1g，1次/天；儿童：15mg/kg，2次/天（每天最大量1g）	腹泻、静脉炎/静脉输液的并发症、血栓性静脉炎、恶心、头痛以及女性阴道炎等。一过性肝酶升高。癫痫发生率为0.5%

续　表

分类	药物名称	剂型	作用与用途	用法	不良反应与注意事项
氨基糖苷类	庆大霉素（gentamicin）	注射剂：4万U/ml、8万U/ml	对革兰阴性杆菌和金黄色葡萄球菌的抗菌作用强	肌内注射、静脉滴注：8万U，2次/天 口服：4万～8万U，4次/天	耳毒性，肾毒性。过敏反应。神经－肌肉接头阻滞作用。对本品过敏者禁用。老年人和肾功能减退者慎用。不能与呋塞米等利尿剂合用
	阿米卡星（amikacin，丁胺卡那霉素）	注射剂：0.1g/1ml、0.2g/2ml	抗菌谱同庆大霉素。对庆大霉素耐药后应用本品仍有效	肌内注射、静脉滴注：0.1～0.2g，2次/天	耳毒性，肾毒性。神经肌肉接头阻滞作用，但毒性较轻。老年人和肾功能减退者慎用及应用利尿剂合用
	奈替米星（netilmicin，力确兴）	注射剂：150mg/1.5ml	抗菌谱同阿米卡星。本品对庆大霉素耐药菌仍有效	肌内注射、静脉滴注：4～6mg/kg，分2～3次给药	耳肾毒性较轻。可有皮疹、转氨酶升高。肝肾功能障碍，老年人、重症肌无力或震颤麻痹者慎用。避免与肾毒性药剂和神经－肌肉阻断剂以及肾毒性药物合用
	新霉素（neomycin）	片剂：0.1g	能迅速抑制肠道内大肠埃希菌。主要用于大剂量化疗和造血干细胞移植前肠道清洁	口服：0.5～1g，3～4次/天	恶心、呕吐、腹泻、耳鸣、听力减退、步态不稳、肾毒性。新生儿第Ⅷ对脑神经损害、肠梗阻、重症肌无力、帕金森病、肾功能损害、结肠病变者慎用

314

分类	药物名称	剂型	作用与用途	用法	不良反应与注意事项
大环内酯类	红霉素（erythromycin）	粉针剂：0.25g，0.30g 片剂：0.25g，0.125g	抗菌谱与青霉素相似，可作为青霉素过敏者的替代用药。主要用于链球菌、支原体及军团菌引起的感染	口服、静脉滴注：1～2g/d，分2～4次给药 水溶解后加入葡萄糖溶液	胃肠道反应、皮疹、药物热、肝功能反应。孕妇慎用。针剂应用注射用
	阿奇霉素（azithromycin）	针剂：0.25g 片剂：0.25g 干混悬剂：0.1g	主要用于治疗需革兰阳性球菌和阴性球菌、某些厌氧菌以及军团菌、支原体、衣原体等感染	口服、静脉滴注：0.5g/d，连服3天	胃肠道反应如腹泻、恶心、腹痛、便、呕吐等；皮疹、瘙痒等；其他反应如食欲减退、阴道炎、头晕或呼吸困难等
四环素类和甘氨酰环素类	四环素（tetracyclines）	片剂、胶囊剂：0.125g，0.25g	①立克次体病。②支原体属感染。③衣原体感染。④回归热、布氏杆菌病、霍乱、兔热病、鼠疫等。治疗布氏杆菌病和鼠疫时需与氨基糖苷类联合应用。⑤可用于对青霉素类过敏的破伤风、气性坏疽、雅司病、梅毒、淋病和钩端螺旋体病，以及放线菌属、单核细胞增多性李斯特菌感染	口服：0.25～0.5g，6小时1次	胃肠道反应、肝肾毒性、过敏反应。偶可引起溶血性贫血、血小板减少。偶致中性粒细胞和嗜酸性粒细胞减少。有头痛、呕吐、视盘水肿等。长期应用可致二重感染、菌群失调。牙齿黄染、牙釉质发育不良及龋齿，并可导致骨发育不良。8岁以下儿童禁用

分类	药物名称	剂型	作用与用途	用法	不良反应与注意事项
	多西环素 （doxycycline）	片剂： 50mg， 100mg	抗菌谱与四环素、土霉素基本相同，体内、体外抗菌力均较四环素强	口服：0.1g，2次/天	同四环素
	替加环素 （tigecycline）	粉针剂： 50mg	用于复杂皮肤和软组织结构感染，或复杂复杂性腹腔感染患者的治疗。亦可用于社区和医院获得性肺炎	静脉滴注：初始剂量为100mg，维持剂量为50mg，每12小时1次	常见不良反应为恶心、呕吐。四环素类抗生素过敏的患者慎用
糖肽类	万古霉素 （vancomycin）	粉针剂： 0.5g	用于耐青霉素的金黄色葡萄球菌、溶血性链球菌及肺炎球菌的感染	静脉滴注：0.5g，2～4次/天。溶于生理盐水或5%葡萄糖溶液中缓慢滴注	注意血压和心脏情况。可有发热、寒战，皮疹、胃肠道反应。若过量，有肾损害和耳毒性
	去甲万古霉素 （norvancomycin）	粉针剂： 0.4g	主要用于耐药金黄色葡萄球菌感染	静脉滴注：0.8～1.6g/d，1次或分次给药	肾毒性、耳毒性、血栓性静脉炎、皮疹、药物热。肾功能不全者及新生儿慎用
	替考拉宁 （teicoplanin）	粉针剂： 0.2g， 0.4g	与万古霉素相似	静脉滴注：成人400mg，儿童10mg/kg，1次/天。第一天每12小时1次	与万古霉素相似，但发生率低

分类	药物名称	剂型	作用与用途	用法	不良反应与注意事项
其他多肽类	达托霉素 (daptomycin)	针剂: 0.5g	复杂性皮肤及软组织感染；金黄色葡萄球菌（包括甲氧西林敏感和耐药）血流感染，以及伴发的右侧感染性心内膜炎	静脉滴注: 4~6mg/kg，1次/天	超敏反应，肌病和横纹肌溶解，嗜酸性粒细胞性肺炎，周围神经病变，影响凝血功能等。本品不用于治疗肺炎
	多黏菌素B (polymyxin B)	冻干粉剂: 50万U	多重耐药的革兰阴性杆菌及其他敏感菌，铜绿假单胞菌或其他敏感菌所致严重感染，如菌血症、心内膜炎、肺炎、烧伤后感染等	肌内注射或静脉注射: 50mg~100mg/d，分2~3次; 儿童: 1.5~2.5mg/kg，分3~4次	大剂量可引起肾损害及神经系统功能紊乱，如口周麻木及水肿，严重者可致呼吸抑制。不应与其他有肾毒性或神经-肌肉阻滞作用的药物联合应用，以免发生意外
唑烷酮类	利奈唑胺 (linezolid)	针剂: 600mg，200mg; 片剂: 600mg	耐万古霉素的屎肠球菌引起的感染；医院获得性肺炎，致病菌为金黄色葡萄球菌（甲氧西林敏感或耐药）或肺炎链球菌（包括多药耐药的菌株）	静脉滴注、口服: 600mg，2次/天	腹泻，头痛和恶心。其他：口腔念珠菌病、阴道念珠菌病、高血压、消化不良、局部腹痛、瘙痒、舌褪色。骨髓抑制与疗程相关
	康替唑胺 (contezolid)	片剂: 400mg	用于治疗对康替唑胺敏感的金黄色葡萄球菌、化脓性链球菌或无乳链球菌引起的复杂性皮肤和软组织感染	口服: 800mg，每12小时1次	胃肠道反应，肝酶和血尿酸升高，大多可自行恢复。对骨髓抑制毒性低于利奈唑胺

常用药物

药物应用

分类	药物名称	剂型	作用与用途	用法	不良反应与注意事项
喹诺酮类	氧氟沙星（ofloxacin，氟嗪酸）	片剂：0.1g；针剂：0.2g/100ml	对革兰阳性和阴性球菌均有作用。对衣原体、军团菌，结核分枝杆菌引起的感染也有作用	口服：0.3~0.6g/d，分2~3次服用；静脉滴注：0.2g，每12小时1次	①胃肠道反应：恶心、呕吐、腹痛等。②中枢反应：头痛、头晕、睡眠不良等，并可致精神症状。③可诱发癫痫，有癫痫病史者慎用。④本类药物可影响软骨发育。⑤可产生结晶尿。⑥长期大剂量应用易致肝损害
	环丙沙星（ciprofloxacin）	针剂：0.2g/100ml	同氟氧沙星，但对铜绿假单胞菌作用较强	静脉滴注：0.2g，每12小时1次	同氧氟沙星
	培氟沙星（pefloxacin）	片剂：400mg；针剂：0.2g/5ml	适用于革兰阴性杆菌和葡萄球菌引起的严重感染	口服：0.4g，1次/天；静脉滴注：0.8g，1次/天	同氧氟沙星
	莫西沙星（moxifloxacin）	片剂：400mg；针剂：400mg	成人呼吸道感染，如急性鼻窦炎、慢性支气管炎急性发作、社区获得性肺炎；皮肤和软组织感染；复杂腹腔感染	口服：0.4g，1次/天；静脉滴注：0.4g，1次/天	常见不良反应为恶心、腹泻、眩晕、头痛、腹痛、呕吐；肝酶升高；光敏性皮炎发生率低于左氧氟沙星

分类	药物名称	剂型	作用与用途	用法	不良反应与注意事项
抗原虫药	甲硝唑 （metronidazole）	片剂：0.2g 针剂： 0.5g/100ml、 0.5g/250ml	用于各种专性厌氧菌引起的感染	口服：0.2g，每8小时1次 静脉滴注：7.5～15mg/kg，每6小时1次	恶心、腹痛、乏力、头晕、皮疹、癫痫等。肝功能损害者及孕妇慎用
	替硝唑 （tinidazole）	片剂： 150mg、500mg 针剂： 0.4g/200ml	同甲硝唑，但半衰期长	静脉滴注：0.8g，1次/天	同甲硝唑

常用药物

表175 常用抗病毒类药物

药物名称	剂型	作用与用途	用法	不良反应与注意事项
利巴韦林 （ribavirin, 病毒唑）	片剂: 0.1g 针剂: 0.1g/1ml	核苷类抗病毒药。能抑制脱氧核糖核酸病毒，阻止病毒的生长和复制。适用于多种病毒感染	口服: 0.1～0.3g, 3～4次/天 静脉滴注: 0.4～0.6g,1次/天	胃部不适、食欲减退、腹泻、便秘、头晕、白细胞及血小板计数下降。对本品过敏者禁用。妊娠期、哺乳期妇女、以及肝功能异常者慎用
无环鸟苷 （acyclovir, 阿昔洛韦）	胶囊: 200mg 片剂: 100mg 针剂: 250mg	对单纯疱疹病毒、水痘－带状疱疹病毒、巨细胞病毒和EB病毒有较好的抑制作用。用于防治单纯疱疹病毒和水痘－带状疱疹病毒感染	口服: 200mg, 5次/天 静脉滴注: 5mg/kg, 3次/天	皮疹、荨麻疹、抽搐、舌及手足麻木、震颤、肝功能损害、白细胞、血小板减少、胃肠道反应等。对本品过敏者禁用。孕妇、儿童、肾功能异常者慎用
更昔洛韦 （canciclovir）	粉针剂: 0.5g	为无环鸟苷的衍生物，对巨细胞病毒有较好的疗效。用于严重的巨细胞病毒感染	静脉滴注: 10～15mg/d,分2次给药	胃肠道反应，骨髓抑制。定向力障碍。造血功能低下者慎用。孕妇禁用
膦甲酸钠 （foscarnet sodium, 可耐）	注射剂: 2.4g/100ml	为非核苷类广谱抗病毒药。抑制病毒DNA聚合酶和反转录酶。用于器官移植、免疫功能低下、巨细胞病毒感染、单纯疱疹病毒感染	静脉滴注: 120～180mg/（kg·d），分2～3次给药。连用1～2个月	肾功能损害、皮疹、电解质紊乱、肾功能不全及对本品过敏者禁用
奥司他韦 （oseltamivir）	片剂: 75mg 颗粒剂: 15mg	用于甲型和乙型流感治疗和预防	口服: 75mg, 2次/天；儿童按体重服用	常见恶心和呕吐；神经系统不良反应有异常行为、妄想、妄想及谵妄类谵妄事件作

表 176 常用抗真菌药物

药品名称	剂型	作用与用途	用法	不良反应与注意事项
制霉菌素 (nystatin, 米可定)	片剂: 25万U、 50万U	广谱抗真菌药。对念珠菌最 敏感	口服:100万～200万U/d,分 3～4次	恶心、呕吐及腹泻
咪康唑 (miconazole, 达克宁)	注射剂: 0.2g/20ml	对隐球菌、念珠菌、粗球孢 子菌均敏感。用于深部真菌 感染和其他部位的真菌感染	静脉滴注:0.2～0.6g,3次/天	恶心、呕吐、皮疹、寒战、头晕、白 细胞和血小板减少、一过性转氨酶升 高。孕妇及1岁以下儿童禁用。对本 品过敏者禁用。需稀释后静脉滴注
氟康唑 (fluconazole, 大扶康)	片剂: 50mg 针剂: 200mg/100ml	对念珠菌、新型隐球菌、小 孢子菌属、毛癣菌、皮炎芽 生菌等均有强力抗真菌作用。 用于深部真菌感染和真菌性 脑膜炎	预防用药:口服50～100mg/d 治疗用药:静脉滴注50～ 200mg,1次/天	胃肠道不适、肝肾及造血功 能损害。肝肾功能不全者应调整剂 量。妊娠期、哺乳期女性及1岁以下 婴儿禁用。对三唑类药物过敏者禁 用
伊曲康唑 (itraconazole, 斯皮仁诺)	胶囊剂: 100mg、 200mg	对曲霉菌、皮肤真菌、酵母 菌属等有抗真菌作用。适用于 治疗念珠菌病和皮肤真菌病	口服:100～200mg,1次/天	恶心、腹痛、头痛、头晕和消化 不良、偶有过敏反应和孕妇升 高。对本品过敏者和孕妇忌用。儿 童、哺乳期女性和肝功能异常者不 宜使用。肾功能不全者应调整剂量。 CYP3A4的强效抑制剂

药物名称	剂型	作用与用途	用法	不良反应与注意事项
两性霉素B（amphotericin B）	粉针剂：10mg，25mg，50mg	为抗深部真菌感染药。用于治疗深部真菌感染和真菌性脑膜炎	静脉滴注：开始用小剂0.1～0.25 mg/（kg·d），逐渐增至0.75mg/（kg·d）	不良反应较大、低钾血症、发热、寒战、恶心、呕吐、肾功能损害等。输注本品应用5%葡萄糖溶液稀释，避光。肾功能不良者慎用本品。用药期间应监测血钾、肝肾功能及心电图
两性霉素B-胆固醇硫酸酯复合物（amphotericin B cholesteryl sulfate complex）	冻干粉针：50mg	用于患有深部真菌感染的患者；因肾脏损伤或药物毒性而不能使用有效剂量的两性霉素B的患者，或已经接受过两性霉素B治疗无效的患者均可使用	静脉滴注：3.0～4.0mg/（kg·d）	急性输液反应包括发热、发冷、低血压、恶心或心动过速。在前几次给药时较为严重和频繁，以后会逐步消失。可以事先通过使用抗组胺和糖皮质激素预防或和降低输注速度。低钾血症和肾毒性两性霉素B发生率低
伏立康唑（voriconazole）	针剂：200mg 片剂：200mg、50mg 干混剂：45g	广谱的三唑类抗真菌药，用于治疗侵袭性曲霉病；对氟康唑耐药的念珠菌引起的严重侵袭性感染；由足放线病菌属和镰刀菌属引起的严重感染	静脉滴注或口服：0.2g，每12小时1次	最常见的不良反应为视觉障碍、发热、皮疹、恶心、呕吐、腹泻、头痛、败血症、周围性水肿、腹痛、呼吸功能紊乱。导致停药的最常见不良反应包括肝功能损害、皮疹和视觉障碍

滞用药物

药物名称	剂型	作用与用途	用法	不良反应与注意事项
泊沙康唑 （posaconazole）	混悬液： 40mg/ml 肠溶片： 100mg	适用于念珠菌属、隐球菌属 真菌引起的真菌血症、呼吸 系统、消化系统、尿路真菌 病、腹膜炎、脑膜炎等	口服混悬剂：200mg，4次/天 或400mg，每12小时1次 肠溶片：300mg，1次/天	不良反应：过敏反应；腹泻、发热 和恶心；心律失常和QT间期延长、 肝毒性。本品是CYP3A4的强效抑 制剂
艾沙康唑 （isavuconazole）	胶囊： 100mg	用于治疗侵袭性曲霉病和侵 袭性毛霉菌病成人患者	负荷剂量：200 mg，每8小时1 次，共6剂 维持剂量：200mg，1次/天	不良反应：恶心、呕吐、腹泻、头 痛，肝酶升高，低钾血症，便秘、 呼吸困难、咳嗽、外周水肿和背痛 对本品过敏者禁用；禁止与强 CYP3A4抑制剂或强CYP3A4诱导剂 共同用药；家族性短QT综合征患者 禁用
卡泊芬净 （caspofungin）	粉针剂： 50mg、 70mg	成人和儿童患者（3个月及3 个月以上）：经验性治疗中 性粒细胞减少、伴发热患者 的可疑真菌感染；治疗其他 治疗无效或不能耐受的侵袭 性曲霉病	静脉滴注：负荷剂量，第1天 70mg，随后50mg，1次/天	不良反应包括皮疹、颜面水肿、瘙 痒、温暖感或支气管痉挛等过敏反 应。罕见肝功能异常和高钙血症等

续 表

药物名称	剂型	作用与用途	用法	不良反应与注意事项
米卡芬净 （micafungin）	粉针剂： 50mg	由曲霉菌和念珠菌引起的下 述感染：真菌血症、呼吸道 真菌病、胃肠道真菌病	静脉滴注：50mg，1次/天，最 大剂量：300mg/d	不良反应：胃肠道反应；休克、过 敏样反应；肝肾功能损伤；血细胞 减少及静脉炎等

表 177 常用抗结核药

药物名称	剂型	作用与用途	用法	不良反应与注意事项
异烟肼 （isoniazid, 商品名雷米封, rimifon, INH）	片剂： 0.1g 注射剂： 0.1g/2ml	用于各型结核，也用于结核 性脑膜炎	口服：0.3g/d，顿服 静脉注射、静脉滴注：0.2～ 0.6g/d	胃肠道刺激、肝损害、血细胞计数 下降、精神兴奋。步态不稳、麻木 针刺感、烧灼感等。本品能提高抗 凝剂、抗癫痫药及三环类抗抑郁药 的血药浓度，应用时注意。肝功能 不良、精神病及癫痫患者禁用
利福平 （rifampicin）	片剂： 0.15g 胶囊剂： 0.15g	用于各型型结核，也用于结核 性脑膜炎。对脑膜炎球菌、 金黄色葡萄球菌及肺炎军团 菌也有效	口服：抗结核治疗，每天600mg 顿服 其他感染：0.3g，2～3次/天	肝损害、过敏反应。消化道反应。 偶见头痛、发热、呼吸困难、肌肉 痛等。肝功能不良者，妊娠和哺乳 期妇女慎用。本品可使口服降糖药 糖皮质激素代谢加快、血药浓度下 降，应用时注意。与异烟肼、对氨 基水杨酸钠合用时可加强肝毒性， 应注意
乙胺丁醇 （ethambutol）	片剂： 0.25g	对各型结核分枝杆菌均有抑 菌作用，适用于各型结核病	口服：0.75～1.5g，1次/天， 顿服	胃肠不适、肝功能损害、皮疹、球 后视神经炎。肾功能严重不良者 禁用

续 表

药物名称	剂型	作用与用途	用法	不良反应与注意事项
吡嗪酰胺（pyrazinamide）	片剂：0.25g、0.5g	对各型结核杆菌有抑菌和灭菌作用，与利福平和异烟肼有协同抗结核分枝杆菌作用。用于二线抗结核药耐药者	口服：0.5g，3次/天	肝损害，关节痛，皮疹，发热
链霉素（streptomycin）	粉针剂：0.75g、1.0g	为最早期氨基糖苷类抗生素，对一般细菌感染作用很弱，但对结核分枝杆菌具有强大抗菌作用。是治疗结核分枝杆菌感染的重要药物	肌内注射：成人：0.75～1.0g/d，分1～2次给药 儿童：15～30mg/（kg·d），分2次给药	①过敏反应：皮疹、发热、嗜酸性粒细胞增多，严重者可发生剥脱性皮炎；在注射后数分钟可发生休克，抢救困难，应高度警惕。②毒性反应：与剂量和疗程有关，与总剂量有密切关系。主要表现为对前庭和耳蜗的损害，严重者可造成不可逆性聋；肾毒性为可逆性，停药后可恢复。偶见神经-肌肉阻滞，骨髓抑制，白细胞减少

9. 抗肿瘤药物

- 烷化剂
  - ✓概述：又名烃化物，是一类性质非常活泼的化合物，能与多种生物物质的功能基团发生烃化反应，即用本身的烃基取代生物物质中的H，结合到该生物物质上，以发挥抗肿瘤作用。
  - ✓分类：按化学结构分为氮芥类、亚硝脲类、乙撑亚胺类、甲烷磺酸酯类及环氧化物类。
  - ✓氮芥类：各种氮芥类药物的用法、用途、不良反应及剂型见表178。
  - ✓亚硝脲类：常用的亚硝脲类有卡莫司丁（卡氮芥，BCNU）、洛莫司丁（环己亚硝脲，CCNU）、司莫司丁（甲环亚硝脲，Me-CCNU）及比葡萄硝脲（葡糖亚硝脲，DCNU）。此类药物中除BCNU在治疗多发性骨髓瘤时使用外，主要用于脑瘤及其他脏器肿瘤的治疗，介绍从略。
  - ✓乙撑亚胺类：噻替派（三胺硫磷，thiotepa），主要用于卵巢癌、乳腺癌及膀胱癌的治疗。近年在造血干细胞移植治疗时，将其作为预处理方案的组成药物之一，介绍从略。
  - ✓甲烷磺酸酯类：主要为白消安（myleran），中文异名马利兰、白血福恩。
    - ◆用途：主要用于慢性淋巴细胞白血病慢性期的治疗，疗效显著。对急变期患者无效。对真性红细胞增多症及原发性血小板增多症也有效。
    - ◆用法：2～4mg/d，分次空腹服用；维持量为1～2mg/d。
    - ◆不良反应：主要引起白细胞、血小板减少。用药时间长或过量可引起严重骨髓抑制，因此用药期间应严密监测血象。还可引起睾丸萎缩，闭经。偶可引起肾上腺皮质功能减退、肺纤维化改变。
    - ◆剂型：片剂，0.5mg、2mg。
  - ✓环氧化物类：此类药物包括二溴甘露醇（DBM）、二溴卫矛醇（DBD）及环氧乳醇（DAG）。前两种药物主要用于慢性淋巴细胞白血病的治疗，但目前已不作为常用药物。后者主要用于治疗脑瘤、乳腺癌、卵巢癌及肺癌。介绍从略。

- 抗代谢药
  常用抗代谢药物的用途、用法、不良反应及剂型见表179。

- 抗肿瘤抗生素
  常用抗肿瘤抗生素的用途、用法、不良反应及剂型见表180。

表 178 各类氮芥类药物的剂型用法、用途及不良反应

分类	名称（英文名称及中文异名）	剂型	用途	用法	不良反应
氮芥类	氮芥（nitrogen mustard）中文异名：恩比兴	粉针剂：5mg、10mg	主要用于恶性淋巴瘤，尤其适用于有纵隔压迫症状者。常与长春新碱、甲基苄肼、泼尼松联合应用组成MOPP方案治疗霍奇金淋巴瘤，完全缓解率达84%。10年无复发生存率达54%；局部应用氮芥治疗蕈样霉菌病有效率可达70%。对小细胞肺癌有一定疗效	一般一次0.1mg/kg，每周2～3次。MOPP方案时，氮芥用量6mg/m²，第1、8天静脉注射，每2周1个疗程，共6个疗程	恶心、呕吐。白细胞、血小板计数明显下降，有时可引起红细胞计数过高可引起多次用药或浓度过高或浓度过高可引起局部疼痛及血栓性静脉炎。可见乏力、眩晕、头痛、耳鸣、脱发、皮肤月经失调、睾丸萎缩等，每用药期间应监测血象，每周2次
	苯丁酸氮芥（chlorambucil）中文异名：瘤可宁	片剂：2mg、2.5mg	主要用于治疗慢性淋巴细胞白血病。可使75%患者外周血淋巴细胞减少，使50%患者淋巴结缩小，25%患者脾缩小。其他临床症状改善。亦可用于恶性淋巴瘤，原发性巨球蛋白血症、乳腺癌及卵巢癌	口服：常用剂量2～6mg/d，分次服用。总剂量400～600mg为1疗程	治疗剂量时主要引起淋巴细胞数下降，对粒细胞及血小板影响较小，但长时间大剂量时可引起全血细胞减少，可引起停经，精子减少及诱发急性髓系白血病。偶可引起肝损害及胃肠道反应较轻

分类	名称（英文名称及中文异名）	剂型	用途	用法	不良反应
苯丙氨酸氮芥类	美法仑（melphalan）中文异名：左旋苯丙氨酸氮芥	片剂：2mg、5mg；针剂：100mg	主要用于多发性骨髓瘤，但用有效率约40%，与泼尼松合用，有效率可达60%。联合应用长春新碱及环磷酰胺可进一步提高疗效。也可用于卵巢癌及乳腺癌	口服：0.25mg/（kg·d），连服4天，疗程间隔4～6周经动脉、静脉给药：每次20～40mg 腔内给药：每次50～100mg	主要为骨髓抑制，故应监测血象。也可引起胃肠道反应，与药物剂量有关
	溶肉瘤素（sarcolysin）中文异名：消旋苯丙氨酸氮芥	片剂：10mg；注射剂：20mg、40mg	主要用于恶性淋巴瘤（特别是网状细胞肉瘤）及精原细胞瘤，也可用于多发性骨髓瘤、乳腺癌及卵巢癌等。近年已少用	口服：每次20～50mg（0.5～1.0mg/kg）	主要引起骨髓抑制和胃肠道反应
	甲酰溶肉瘤素（N-formylmerphalan）中文异名：氮甲	片剂：50mg	主要用于精原细胞瘤。对恶性淋巴瘤及多发性骨髓瘤也有良好疗效	成人每天150～200mg，分3～4次口服或睡前一次顿服。疗程总剂量6～8g	骨髓抑制较为缓和，一般停药2～3周可自行恢复。胃肠道反应轻微
环磷酰胺类	环磷酰胺（cyclophosphamide，CTX）	粉针剂：100mg、200mg；片剂：50mg	与其他抗肿瘤药物合用，治疗淋巴系统恶性肿瘤。也可用于乳腺癌的治疗	一般用量每次12～20mg/kg。其水溶液不稳定，配制后存放不得超过3小时	骨髓抑制、化学性膀胱炎是其特殊不良反应，与剂量有关。大剂量连续静脉输注偶可引起心脏毒性，甚至可引起弥漫性心肌坏死。还可引起慢性肝损害

药物应用

药物用涂

分类	名称（英文名称及中文异名）	剂型	用途	用法	不良反应
	异磷酰胺（isophosphamide，IFO）中文异名：异环磷酰胺	粉针剂：1.0g、3.0g	是CTX的同分异构体。抗瘤谱与CTX不完全相同。对软组织肉瘤、尤因肉瘤、精原细胞瘤及睾丸癌有肯定疗效。对淋巴系统恶性肿瘤、肺癌、卵巢癌、乳腺癌及胰腺癌也有良好疗效	1.6～2.4g/m²，静脉给药	膀胱毒性较明显，发生率较CTX高，因此应用Mesna解救以减轻膀胱毒性。也可引起骨髓毒性，但较轻。可引起神经毒性，尤其在肝肾功能不良时，应引起重视
氮芥衍生物	苯达莫司汀（bendamustine）	粉针剂：25mg、100mg	单独或与其他抗肿瘤药物联合用药治疗下列恶性肿瘤：霍奇金淋巴瘤；非霍奇金淋巴瘤（多发性骨髓瘤）；慢性淋巴细胞白血病；乳腺癌	静脉滴注：慢性淋巴细胞白血病：100mg/m²，非霍奇金淋巴瘤：120mg/m²，多发性骨髓瘤：120～150mg/m²。每周期第1、2天用药	严重不良反应是骨髓抑制、肿瘤溶解综合征、过敏反应、胃肠道反应、肝毒性等。避免药物外渗

表179 常用抗代谢药物用途、用法、不良反应及剂型

分类	名称（英文名称及中文异名）	剂型	用途	用法	不良反应
叶酸拮抗剂	甲氨蝶呤（methotrexate，MTX）	片剂：2.5mg，5mg，10mg 粉针剂：5mg，500mg，1g	对儿童白血病疗效较好，对成人白血病疗效较差。对急性淋巴细胞白血病的疗效优于急性非淋巴细胞白血病。鞘内注射和大剂量MTX（HD-MTX）加用甲酰四氢叶酸（CF）可对中枢神经系统白血病起预防和治疗作用，可用于恶性葡萄胎、绒毛膜上皮癌、肺癌、头颈部癌及中枢神经系统肿瘤	一般每次15～30mg/m²，每周1次，口服或静脉注射。HD-MTX-CF疗法时MTX用量3～5g/m²，连续24小时均匀缓慢静脉注射，滴注后12小时用CF（MTX总量的5%～10%）解救，于6～8次，首剂加倍。同时补液并碱化利尿	胃肠道反应为早期症状。口腔、消化道黏膜及肛周皮肤溃疡。骨髓抑制可能导致死亡。少见的有过敏反应。长期应用可引起转氨酶及碱性磷酸酶升高，可能产生肝脂肪变性、纤维化及坏死性肝硬化等。鞘内注射时可引起蛛网膜炎，出现脑膜刺激症状。长期大量应用可能产生坏死性脱髓鞘性脑白质病
嘧啶拮抗剂	阿糖胞苷（cytarabine，Ara-C）	粉针剂：50mg，100mg，500mg	为细胞周期特异性药物，主要用于治疗各类急性白血病，急性非淋巴细胞白血病、急性淋巴细胞白血病、红霉素、米托蒽醌、三尖杉酯碱等细胞周期非特异性药物合用。对恶性淋巴瘤、消化道肿瘤及头颈部肿瘤亦有一定疗效。HD Ara-C（1～3g/m²）用于白血病强化治疗和难治性白血病的治疗	常用静脉注射或静脉滴注。常用剂量为100～120/（m²·d）或2～6(kg·d)，连用5～7天为1个疗程。每HD-Ara-C为1～3g/m²，12小时1次，连用6次	主要为骨髓抑制及胃肠道反应。偶见肝功能异常，腹痛、胃肠道出血、发热及皮疹。白血病及恶性淋巴瘤患者治疗时可发生高尿酸血症，严重时可引起尿酸性肾病

331

常用药物

分类	名称（英文名称及中文异名）	剂型	用途	用法	不良反应
嘌呤拮抗剂	6-巯基嘌呤（6-mercaptopurine）中文异名：巯嘌呤，乐疾宁	片剂：25mg、50mg、100mg	用于急性白血病，对儿童的疗效优于成人，对儿童急性淋巴细胞白血病的疗效优于急性非淋巴细胞白血病；对慢性粒细胞性白血病、恶性葡萄胎及绒毛膜上皮癌等亦有一定疗效	白血病：口服，2～2.5mg/（kg·d），1次或分3次口服，7～14天为1个疗程；绒毛膜上皮癌：6～6.5mg/（kg·d），分早晚2次口服，连用10天为1个疗程，同隔3～4周行第2个疗程	主要为骨髓抑制，也可引起胃肠道反应。偶见黄疸和肝毒性。在白血病治疗初期可发生高尿酸血症，严重者可导致尿酸性肾病。因此，用药期间应监测血尿酸及肝肾功能。与别嘌醇合用时应将初量减少至常用量的1/4～1/3
	硫鸟嘌呤（tioguanine，6-TG）中文异名：6-硫代鸟嘌呤	片剂：25mg、50mg	用于各型急性白血病。对于耐药患者也可能有效	口服，2～2.5mg/（kg·d），一次或分次口服，5～7天为1个疗程，间隔7～14天	主要引起骨髓抑制，胃肠道反应以及高尿酸血症等。肝肾功能不良，偶有痛风，肠道疾病患者，以及有痛风病史和尿酸盐结石者慎用
	磷酸氟达拉滨（fludarabine，FDB）中文异名：磷酸氟阿糖腺苷	粉针剂：50mg	治疗慢性淋巴细胞白血病的最有效药物，对非霍奇金淋巴瘤亦有良好疗效	每天1次，每次18～20mg/m²，连用5天，3～4周重复	主要为骨髓抑制，表现为白细胞和血小板减少。其他有恶心、呕吐、腹泻、口炎、倦怠、嗜睡、个别患者可出现胸痛、瘙痒、皮疹、胰腺炎。大剂量可引起严重的剂量依赖性中枢神经性有神经脱髓鞘

332

分类	名称（英文名称及中文异名）	剂型	用途	用法	不良反应
	克拉屈滨（cladribine）	针剂：10mg	用于经干扰素治疗失败后活动性的伴有临床意义的贫血、血小板减少、以及疾病相关症状的毛细胞白血病的治疗	静脉滴注：治疗白细胞白血病的建议剂量为0.09mg/（kg·d），24小时连续滴注，连用7天	常见不良反应：发热、头痛、头晕、恶心、腹泻。大剂量时可发生严重骨髓抑制。慎用于肾髓、免疫及肝肾功能不全的患者
核苷酸还原酶抑制剂	羟基脲（hydroxyurea, HU）	片剂：0.25g、0.5g	用于慢性髓细胞白血病，用于白消安无效或急变期患者仍有效；与烷化剂，叶酸、嘌呤及嘧啶拮抗剂之间无交叉耐药。也可用于恶性黑色素瘤；与放疗合用于治疗头颈部肿瘤	一般用量为60～80mg/（kg·d），调整剂量监测血象	主要引起骨髓抑制，使白细胞、血小板减少、血红蛋白降低。一般停药1～2周可恢复。还可引起胃肠道反应、腹泻、脱发、皮疹、睾丸萎缩等
蛋白合成抑制剂	天冬酰胺酶（asparaginase, L-ASP）	粉针剂：5000U、10 000U	对急性淋巴细胞白血病疗效较好，对急性非淋巴细胞白血病也有一定疗效。一般与长春新碱、泼尼松、阿糖胞苷、甲氨蝶呤等联合应用。对恶性淋巴瘤疗效不明显	静脉滴注。每次5000～10 000U，每天或隔天1次，10～20次为1个疗程。临床应用前应以5～10U/0.1ml做皮试，观察3小时，如无红肿、皮疹出现方可使用	主要不良反应为过敏反应，严重者可发生过敏性休克；肝功能异常，白蛋白降低；凝血因子减少、凝血功能障碍、出血或血栓形成。还有困倦甚至意识障碍；偶见骨髓抑制、胃肠道反应；胰腺炎及脱发

续 表

分类	名称（英文名称及中文异名）	剂型	用途	用法	不良反应
	培门冬酰胺酶（pegaspargase）	针剂：3750U	用于儿童急性淋巴细胞白血病一线治疗。与天冬酰胺酶一样，推荐与长春新碱、泼尼松和柔红霉素联合使用	肌内注射：2500U/m²，每 14 天给药 1 次	同天冬酰胺酶

表180 常用抗肿瘤抗生素的用途、用法、不良反应及剂型

名称（英文名称及中文异名）	剂型	用途	用法	不良反应
阿霉素（adriamycin，ADM）	粉针剂：10mg，20mg，50mg	主要用于急、慢性白血病，恶性淋巴瘤的治疗，临床上常与其他抗肿瘤药物合用，以提高疗效。也用于胃癌、肺癌、膀胱癌等的治疗	静脉注射或静脉滴注。40～75mg/m²，每3周1次；或20～25mg/（m²·d），连用3天，每3周为1个疗程，总剂量不应超过500mg/m²。儿童用量为0.4mg/kg。本品与硫酸卡那霉素及头孢菌素类有配伍禁忌	最严重的不良反应为心脏毒性（急性毒性反应和渐进性毒性反应）；骨髓抑制。尚有脱发、口腔炎、恶心、呕吐、皮疹、药物热等。偶见肝损害。局部刺激性大，可引起静脉炎
柔红霉素（daunomycin，DNR）	粉针剂：10mg，20mg	主要用于急性白血病，常与长春新碱、泼尼松等合用治疗ALL。与阿糖胞苷、6-TG（6-MP）合用治疗ANLL。此外，还可用于恶性淋巴瘤、神经母细胞瘤的治疗	静脉注射或静脉滴注：0.2～0.6mg/kg，或20～40mg/（m²·d），连用3天。具体用法参见具体疾病治疗的方案。总剂量不应超过25mg/kg，超过此剂量心脏毒性致死率达10%。本品与肝素及磷酸氟美松有配伍禁忌	不良反应较大，主要为骨髓抑制。有脱发、口腔炎、恶心、呕吐、皮疹、药物热等。偶见肝损害。局部刺激性大，可引起静脉炎。严重的不良反应为心脏毒性（急性毒性反应和渐进性毒性反应）

常用药物

续 表

名称（英文名称及中文异名）	剂型	用途	用法	不良反应
表阿霉素（epirubicin）中文异名：表柔比星	粉针剂：10mg，50mg	适应证与阿霉素相似	静脉注射：70～90mg/m²，每3周一次；或40～50mg/(m²·d)，连用2天，每3周为1个疗程，总剂量不应超过935mg/m²	骨髓抑制；心脏毒性较阿霉素弱；其他不良反应有静脉炎、脱发、药物热、指甲色素沉着等
吡喃阿霉素（pirarubicin）中文异名：吡柔比星	注射剂：5mg，10mg	主要用于急性非淋巴细胞白血病、恶性淋巴瘤、多发性骨髓瘤等	静脉注射30～40mg/d，连用2天；或10～20mg/d，连用5天，每3～4周为1个疗程	胃肠道反应及转氨酶升高。脱发及心脏毒性均较阿霉素轻
去甲氧柔红霉素（demethoxy-daunorubicin）中文异名：伊达比星	胶囊剂：1mg，5mg，10mg，25mg；针剂：5mg，10mg	急性白血病、慢性白血病、恶性淋巴瘤等的治疗	静脉注射8～12mg/m²，连用3天；或7～8mg/m²，连用5天，每4周为1个疗程。具体方案见相关疾病治疗	骨髓抑制；胃肠道反应及转氨酶升高。脱发及心脏毒性均较柔红霉素和阿霉素轻
阿克拉霉素A（aclacinomycin）中文异名：阿柔比星	注射剂：10mg，20mg	对急性非淋巴细胞白血病（包括难治性）疗效好。对恶性淋巴瘤亦有效	静脉注射20mg/d（或0.4mg/kg），连用7～15天。具体方案见相关疾病治疗	有骨髓抑制；轻微胃肠道反应；心脏毒性较小

336

名称（英文名称及中文异名）	剂型	用途	用法	不良反应
米托蒽醌（mitoxantrone）	水针剂：2mg，粉针剂：5mg，20mg	用于急性淋巴细胞白血病及急性非淋巴细胞白血病的治疗；也用于恶性淋巴瘤及乳腺癌等的治疗	静脉注射6～12mg/m²，连用3天。不同剂型用量不同，具体用药方案见相关疾病治疗	骨髓抑制；不同程度的胃肠道反应，心脏毒性小，主要表现为一过性心电图异常或心律失常，很少引起心肌病变
胺苯吖啶（amsacrine）中文异名：安吖啶	注射剂：75mg/15ml（附乳酸稀释剂：13.5ml）	用于白血病（急性非淋巴细胞白血病和急性淋巴细胞白血病）的治疗，亦用于难治性急性非淋巴细胞白血病的治疗，与其他药物如阿糖胞苷联用可提高疗效。对蒽环类药物耐药的病例仍有很好的疗效。对儿童白血病、恶性淋巴瘤也具有良好疗效。对实体肿瘤无效	静脉滴注：75mg/d 或45～75mg/（m²·d）。用3～5天。150ml以上溶液稀释后滴注具体方案见相关疾病治疗	剂量限制的毒性反应为骨髓抑制；还有胃肠道反应、神经系统症状可有头痛、精神混乱甚至抽搐；有心脏毒性，但较蒽环类小。还有黏膜炎和脱发等反应。该药物不能与含氯离子的溶液配伍

常用药物

- 植物、生物碱抗肿瘤药：植物、生物碱抗肿瘤药的用途、用法、不良反应及剂型见表181。
- 铂类化合物：常用铂类化合物的用途、用法、不良反应及剂型见表182。
- 去甲基化药物：常用去甲基化药物的用途、用法、不良反应及剂型见表183。
- 靶向药：常用靶向药物的用途、用法、不良反应及剂型见表184。
- 其他：其他抗肿瘤药物的用途、用法、不良反应及剂型见表185。

10. 免疫抑制药物
- 概述：免疫抑制药是通过抑制T淋巴细胞和B淋巴细胞的生长而抑制机体的异常免疫反应，从而达到治疗作用的一类药物。
- 在血液科常用的代表药物有环磷酰胺、硫唑嘌呤、环孢素、抗淋巴细胞球蛋白等。该类药物通过不同环节产生免疫抑制作用（抑制淋巴细胞的增殖及转化或选择性抑制T淋巴细胞）。具体用法见表186。

11. 免疫增强药物
- 概述：机体免疫系统主要承担防御和消除外来异物和体内衰老突变的细胞，发挥机体的防御功能。机体免疫功能降低可导致感染、肿瘤或免疫缺陷疾病的发生。免疫增强药可对机体过高或过低的免疫功能起到双向调节的作用，从而达到治疗疾病的目的。
- 血液科常用的免疫增强药见表187。

12. 解热镇痛药
- 解热药：血液科常用解热药见表188。
- 镇痛药：血液科常用镇痛药见表189。

13. 生物制品
血液科常用生物制剂见表190。

14. 放、化疗止吐药
血液科常用放、化疗止吐药见表191。

表 181　植物、生物碱抗肿瘤药的用途、用法、不良反应及剂型

分类	名称（英文名称及中文异名）	剂型	用途	用法	不良反应
长春碱类	长春新碱（vincristine，VCR）	粉针剂：0.5mg，1mg　注射剂：1mg/ml	主要用于 ALL 的治疗，尤其对儿童 ALL 疗效好。对恶性淋巴瘤及骨髓细胞瘤等也有一定疗效也用于 ITP 的治疗	成人：1～2mg/d（或1.6～2mg/m²），但最大剂量每次不能超过2mg，静脉注射，每周1次，4次为1个疗程。具体方案见相关疾病治疗	主要为神经毒性，表现为指／趾端麻木或感觉异常、腱反射减弱或消失；外周神经炎、全身乏力、四肢肌肉酸痛、严重腹痛、便秘、麻痹性肠梗阻、复视、上睑下垂及声带麻痹等。也可引起恶心、呕吐、脱发、静脉炎等
	长春地辛（vindesine）中文异名：托马克、西艾克	针剂：1mg，2mg	同长春新碱	成人：3mg/m²　儿童：4mg/m²　具体方案见相关疾病治疗	同长春新碱，但不良反应较春新碱轻
喜树碱类	拓扑特肯（topotecan）	针剂：2mg/ml	广谱抗肿瘤药。用于急性非淋巴细胞白血病和骨髓增生异常综合症的治疗，联合应用。具体参见相关疾病治疗也用于胃肠道肿瘤等	1.5～2mg/（m²·d），连用5天。常与其他抗肿瘤药物联合应用。具体参见相关疾病治疗	常见不良反应为白细胞、血小板减少、轻度恶心、呕吐、腹泻等。无骨髓毒性

药物 滥用

临床用药

分类	名称（英文名称及中文异名）	剂型	用途	用法	不良反应
三尖杉生物碱类	三尖杉酯碱（harringtonin）	针剂：1mg/ml	对急性非淋巴细胞白血病具有很好的治疗效果	静脉滴注，0.1～0.3mg/kg，每天1次，5～7天为1疗程。常与阿糖胞苷联合应用。具体见急性非淋巴细胞白血病治疗	明显骨髓抑制；有明显的心脏毒性和胃肠道反应。滴注速度过快可引起血压下降
	高三尖杉酯碱（homo-harringtonin）	针剂：1mg/ml	同三尖杉酯碱	静脉滴注，0.05～0.1mg/kg，余同上	同三尖杉酯碱
鬼臼毒素衍生物	依托泊苷（etoposide，VP16）中文异名：足叶乙苷、威克	针剂：40mg/2ml，100mg/5ml 胶囊：50mg	用于治疗急性白血病及恶性淋巴瘤；也用于治疗晚期胃癌等	静脉滴注，每次60mg/m²，连用5～7天或同期使用。具体方案见相关疾病治疗。药物浓度过高药液可有混浊、发热	骨髓抑制；胃肠道反应。少数患者可发生过敏反应。偶见肝损害。在非血液系统肿瘤治疗后有诱发白血病的报道
	替尼泊苷（teniposide，VM26）中文异名：鬼臼噻吩苷、威猛	注射剂：50mg/5ml	同依托泊苷	静脉滴注，每次1～3mg/kg。具体方案见相关疾病治疗	同依托泊苷

表182 常用铂类化合物的用途、用法、不良反应及剂型

名称（英文名称及中文异名）	剂型	用途	用法	不良反应
顺铂（cisplatin）中文异名：顺氯氨铂	粉针剂：10mg、20mg	临床用于恶性淋巴瘤的联合化疗。亦用于卵巢癌、睾丸癌、鼻咽癌等	静脉推注或静脉滴注：20mg/m²，每天1次，溶于生理盐水。连用5天为1个疗程	主要为胃肠道反应。对骨髓有轻度抑制作用。大剂量可导致肾损伤及听力下降。肾功能不全者忌用
卡铂（carboplatin）中文异名：碳铂	粉针剂：50mg、150mg、450mg	为第二代铂类药物。作用同上。对膀胱癌、乳腺癌也有一定疗效	静脉滴注：（肾功能正常者）间断单次给药300～400mg/m²，每4周重复1次；连续用药，100mg/次，连用5天，每3～4周重复1次	与顺铂相似，但胃肠道反应、肾毒性、耳毒性及神经毒性较顺铂轻。禁用于严重肾功能不全和严重骨髓抑制的患者。对本品及其他铂类药物或其赋形剂过敏者禁用与其他抗肿瘤药物联用时，应减量
奥沙利铂（oxaliplatin）中文异名：乐沙定、奥正南	粉针剂：50mg、100mg	为第三代铂类药物。适用于经过氟尿嘧啶治疗失败后的结直肠癌转移的患者，可单独或联合氟尿嘧啶使用	静脉滴注：130mg/m²，每3周（21天）给药1次	主要为胃肠道反应、血细胞减少、末梢神经炎等。对铂类衍生物过敏者禁用。妊娠期及哺乳期妇女慎用

常用药物

表183 常用去甲基化药物的用途、用法、不良反应及剂型

名称（英文名称及中文异名）	剂型	用途	用法	不良反应
地西他滨（decitabine）中文异名：康艾莱、晴唯可	粉针剂：50mg 针剂：10mg，25mg，50mg	适用于IPSS评分中危-2和高危的初治、复治骨髓增生异常综合征患者，包括原发性和继发性者	静脉滴注：3天给药方案：15mg/m²，每8小时1次，连续3天5天给药方案：20mg/m²，1次/天，连续5天	最常见的不良反应包括中性粒细胞减少、血小板减少、贫血、发热、恶心、咳嗽、瘀点、便秘、腹泻、高血糖
阿扎胞苷（azacitidine）中文异名：5-氮杂胞苷	粉针剂：50mg，100mg	骨髓增生异常综合征，急性非淋巴细胞白血病。用于乳腺癌、肠癌、黑色素瘤等有一定疗效	皮下注射：75mg/m²，每天1次，共7天	可引起胃肠道反应、血细胞减少、肝肾功能损害、肿瘤溶解综合征。对胚胎、胎儿有风险

表 184　常用靶向药物的用途、用法、不良反应及剂型

分类	名称（英文名称及中文异名）	剂型	用途	用法	不良反应
BCR/ABL激酶抑制剂	伊马替尼（imatinib）中文异名：格列卫	片剂：100mg	Ph染色体阳性的慢性髓细胞性白血病慢性期/加速期/急变期，成人不能切除或发生转移的恶性胃肠道间质瘤，Ph染色体阳性的急性淋巴细胞白血病联合化疗	口服：400～600mg/d，1次/天	除常见的胃肠道不良反应、骨髓抑制等，还有胃肠道不良反应、水肿、皮疹、阵痛肌痉挛等。CYP3A4抑制剂/诱导剂可影响伊马替尼的血浆浓度
	达沙替尼（dasatinib）	片剂：20mg、50mg、70mg	同伊马替尼，但作用更强，可用于伊马替尼耐药或是不耐受的患者	口服：100mg，1次/天	重要不良反应：骨髓抑制；出血相关事件；体液潴留；肺动脉高压；QT间期延长。CYP3A4抑制剂/诱导剂可影响达沙替尼的血浆浓度
	尼洛替尼（nilotinib）	胶囊：150mg、200mg	主要用于治疗伊马替尼耐药对慢性髓性白血病	口服：400mg，2次/天，间隔12小时	常见不良反应包括骨髓抑制，一过性间接胆红素升高和皮疹。禁用于低钾血症、低镁血症或QT综合征的患者
	氟马替尼（flumatinib）中文异名：豪森昕福	片剂：0.2g	用于治疗Ph染色体阳性的慢性髓细胞性白血病慢性期成人患者	口服：600mg，1次/天	最常见的不良反应是胃肠道反应，其他有肝功能损害、骨髓抑制、心脏毒性、血液脂肪酶和/或淀粉酶增高、出血、液体潴留等

343

续表

分类	名称（英文名称及中文异名）	剂型	用途	用法	不良反应
	普纳替尼（ponatinib）	片剂：15mg、30mg、45mg	慢性髓细胞性白血病或Ph染色体阳性急性淋巴细胞白血病，不能接受任何其他酪氨酸激酶抑制剂或T315I阳性	口服：45mg/d	有致血管阻塞、心力衰竭和肝毒性的风险。常见不良反应有高血压，皮疹、腹痛、疲乏、头痛、皮肤干燥、便秘、关节痛、恶心和发热。血液学不良反应为血细胞减少。CYP3A4抑制剂/诱导剂可影响普纳替尼的血浆浓度
	奥雷巴替尼（overembatinib）中文异名：耐力克	片剂：10mg	用于任何酪氨酸激酶抑制剂耐药，并诊断为有T315I突变的慢性髓细胞性白血病慢性期或加速期的成年患者	口服：40mg，每2天1次（隔天1次）	有发生血管阻塞的风险，常见不良反应有血细胞减少，肝功能异常、高血压、心律失常，液体潴留等
BTK抑制剂	伊布替尼（ibrutinib）	胶囊：140mg	用于既往至少接受过一种治疗的套细胞淋巴瘤的患者；单药适用于慢性淋巴细胞白血病/小淋巴细胞淋巴瘤的患者	口服：420～560mg，1次/天	严重不良反应包括出血、感染、3级或4级血细胞减少、间质性肺疾病、心律失常、白细胞瘀滞、肿瘤溶解综合征、高血压、继发性肿瘤等

分类	名称（英文名称及中文异名）	剂型	用途	用法	不良反应
	泽布替尼（zanubrutinib）	胶囊：80mg	同伊布替尼	口服：160mg，2次/天	严重不良反应有出血、感染、心律失常、乙肝病毒再激活、肿瘤溶解综合征、血细胞减少、肝肾功能损害、第二肿瘤，胚胎－胎儿毒性等
	奥布替尼	片剂：50mg	同伊布替尼	口服：150mg，1次/天	同泽布替尼
BCL2抑制剂	维奈克拉（venetoclax）中文异名：唯可来	片剂：10mg、50mg、100mg	慢性淋巴细胞白血病或小淋巴细胞淋巴瘤成人患者、地西他滨或小剂量阿糖胞苷联合使用，用于治疗75岁或以上的成人新诊断的急性髓细胞性白血病、或患有不能使用强化诱导化疗的共病的患者	口服：治疗剂量400mg或600mg，1次/天，达到治疗剂量前需要逐渐增加药	不良反应有肿瘤溶解综合征、中性粒细胞减少、感染、免疫抑制、胚胎儿毒性等。注意：CYP3A4抑制剂/诱导剂可影响维奈克拉的血浆浓度
FLT3抑制剂	索拉非尼（sorafenib）中文异名：多吉美	片剂：0.2g	治疗不能手术的晚期肾细胞癌、无法手术或远处转移的肝细胞癌、局部复发或转移的进展性的放射性碘难治性分化型甲状腺癌	口服：0.4g，2次/天	手足皮肤反应和皮疹是最常见的不良反应、其他有脱屑、腹泻、疼痛、乏力等。高血压的发生率增加，需监测血压

分类	名称（英文名称及中文异名）	剂型	用途	用法	不良反应
	米哚妥林（midostaurin）中文异名：雷德帕斯，雷德帕斯	胶囊：25mg	能够抑制FLT3、KIT、PDGFRα/β、VEGFR2等激酶活性，与化疗联合治疗FLT3突变阳性的急性髓细胞性白血病和系统性肥大细胞增生症患者	口服：每个化疗周期的第8～21天，2次/天，每次50mg	常见不良反应：发热性中性粒细胞减少、恶心、呕吐、头痛、瘀少、黏膜炎、鼻出血、器械相点、肌肉骨骼痉痛、高血糖和上呼吸道感染等，注意胚胎-胎儿毒性和肺毒性
	吉瑞替尼（gilteritinib）	片剂：40mg	用于治疗FLT3突变阳性的复发或难治性（治疗抵抗）急性髓细胞白血病成人患者	口服：120mg，1次/天。	发热性中性粒细胞减少症、血小板减少症、中性粒细胞减少症、菌血症、败血症、脓毒症和白细胞计数降低
JAK抑制剂	芦可替尼（ruxolitinib）	片剂：5mg、20mg	适用于治疗中间或高危骨髓纤维化，包括原发性骨髓纤维化、真性红细胞增多症后骨髓纤维化和原发性血小板增多症后骨髓纤维化患者	口服：15～20 mg，2次/天	最常见血液学不良反应是血小板计数减低和贫血。最常见非血液学不良反应是淤斑、眩晕和头痛

分类	名称（英文名称及中文异名）	剂型	用途	用法	不良反应
蛋白酶体抑制剂	硼替佐米（bortezomib）中文异名：万珂	粉针剂：3.5mg	用于多发性骨髓瘤和套细胞淋巴瘤患者的治疗	静脉注射：1.3mg/m²，每周2次，连续注射2周，3周为1个疗程	最常见的不良反应有虚弱、恶心、腹泻、食欲减退、便秘、血小板减少、周围神经病、发热、吐和贫血
	卡非佐米（carfilzomib）中文异名：凯博斯	粉针剂：30mg，60mg	与地塞米松或与来那度胺和地塞米松并用，治疗前曾通过1～3种疗法的复发型或顽固型多发性骨髓瘤患者	静脉注射：70mg/m²，每疗程的第1、8、15天输注。第1次用药起始剂量20mg/m²	心脏毒性、急性肾衰竭、肿瘤溶解综合征、肺毒性、肺动脉高压、呼吸困难、高血压、静脉血栓形成、输注反应、出血、血小板减少、肝毒性与肝衰竭、血栓性微血管病变等
组蛋白去乙酰化酶抑制剂	西达本胺（chidamide）中文异名：爱谱沙	片剂：5mg	适用于既往至少接受过一次全身化疗的复发或难治的外周T细胞淋巴瘤患者	口服：30mg，每周服药2次，2次服药间隔不应少于3天	常见不良反应：血细胞减少；乏力、发热；腹泻、恶心和呕吐；食欲减退、低钾血症和低钙血症；其他不良反应包括头晕、皮疹等

表185 其他抗肿瘤药物的用途、用法、不良反应及剂型

名称 (英文名称及中文异名)	剂型	用途	用法	不良反应
靛玉红 (indirubin)	片剂: 25mg	临床主要用于慢性髓细胞性白血病的治疗	口服:100～150mg/d,分次口服。连续应用至病情控制	不良反应较轻,主要为腹痛、恶心、呕吐、血便,偶有肝损害,停药后可恢复。长期应用不良反应较轻,但肾功能不良者慎用
甲异靛 (meisoindigo)	片剂: 25mg	同靛玉红	口服:100～150mg/d,分次口服。连续应用至病情控制	反应较轻,主要为四肢关节疼痛、恶心、食欲减退,骨髓抑制。妊娠期及哺乳期女性禁用
维A酸(ATRA)	胶囊剂: 10mg, 20mg	临床用于急性早幼粒细胞白血病的治疗;亦用于骨髓增生异常综合征的治疗	口服制剂:APL的治疗量为20～60mg/(m²·d),分次口服。连续服用至完全缓解	皮肤、口唇干燥、头痛;维甲酸综合征;高白细胞综合征;另外可见阴囊皮肤损害、恶心、呕吐及肝损害等
三氧化二砷 (arsenic oxide)	针剂: 10ml	应用于急性早幼粒细胞白血病的治疗及复发的患者	静脉滴注:10ml/d,溶于5%糖盐水中静脉滴注,连用4～6周	肝肾功能损害;消化道反应;手足麻木;下肢及全身水肿

表 186　血液科常用免疫抑制药物

药物名称（英文及中文异名）	剂型	用途	用法	不良反应
环孢素（cyclosporin A）中文异名：山地明	胶囊：25mg、50mg针剂：50mg/ml	用于器官移植和异基因造血干细胞移植的抗排斥反应；重型再障的治疗；也用于自身免疫性疾病的治疗	用于移植起始口服剂量为10～15mg/（kg·d），干移植前4～12小时给药，分次于餐前服用，连用1～2周，逐渐减量至6～8mg/（kg·d）的维持量；静脉用药仅限于不能口服的患者，3～5mg/（kg·d）重型再障的治疗：4～6mg/（kg·d），连用3～6个月，根据病情调整用量自身免疫性疾病的治疗：5～10mg/（kg·d），口服，根据病情调整用药	毒性较其他免疫抑制剂低。主要不良反应有肾、肝毒性、高血压及中枢神经症状。其他不良反应有多毛、牙龈增生及胃肠道反应。大剂量静脉快速推注时可出现脉搏颤动、呕吐、腹泻，继发心房颤动。用药期同应监测血药浓度。本品不应与具有肾毒性药物一同应用。酮康唑、两性霉素、红霉素等能提高本品的血药浓度，应注意监测
他克莫司（tacrolimus）中文异名：普乐可复	注射剂：5mg、10mg胶囊剂：1mg、5mg	用于器官移植和异基因造血干细胞移植的抗排斥反应；也用于自身免疫性疾病的治疗	静脉注射维持剂量：≤0.1mg/（kg·d）或0.025～0.05mg/（kg·d）口服：0.1～0.2mg/（kg·d）用药期间监测血药浓度具体用量见相关疾病的治疗	与环孢素相似

药对用减

药物名称（英文及中文异名）	剂型	用途	用法	不良反应
西罗莫司（sirolimus）中文异名：雷帕鸣	片剂：1mg	适用于接受肾移植的患者，预防免疫排斥反应。建议与环孢素和糖皮质激素联用	口服：1次/天。具体剂量视病情而定	常见不良反应：淋巴囊肿、外周性水肿、发热、头痛等；血细胞减少、合并感染等。较高剂量时出现高血糖、血脂血症等。西柚汁可减轻由CYP3A4调节的本药之代谢
硫唑嘌呤（azathioprine）	片剂：50mg、100mg	用于预防和治疗异基因造血干细胞移植的免疫排斥反应。一般联合糖皮质激素一同应用。也用于自身免疫性溶血性贫血的治疗	常用用量1～3mg/（kg·d）。分次口服。急性排斥反应时加量至5mg/（kg·d）。自身免疫性疾病的治疗量50～100mg/d，连续口服	主要不良反应有骨髓抑制及肝毒性。还可发生胰腺炎、黏膜溃疡、视网膜出血、脱发、肺水肿、食欲减退、恶心、呕吐等
抗淋巴细胞球蛋白（antilymphocyte globubin, ALG）ALG（马）	注射剂：500mg/10ml	用于预防和治疗器官移植的免疫排斥反应，一般联合硫唑嘌呤和糖皮质激素；也用于重型再生障碍性贫血的治疗；造血干细胞移植的预处理方案组成药物之一	造血干细胞移植预处理用量见相关疾病治疗。重型再生障碍性贫血10mg/kg，连用5天，静脉给药。用药前需做皮试。具体用法参见相关章节	注射部位疼痛、红肿及栓塞性静脉炎。其主要不良反应为过敏反应，如发热、寒战、低血压、心动过速及过敏性休克。偶见白细胞、血小板减少。有严重感染者慎用

表 187　血液科常用免疫增强药

药物名称（英文及中文异名）	剂型	用途	用法	不良反应
白介素 2（interleukin-2, IL-2）	注射剂：1万 U、5万 U、10万 U、20万 U、40万 U	用于肿瘤、白血病患者放化疗后的免疫治疗。也适用于慢性活动性 HBV 感染、慢性活动性 EBV 感染及艾滋病的治疗	恶性肿瘤的治疗：用量以控制患者症状为宜。10万～40万 U/次，静脉滴注，每天或隔天 1 次，20～40天为 1 个疗程。慢性乙型肝炎的治疗：1万 U/次，肌内注射，30天为 1 个疗程	低血压、水肿、氮质血症、发热、寒战、关节疼痛、呼吸困难、心律失常、抑郁、焦虑、共济失调、肝功能异常、胃肠道反应等。偶见血管渗漏综合征（发现该症状必须停药）和精神状态改变（临床未确诊或未治疗的中枢神经系统转移患者慎用
干扰素（interferon）	针剂：100万 U、300万 U	用于恶性肿瘤的治疗。对毛细胞白血病、多发性骨髓瘤、慢性粒细胞白血病、恶性淋巴细胞瘤都有较好的治疗作用。也可用于抗病毒治疗	300万～600万 U/次，肌内或皮下注射，每天 1 次或隔天 1 次。连用 3～10 个月	因各种药途径、制剂种类、纯度及疗程的不同，不良反应亦不同，主要为发热（首次用药率为 60%～90%，肌肉关节疼痛、乏力以及白细胞、血小板减少等。注射部位可有肿痛反应。长期用药可有转氨酶升高、个别患者静脉用药可有现出血压下降
胸腺素（thymosin）中文异名：胸腺肽	片剂：20mg 针剂：60mg	主要用于治疗胸腺发育不良综合征等免疫缺陷症；也用于治疗重症感染等伴有细胞免疫功能低下的患者；此外，对恶性肿瘤及病毒性肝炎也有一定疗效	口服：每次20mg，每天 1～3 次；皮下注射或肌内注射：10～20mg，1 次/天 静脉滴注：20～80mg，1 次/天	不良反应较轻，少数患者（10%）有低热、皮疹、荨麻疹、个别患者可出现头晕等反应

药物用途

表 188 血液科常用解热药

药物名称	剂型	用途	用法	注意事项
对乙酰氨基酚 (acetaminophen) 中文异名：扑热息痛、百服宁、必理通、泰诺	片剂：0.3g、0.5g 栓剂：125mg、300mg	解热作用强，对血液系统不良反应小。用于发热、疼痛	口服：成人 0.3～0.6g，每 6 小时 1 次，每天用量不超过 2g	镇痛：成人连续服用不可超过 10 天，儿童不可超过 5 天 解热：成人及儿童连续用药不可超过 3 天。成人及儿童不宜连续用药。3 岁以下儿童肝肾功能不全者慎用。应避免应用。勿同时服用含对乙酰氨基酚药物
布洛芬 (ibuprofen)	片剂：100mg、200mg、400mg 胶囊：300mg	对成人和儿童的发热有解热作用；用于轻、中度疼痛的治疗。其他如类风湿关节炎、强直性脊柱炎、骨关节炎等关节和肌肉病变	口服：成人 0.2～0.4g，每 6 小时 1 次，每天用量不超过 2.4g	不良反应较小，但长期服用会造成肾衰竭，只能作为一般解热镇痛药偶尔服用，不可较长时间服用
柴胡	注射剂：2ml	用于流感发热，适用于小儿和孕妇	肌内注射：2ml，2 次/天	未见明显不良反应

药物名称	剂型	用途	用法	注意事项
吲哚美辛（indomethacin）中文异名：消炎痛	栓剂：50mg，100mg	解热镇痛作用接近阿司匹林，也用于癌症发热及其他原因引起的不易控制的发热	直肠给药，一次50mg。50～100mg/d	中枢神经系统反应：头痛、眩晕、困倦；造血系统反应：粒细胞减少、溶血性或再生障碍性贫血、紫癜、骨髓抑制及血小板减少等；皮肤过敏反应：瘙痒、荨麻疹、结节性红斑等 肝肾功能不全、妊娠期女性、哺乳期女性和14岁以下小儿，有活动性肠道病灶或非甾体抗炎药过敏者禁用 老人、癫痫、帕金森病或精神神经情绪、精神障碍者慎用

表189 血液科常用镇痛药

药物名称	剂型	用途	用法	注意事项
吗啡（morphine）	注射剂：5mg/0.5ml，10mg/1ml	对各种疼痛有效，并有镇静、镇咳和镇吐作用	皮下注射：5~10mg，1~3次/天。极量：20mg，60mg/d	眩晕、呕吐、便秘。连续使用可成瘾。婴儿、临产妇女、哺乳期女性、慢性阻塞性肺疾病、肺源性心脏病、颅内压增高、肝功能损害及疼痛原因不明者禁用
硫酸吗啡控释片（MS Contin）中文异名：美施康定	片剂：30mg	强效中枢性镇痛剂，作用时间12小时，用于晚期癌痛	口服：30mg	颅内压增高者慎用。甲状腺功能减退、肾病、慢性肝病及老年患者减量。呼吸抑制、瘫痪性肠梗阻、慢性阻塞性肺疾病、吗啡过敏，以及正在服用单胺氧化酶抑制剂或停药不足2周的患者禁用
哌替啶（pethidine）中文异名：度冷丁	注射剂：50mg/1ml，100mg/2ml	镇痛作用弱于吗啡。用于各种剧痛	肌内注射：每次25~100mg。极量：每次150mg，600mg/d	轻度眩晕、出汗、口干、恶心、呕吐、体位性低血压。久用成瘾。不宜皮下注射，其他同吗啡
布桂嗪（bucinnazine）中文异名：强痛定	注射剂：100mg/2ml	镇痛作用为吗啡的1/3。对皮肤、黏膜和运动器官引起的疼痛效果佳	肌内注射：50~100mg	肌内注射速度过快可引起呼吸抑制。孕妇、心律失常患者慎用。药液有刺激性，不可误入气管。有弱成瘾性。禁用于晚分娩镇痛
罗通定（rotundine）中文异名：颅通定	片剂：30mg，60mg 针剂：60mg/2ml	镇痛、镇静、催眠和安定作用。用于因疼痛而失眠者	口服：镇痛：60~120mg，1~4次/天。催眠、睡眠前口服30~90mg	一般无不良反应。大剂量对呼吸中枢有一定抑制作用。偶见眩晕、乏力、恶心和锥体外系症状

表 190　血液科常用生物制剂

名称	剂型	用途	用法	不良反应及注意事项
静脉注射用人种球蛋白（intravenous immune globulin）	冻干粉针：2.5g、5g 注射剂：2.5g	适应证：①免疫性血小板减少症伴有严重出血，免疫性血小板减少症脾切除术前，难治性患者。②输血后紫癜。③自身免疫性白细胞减少症。④纯红细胞再生障碍性贫血。⑤严重病毒或细菌感染	①免疫性血小板减少症及纯红细胞贫血治疗：每次0.4g/kg，连用5天。②输血后紫癜：0.5g/kg，5～8天可重复应用。③自体免疫性白细胞减少症：每次0.3g/kg，连用3天。④严重病毒或细菌感染：每次2.5g	不良反应较少，少数患者有过敏反应
人凝血因子Ⅷ浓缩制剂（human factor Ⅷ preparations，AHG）	粉针剂：200U、400U	适用于A型血友病、血管性假性血友病、获得性因子Ⅷ缺乏症	患者所需因子Ⅷ的量视出血情况而定。计算公式：所需因子Ⅷ应量＝体重（kg）×0.5×因子Ⅷ应达水平（%）	可有传播血源性感染如病毒性肝炎，支溶病的可能；有引起过敏反应如皮疹、血清病的可能；输注速度过快可致发绀、心动过速、呼吸困难、焦虑、晕厥等。少数患者可产生抗体影响疗效
重组抗血友病因子（recombinant antihemophilic factor，RAF）	粉针剂：250U、500U、1000U	本品为基因重组产品，不会传播感染性疾病。适用于预防和控制A型血友病患者的出血	用量参考天然因子Ⅷ用量。每输1U/kg，即可提高血浆FⅧ2.7%	不良反应少见，偶有轻度面色潮红、发热、寒战及荨麻疹等。本品不适合用于血管性假性血友病。对本品高度敏感及孕妇不宜使用

续 表

名称	剂型	用途	用法	不良反应及注意事项
凝血酶原复合物（prothrombin complex，因子IX）	注射剂：200U	用于B型血友病及重症肝炎、慢性活动性肝炎及肝硬化引起的凝血因子缺乏所致出血、香豆素类抗凝剂过量、预防手术出血	静脉注射或静脉滴注：用量同因子VIII制剂。但为24小时输注1次。以5%糖盐水50ml稀释，30分钟输毕	可有发热、头痛、颜面潮红；有发生血栓的可能；有感染其他疾病如肝炎等的可能；少数患者可发生过敏反应
纤维蛋白原（人血凝血因子1，fibrinogen）	粉针剂：0.5g，1g，1.5g，2.5g	预防和治疗原发和继发性低纤维蛋白血症引起的出血，大手术、严重创伤大出血、产科疾病引起的纤维蛋白缺乏造成的凝血障碍	静脉滴注：1～6g，3～8g/d。根据病情决定使用量。在37℃水浴中溶解本品后，用带滤网的输血器立即输注，40～60滴/分	①可有发绀、心动过速等，快速输注可发生血管内凝血。②有血栓形成，动脉栓塞形成，心肌梗死。
抗凝血酶III浓缩物（human antithrombin III，AT-III）中文异名：人抗凝血酶III	注射剂：500U，1000U	①先天性AT-III缺乏症及Budapest病（AT-III分子结构异常）。②分娩或外科手术前后使用，可预防和治疗急性血栓形成。③治疗因弥散性血管内凝血、败血症、血管内凝血、急性肝衰竭、子痫引起的继发性AT-III缺乏	静脉注射：1U/kg可提高血浆AT-III活性1%。一般初始剂量50U/kg，维持量为5～10U/kg，直至补充到正常水平	有感染其他疾病如肝炎的危险。先天性者补充至获得性需定期补充；获得性者补充至病因去除。AT-III活性低于50%的严重病例，应每小时补充1次，使AT-III活性保持在100%左右

名称	剂型	用途	用法	不良反应及注意事项
利妥昔单抗注射液（rituximab）中文异名：抗CD20单克隆抗体，美罗华	注射剂：100mg，500mg	本品与CD20结合后，可产生抗体介导的细胞毒作用和补体介导的溶解细胞作用。也可直接抑制淋巴瘤细胞凋亡。本品可诱导细胞凋亡。本品可与化疗药物合用，用于复发或耐药的B淋巴细胞型非霍奇金淋巴瘤	静脉滴注：375mg/m²，每周1次，4～6周1个疗程	发热、寒战、头痛、乏力、皮疹、直立性低血压；支气管痉挛、血管神经性水肿及急性肿瘤溶解综合征。给药前应用抗过敏药可减少不良反应的发生。妊娠期、哺乳期女性禁用
人抗D免疫球蛋白（anti-D immune globulin）	注射剂：50μg	本品内含高效价抗胎儿红细胞抗原的抗体，能在2～3天内破坏进入母体的胎儿红细胞抗原，从而抑制母体免疫抗体，防止新生儿发生溶血症。本品适用于确诊的Rh阴性产妇	肌内注射：300μg	注射部位疼痛、轻度发热，多次注射罕见过敏反应；用本品前应做Rh血型诊断和更精确的凝集试验。由于本品对已形成同种免疫抗体的产妇无效，故Rh阴性产妇分娩Rh阳性胎儿后，必须在72小时内接种本品

药品应用

续 表

名称	剂型	用途	用法	不良反应及注意事项
CD3单抗注射液（muromonab-CD3）	注射剂：5mg	用于异基因造血干细胞移植中移植物抗宿主病的治疗和其他器官移植的抗排斥反应	静脉注射：5mg/d，连用10~14天。用本品前应予甲泼尼龙1mg/kg静脉注射	有流感样症状，严重者有休克样症状，过敏反应，中枢神经系统毒性如诱发癫痫，并有增加感染的风险
贝林妥欧单抗（blinatumomab）中文异名：倍利妥	粉针剂：35μg	CD3和CD19双特异性抗体，适用于Ph染色体阳性或复发性B细胞急性淋巴细胞白血病和复发性或难治性B细胞急性淋巴细胞白血病	静脉注射：体重≥45kg患者，在药1个疗程第1~7天应予9μg/d，第8~28天于28μg/d；后续疗程则第1~28天均为28μg/d。体重<45kg患者，在第1个疗程第1~7天应予5μg/（m²·d）；后续疗程则第1~28天均为15μg/（m²·d）	细胞因子释放综合征、神经毒性、肿瘤溶解综合征、粒细胞减少、感染，肝酶升高、胰腺炎、白质脑病等。治疗期间不要驾驶和从事危险职业或活动，不建议接种活病毒疫苗
奥加伊妥珠单抗（inotuzumab ozogamicin）	针剂：1mg	靶向CD22抗体－药物偶联物，用于复发性或难治性CD22阳性急性淋巴细胞白血病	静脉注射：0.8mg/m²第1天、0.5mg/m²第8、15天，21天为1个疗程	肝毒性、移植后非复发性死亡的风险增加、骨髓抑制、输液反应、QT间期延长、胚胎-胎儿毒性

358

名称	剂型	用途	用法	不良反应及注意事项
达雷妥尤单抗（daratumumab）中文异名：达雷木单抗/兆珂	针剂：100mg，400mg	靶向作用于CD38的单克隆抗体，用于既往接受过至少3种治疗的多发性骨髓瘤患者	静脉注射：推荐剂量为16mg/kg，每周1次	不良反应：输液反应、中性粒细胞减少、血小板减少、恶心、恶心、腹泻、便秘、呕吐、疲乏、肌肉痉挛、关节痛、背痛、发热、寒战、眩晕、失眠、咳嗽、呼吸困难、外周水肿、外周感觉神经病变及上呼吸道感染
人血白蛋白（human serum albumin）	注射剂：1g/10ml，2g/10ml，2.5g/10ml，5g/20ml，10g/50ml，25g/125ml	血容量扩充剂，提高血浆胶体渗透压，增加循环血容量，并可补充蛋白质。适用于失血、低蛋白血症、创伤和烧伤性休克、重症肝炎、肝硬化及肾病综合征引起的水肿和腹水	静脉滴注或静脉注射，用量根据病情决定。一般每次5～10g，1次/天	本品若出现混浊或沉淀时不宜使用。严重贫血、心力衰竭者不宜大量使用。输注有不良反应时应立即停用

常用药物

表 191 血液科常用放、化疗止吐药

药物名称	剂型	作用与用途	用法	不良反应与注意事项
甲氧普胺（metoclopramide）中文异名：胃复安	片剂：5mg，10mg 针剂：10mg/ml	通过抑制延髓的催化学感受区和脑干网状结构而起作用。促进胃蠕动，加快排空	口服：10mg，3次/天 肌内注射：10mg，3次/天	便秘、直立性低血压。一过性斜颈、锥体外系症状。孕妇及乳腺癌患者禁用
多潘立酮（domperidone）中文异名：吗丁啉	片剂：10mg	外周多巴胺受体阻滞剂，通过此阻滞效应起止吐作用	口服：10mg，3次/天，饭前服用	偶见轻度肠痉挛，罕见血清催乳素水平增高。孕妇、婴儿慎用
西沙必利（cisapride）中文异名：普瑞博思	片剂：5mg，10mg	增强食管蠕动和下食管括约肌张力，防止胃食管反流。增强胃蠕动，加快胃排空和防止胆汁反流	口服：每次5～10mg，2～4次/天	胃肠痉挛、腹泻、头痛、头晕。偶见瘙痒、锥体外系症状、尿频。对本品过敏者禁用。孕妇、哺乳期妇女和小儿不宜使用
恩丹西酮（ondansetron）中文异名：枢复宁	片剂：4mg，8mg 针剂：4mg/2ml，8mg/5ml	高度选择性中枢和外周神经5-HT₃受体阻滞剂，预防和治疗放化疗引起的恶心、呕吐	口服：化疗前1～2小时，4～8mg 静脉注射：化疗前15～30分钟给药4～8mg，以后根据症状可追加	头痛或上腹部不适感、偶有一过性转氨酶升高、便秘。孕妇、对本药过敏者禁用。偶见过敏反应
托烷司琼（tropisetron）中文异名：呕必停	胶囊剂：5mg 注射剂：5mg/5ml	同恩丹西酮	口服或静脉注射：5mg/d，根据临床症状可追加使用	头痛、眩晕、乏力、胃肠道功能紊乱

药物名称	剂型	作用与用途	用法	不良反应与注意事项
格拉司琼（granisetron）中文另名：康泉	注射剂：3mg/3ml	同恩丹西酮	静脉注射：每次3mg，24小时最大剂量不超过9mg	头痛，便秘，转氨酶升高。对本药过敏者禁用。肠梗阻患者，孕妇、哺乳期妇女慎用
帕洛诺司琼（palonosetron）	针剂：0.25mg/5ml	预防中、重度致吐化疗引起的急性恶心、呕吐	静脉注射：化疗前约30分钟，静脉注射0.25mg	同恩丹西酮
福沙匹坦双葡甲胺（fosaprepitant dimeglumine）	粉针剂：150mg	与其他止吐药物联合给药，适用于成年患者预防重度致吐药物初次和重复治疗过程中出现的急性和迟发性恶心和呕吐	静脉注射：150mg，化疗前30分钟应用	对本品中任何成分过敏者禁用，已报告的超敏反应包括过敏，颜面潮红、红斑和呼吸困难。正在服用匹莫齐特、特非那定、阿司咪唑和西沙比利的患者禁用

（陈玉梅）

常用药物

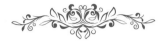

实验室检查及其临床意义

1. 血常规检查

血常规检查各项指标的意义见表192、表193。

表192 血常规检查各项指标的意义

中文名称	缩写	正常参考值	升高	降低	样品
血红蛋白 / (g/L)	Hb	男性（>14岁）120～160 女性（>14岁）110～150 ≤14岁 120～140	红细胞增多症	各种贫血	指血 / 静脉血
红细胞计数 （×10¹²/L）	RBC	男性（>14岁）4～5.5 女性（>14岁）3.5～5 ≤14岁 4～4.5	红细胞增多症	各种贫血	指血 / 静脉血
网织红细胞比例/%	RET%	0.5～1.5	溶血性贫血、急性失血、白血 病化疗骨髓恢复期	再生障碍性贫血、骨髓增 生异常综合征、白血病化 疗未缓解或骨髓抑制期	指血 / 静脉血
血细胞比容/%	HCT	男性：40～50 女性：37～48	红细胞增多症	各种贫血	指血 / 静脉血
平均红细胞体积/fl	MCV	80～100	大细胞性贫血	小细胞性贫血	指血 / 静脉血

365

续 表

中文名称	缩写	正常参考值	升高	降低	样品
平均红细胞血红蛋白含量/pg	MCH	27～34	大细胞性贫血	小细胞性贫血	指血／静脉血
平均红细胞血红蛋白浓度（g/L）	MCHC	320～360	遗传性球形红细胞增多症	小细胞低色素性贫血	指血／静脉血
红细胞体积分布宽度%	RDW	11～14.1	小细胞不均一性缺铁性贫血、地中海贫血（非轻型）、血红蛋白H病、血红蛋白质病贫血、骨髓纤维化、铁粒幼细胞贫血、巨幼细胞贫血、某些肝病性贫血	单纯杂合子地中海贫血（轻型）、某些继发性贫血	指血／静脉血
白细胞计数（×10⁹/L）	WBC	4～10	生理性：妊娠末期、分娩期、经期、饭后、剧烈运动后、冷水浴后、体力劳动、酗酒后、极度恐惧与疼痛等；病理性：急性感染、炎症、手术后、尿毒症、酸中毒、某些药物中毒、灼伤、白血病	某些感染：病毒感染、伤寒、副伤寒、黑热病、疟疾；某些血液病：再生障碍性贫血、粒细胞缺乏症、急性白血病、骨髓增生异常综合征；长期接触放射线、长期应用某些化学药物、肝硬化、脾功能亢进、系统性红斑狼疮	指血／静脉血

中文名称	缩写	正常参考值	升高	降低	样品
血小板计数（×10⁹/L）	PLT	100～300	生理性：午后高于早晨、冬季高于春季、饱餐后、运动，妊娠中晚期、急性失血。病理性：骨髓增生异常综合征、原发性血小板增多症、真性红细胞增多症、特发性骨髓纤维化、脾切除后、急性大出血	血小板减少性紫癜、再生障碍性贫血、放射病、急性白血病、弥散性血管内凝血	指血/静脉血
平均血小板体积/fl	MPV	9～13	特发性血小板减少性紫癜、巨大血小板综合征、慢性粒细胞性白血病、血栓性疾病	再生障碍性贫血、巨幼红细胞贫血、脾功亢进、急性白血病化疗	指血/静脉血
血小板压积/%	PCT	0.108～0.282	同血小板计数	同血小板计数	指血/静脉血
血小板体积分布宽度/fl	PDW	9～17	急非淋化疗后、巨幼细胞贫血、慢性粒细胞性白血病、脾切除后、巨大血小板综合征、血栓性疾病等		指血/静脉血

表193 白细胞分类计数各项指标的意义

细胞	绝对值 （×10⁹/L）	百分比/ %	升高	降低
中性粒 细胞	2～7	50～70	同白细胞计数升高	同白细胞计数 降低
嗜酸性 粒细胞	0.02～0.5	0.5～5.0	变态反应、皮肤病、寄生虫病、某些血液病（慢粒、霍奇金淋巴瘤）、猩红热、溃疡性结肠炎、X线照射后、脾切除后、传染病恢复期	伤寒、副伤寒、手术、应用糖皮质激素或促肾上腺皮质激素后
嗜碱性 粒细胞	0～0.1	0～1	慢粒、真性红细胞增多症、黏液性水肿、溃疡性结肠炎、变态反应	速发型变态反应、促肾上腺皮质激素及糖皮质激素过量、应激反应
淋巴 细胞	0.8～4	20～40	淋巴细胞白血病、百日咳、传染性淋巴细胞增多症、传染性单核细胞增多症、流行性出血热、水痘、麻疹、风疹、流行性腮腺炎、传染性肝炎、结核病、器官移植排斥反应前期、传染病恢复期	免疫缺陷病、丙种球蛋白缺乏症、应用糖皮质激素后、放射病
单核 细胞	0.12～1	3～10	亚急性细菌性心内膜炎、伤寒、疟疾、黑热病、活动性结核、单核细胞白血病、急性感染恢复期	再生障碍性贫血、毛细胞白血病、其他髓性或淋巴细胞恶性疾病导致的单核细胞抑制

2. 血细胞形态检查

● 骨髓有核细胞增生程度检查：见表194。

表194　骨髓有核细胞增生程度检查各项指标的意义

增生程度	红细胞：有核细胞	临床意义
增生极度活跃	1：1	多见于白血病
增生明显活跃	10：1	多见于白血病和增生性贫血
增生活跃	20：1	正常骨髓象及多种血液病
增生减低	50：1	再生障碍性贫血及多种血液病
增生重度减低	200：1	再生障碍性贫血及低增生的各种血液病

● 骨髓有核细胞分类：见表195。

表195　骨髓有核细胞分类检查各项指标参考值

项目	参考值
粒细胞与有核红细胞比例（G/E）	（2～4）：1
粒细胞系统	占有核细胞的45%～70%
原粒细胞/%	0.64±0.33
早幼粒细胞/%	1.57±0.6
中性中幼粒细胞/%	6.49±2.04
中性晚幼粒细胞/%	7.9±1.97
中性杆状核粒细胞/%	23.72±3.5
中性分叶核粒细胞/%	9.44±2.92
嗜酸性中幼粒细胞/%	0.38±0.23
嗜酸性晚幼粒细胞/%	0.49±0.32
嗜酸性杆状核粒细胞/%	1.25±0.61
嗜酸性分叶核粒细胞/%	0.86±0.61
嗜碱性中幼粒细胞/%	0.02±0.05
嗜碱性晚幼粒细胞/%	0.06±0.07
嗜碱性杆状核粒细胞/%	0.1±0.09
嗜碱性分叶核粒细胞/%	0.03±0.05
红细胞系统	占有核细胞的15%～25%
原红细胞/%	0.57±0.3
早幼红细胞/%	0.92±0.41
中幼红细胞/%	7.41±1.91
晚幼红细胞/%	10.75±2.36
淋巴细胞系统	占有核细胞的15%～25%

项目	参考值
原始淋巴细胞/%	0.05 ± 0.09
幼稚淋巴细胞/%	0.47 ± 0.84
淋巴细胞/%	22.78 ± 7.04
单核细胞系统	占有核细胞的5%
原单核细胞/%	0.01 ± 0.04
幼单核细胞/%	0.14 ± 0.19
单核细胞/%	3 ± 0.88
浆细胞系统	
原浆细胞/%	0.004 ± 0.02
幼浆细胞/%	0.104 ± 0.16
浆细胞/%	0.71 ± 0.42
巨核细胞系统	$7 \sim 136$ 个/1.5cm×3.0cm血膜
原始巨核细胞	
幼稚巨核细胞	
颗粒型巨核细胞	
产生血小板巨核细胞	
裸核巨核细胞	
其他细胞	
网状细胞/%	0.05 ± 0.09
巨噬细胞/%	
组织嗜碱性细胞/%	
脂肪细胞/%	
分类不明细胞/%	0.03 ± 0.09

● 异常血细胞形态

　　✓红细胞系统形态异常：各项检查指标的意义见表196。

表196　红细胞系统形态异常的意义

红细胞形态	临床意义
巨幼红细胞	叶酸、维生素 B_{12} 缺乏导致的巨幼细胞贫血
类巨幼红细胞	骨髓增生异常综合征、红白血病
多核幼红细胞	骨髓增生异常综合征、红白血病、巨幼细胞贫血

红细胞形态	临床意义
空泡变性幼红细胞	药物和化合物中毒
核碎裂幼红细胞	骨髓增生异常综合征、巨幼细胞贫血、红白血病、慢性溶血性贫血
侏儒幼红细胞	缺铁性贫血、铁粒幼细胞贫血、地中海贫血
异常红细胞	
多嗜性红细胞	增生性贫血
点彩红细胞	铅中毒、白血病和各类贫血
小细胞低色素红细胞	缺铁性贫血、地中海贫血、铁粒幼细胞贫血、慢性病贫血
大细胞低色素红细胞	混合营养不良性贫血（妊娠）
球形红细胞	遗传性和获得性球形红细胞增多症
靶形红细胞	地中海贫血
棘形红细胞	溶血尿毒症综合征及肝病
泪滴形红细胞	骨髓纤维化贫血
椭圆形红细胞	先天性椭圆形红细胞增多症，偶见缺铁性贫血和异形红细胞贫血症
盔甲形红细胞	微血管病性溶血性贫血
镰状红细胞	血红蛋白S病
缗钱状红细胞	多发性骨髓瘤、血浆纤维蛋白原和球蛋白增多
口形红细胞	小儿消化系统疾病引起贫血、某些溶血性贫血、肝病
新月形红细胞	阵发性睡眠性血红蛋白尿症
含 Howell-Jolly 小体红细胞	巨幼细胞贫血、脾切除术后、红白血病
含 Heinz 小体	伯氨喹类药物溶血性贫血、葡萄糖-6-磷酸酶缺乏症、血红蛋白H病、脾切除术后、新生儿黄疸
含 Cabot 环红细胞	恶性贫血、溶血性贫血、白血病及重金属中毒
异形红细胞	慢性感染、严重贫血

✓粒系细胞形态异常：各项指标的临床意义见表197。

表197 粒系细胞形态异常的临床意义

粒细胞形态	临床意义
胞核、胞质发育失衡的中幼粒细胞	M2b、骨髓增生异常综合征、慢性髓细胞性白血病、脾功能亢进
巨幼样中性杆状核粒细胞	巨幼细胞贫血、感染、红白血病
巨分叶核粒细胞	恶性贫血、败血症、部分恶性疾病
Pelger-Huët畸形粒细胞	感染性疾病、部分白血病、粒细胞减少症、骨髓增生异常综合征、恶性贫血
颗粒缺乏粒细胞	骨髓增生异常综合征、急性髓细胞性白血病
核染质异常粒细胞	骨髓增生异常综合征、急性髓系白血病
含中毒颗粒中性粒细胞	感染、恶性肿瘤、变应性疾病及放射病
病态粒细胞	骨髓增生异常综合征、急性髓系白血病

✓ 单核细胞、巨噬细胞形态异常：各项指标的临床意义见表198。

表198 单核细胞、巨噬细胞形态异常的临床意义

细胞形态	临床意义
伤寒细胞	伤寒引起的噬血细胞综合征
Gaucher细胞	Gaucher病
Niemann-Pick细胞	Niemann-Pick病
海蓝组织细胞	原发性和继发性海蓝细胞增多症

3. 骨髓细胞化学染色检查

骨髓细胞化学染色检查各指标的临床意义见表199、表200。

表199 骨髓细胞化学染色检查各指标的临床意义

项目	缩写	阳性	阴性	临床意义
过氧化物酶染色	POX	粒细胞、单核细胞、嗜酸性粒细胞、巨噬细胞	淋巴细胞、幼红细胞、浆细胞、组织细胞、嗜碱性粒细胞、巨核细胞、血小板	M3 > M2 > M4 > M5 > M1 用于M1与L2的鉴别

项目	缩写	阳性	阴性	临床意义
苏丹黑B染色	SB	同过氧化物酶染色	同过氧化物酶染色	同上。主要用于区别急性粒细胞白血病和急性淋巴细胞白血病
氯醋酸AS-D萘酚酯酶染色（特异性酯酶）	NAS-DCE	急性髓细胞性白血病、急性早幼粒细胞白血病；正常原始粒细胞、肥大细胞（组织嗜碱细胞）	急性单核细胞白血病、急性淋巴细胞白血病；嗜酸性粒细胞、淋巴细胞、浆细胞、原始红细胞、巨核细胞、成熟单核细胞	主要用于区别单核细胞系和粒细胞系
α-醋酸萘酚酯酶（中性非特异性酯酶）	α-NAE	单核细胞、巨噬细胞、巨核细胞、血小板	粒细胞、淋巴细胞、幼红细胞、浆细胞	有助于急性白血病类型的鉴别 急性单核细胞白血病：原始单核细胞可呈阳性反应，幼单核细胞和单核细胞大多呈阳性反应，此反应能被氟化钠抑制
氟化钠抑制试验	α-NAE＋NaF	单核细胞、巨噬细胞、巨核细胞、血小板、少数淋巴细胞、粒细胞	抑制率在50%以上：单核细胞、巨噬细胞、可能巨核细胞、血小板	急性粒细胞白血病：白血病原始粒细胞呈阴性反应，个别可呈阳性反应，但此反应不能被氟化钠抑制 急性早幼粒细胞白血病：白血病性早幼粒细胞可呈阳性至强阳性反应，不能被氟化钠抑制 急性淋巴细胞白血病：原始淋巴细胞和幼淋巴细胞呈阴性反应，有时T细胞型急淋中原始细胞可呈阳性反应，但不能被氟化钠抑制 急性粒-单核细胞白血病：部分白血病细胞呈阳性反应，单核细胞能被氟化纳所抑制 红血病和红白血病：异常幼红细胞可呈阳性反应

项目	缩写	阳性	阴性	临床意义
酸性非特异性酯酶染色	ANAE	成熟T淋巴细胞和单核细胞的胞质	B淋巴细胞、粒细胞、红系细胞、巨核细胞、血小板（±）	区分T淋巴细胞和B淋巴细胞：T淋巴细胞质中呈点状颗粒或大块状局限阳性反应；B淋巴细胞大多数为阴性反应，偶见稀疏弥散细小颗粒 鉴别急性白血病类型：急淋（T淋巴细胞型）为点状或块状阳性，局限分布；急粒ANAE染色大部分呈阴性或弱阳性反应，颗粒增多的早幼粒白血病细胞阳性反应较强，为弥散性分布；急性单核细胞白血病呈强阳性反应，胞质为均匀一致的弥散样淡红或深红色，无点状颗粒
碱性α-丁酸萘酚酯酶染色	α-NBE	单核细胞，可被氟化钠抑制。组织细胞，不被氟化钠抑制。淋巴细胞，外周血的T淋巴细胞可呈致密的局限性点状阳性反应；非T非B淋巴细胞也可呈散在颗粒状阳性反应	粒细胞系列、B淋巴细胞、巨核细胞、幼红细胞、浆细胞（-/±）	有助于急性白血病的类型鉴别 急性粒细胞白血病：白血病原始粒细胞呈阴性或弱阳性反应 急性单核细胞白血病：原始单核细胞、幼单核细胞和单核细胞均可呈阳性反应，能被氟化钠所抑制 急性淋巴细胞白血病：原淋巴细胞、幼淋巴细胞一般呈阴性反应 毛细胞白血病：多毛细胞的阳性反应为弥漫分布的细小颗粒，且可聚成半月形的粗颗粒，不被氟化钠抑制，呈持续阳性反应
中性粒细胞碱性磷酸酶染色	N-ALP	中性粒细胞	嗜酸性粒细胞、嗜碱性粒细胞、淋巴细胞、单核细胞、巨核细胞、浆细胞、红系细胞	主要用于鉴别慢性粒细胞白血病和类白血病反应 升高：真性红细胞增多症、骨髓纤维化、急慢性淋巴细胞白血病、多发性骨髓瘤、毛细胞白血病、类白血病反应、急性化脓性感染、再生障碍性贫血、反应性组织细胞增多

项目	缩写	阳性	阴性	临床意义
				降低：急性和亚急性髓细胞性白血病、绿色瘤、阵发性睡眠性血红蛋白尿症、镰状细胞贫血、慢性髓细胞性白血病、骨髓增生异常综合征、红白血病、恶性组织细胞病
酸性磷酸酶染色	ACP	毛细胞白血病、巨球蛋白症、传染性单核细胞增多症、T细胞白血病（T细胞急性淋巴细胞白血病、T幼淋、T慢淋）、某些霍奇金淋巴瘤、戈谢细胞、浆细胞	B淋巴细胞、尼曼-匹克细胞	用于确定急性和慢性淋巴细胞白血病的T淋巴细胞亚群，特别是其他方法无法确定T淋巴细胞时
抗酒石酸酸性磷酸酶染色	ACP+L-酒石酸	多毛细胞	慢性淋巴细胞白血病、淋巴瘤	主要用于诊断毛细胞白血病
过碘酸-希夫染色	PAS	与酶型有关		有助于鉴别急性淋巴细胞白血病和急性髓系白血病的亚型 急性淋巴细胞白血病：大多数情况下，淋巴细胞含有粗颗粒、珠状或块状；有时也呈弥漫性染色阳性。 急性髓系白血病：M1(-)、M2(-)、M3(+)、M4(+/-)、M5(+/-)、M6红系细胞(+)、M7巨核细胞(+)
巨核酶标染色	SAP	淋巴样小巨核、单元核小巨核	正常巨核细胞	骨髓增生异常综合征、M7

表200　骨髓细胞铁染色各项指标的临床意义

项目	细胞外铁	铁粒幼细胞
参考值	（＋）～（＋＋）	27%～94%
缺铁性贫血	明显减少，甚至消失	减低，以Ⅰ型为主
铁粒幼细胞贫血		铁粒幼细胞量多，所含铁颗粒数多且粒粗
骨髓增生异常综合征	丰富	百分比增高，常见环铁粒幼细胞
溶血性贫血、营养性巨幼细胞贫血、再生障碍性贫血、白血病	正常/增高	正常或增高
感染、肝硬化、慢性肾小球肾炎、尿毒症、血色病、多次输血后	增加	多正常或增高

4.　出血性疾病检查
● 血管内皮细胞检测：各项指标的临床意义见表201。
● 血小板检测：各项指标的临床意义见表202。

5.　凝血因子检测
　　各项指标的临床意义见表203。

6.　抗凝和纤溶检测
　　各项指标的临床意义见表204～表208。

7.　溶血性疾病检查
● 红细胞膜缺陷检测：各项指标的临床意义见表209。
● 红细胞酶病检测：各项指标的临床意义见表210。
● 血红蛋白异常检测：各项指标的临床意义见表211。
● 抗体和补体所致溶血检测：各项目临床意义见表212。

8.　血液免疫学检查
　　血液免疫学检查各项临床意义见表213。

9.　血液生化检查
　　血液生化检查各项目的临床意义见表214。

10.　细胞遗传学及分子生物学检查
● 染色体核型及分子生物学检测（表215）
　✓ 正常核型：男性46,XY；女性46,XX。

表 201　血管内皮细胞检测各项指标的临床意义

项目	缩写	参考值	临床意义
一般检测			
出血时间	BT	Simplat Ⅱ法：(6.9±2.1) 分钟	延长：血小板数量异常（血小板减少和血小板增多症），血小板质量缺陷（先天性和获得性血小板病和血小板无力症）；某些凝血因子缺乏（血管性血友病，低纤维蛋白原血症，弥散性血管内凝血）；血管疾病（遗传性出血性毛细血管扩张症）缩短：某些严重的高凝状态和血栓形成
阿司匹林耐量试验	ATT	BT在服用阿司匹林后2小时较服前延长＜2分钟	(+)：＞2分钟轻型血小板病和血管性血友病，其他同出血时间
内皮细胞功能检测			
von Willebrand因子检测	vWF：Ag测定		增高：剧烈运动后，肾上腺素受体被兴奋，妊娠中晚期，气脑造影，电休克，胰岛素所致低血糖，心肌梗死，心绞痛，脑血管病变，糖尿病，妊娠高血压综合征，尿毒症，肺病，肝病，周围血管病变；降低：vWD
Laurell免疫火箭电泳法		94.1%±32.5%	
单抗酶联免疫吸附法		107.5%±29.6%	
6-酮-前列腺素 $F_{1\alpha}$ 6-酮-$PGF_{1\alpha}$ 测定			降低：糖尿病，动脉粥样硬化，急性心肌梗死，心绞痛，脑血管病变，肿瘤转移，周围血管血栓形成，血栓性血小板减少性紫癜
放射免疫法		(22.9±6.3) ng/L	
酶联免疫吸附法		(17.9±7.2) ng/L	

续　表

项目	缩写	参考值	临床意义
去甲基-6-酮-PGF$_{1\alpha}$测定（酶标法）		(26.5±7.8) ng/L（血浆） (150±11) ng/L（尿肌苷）	早期增高，晚期降低：冠心病、心肌梗死、糖尿病、各种外周血管血栓形成倾向的疾病
血栓调节蛋白测定（放免法）	TM: Ag	20～35μg/L（血浆）	增高：糖尿病、系统性红斑狼疮、弥散性血管内凝血、血栓性血小板减少性紫癜、急性心肌梗死、脑血栓、肺血栓、血栓性血管闭塞性脉管炎
内皮素酶联免疫测定	ET	≤8ng/L	增高：高血压、动脉粥样硬化、肾病
内皮细胞黏附分子检测			
Ig家族黏附蛋白检测（放射性核素法）		白细胞-内皮细胞黏附率 26.1%±19.4%	白细胞黏附于内皮细胞与炎症、免疫反应、血管损伤、动脉粥样硬化、血栓形成有关
选择素家族黏附蛋白检测（细胞计数法）		9±7白细胞/视野（4℃） 21±12白细胞/视野（37℃）	同Ig家族黏附蛋白检测

表 202　血小板检测各项指标的临床意义

项目	缩写	参考值	临床意义
血小板生存时间检测	PLs		缩短：免疫性血小板减少症、输血后紫癜、脾功能亢进、弥散性血管内凝血、各种血栓性疾病、糖尿病、心肌梗死、外科手术、恶性肿瘤)
核素测定法		9～12天	
非核素测定法		8～12天	
血小板功能试验			
血小板黏附试验	PAdT		增高：糖尿病、心肌梗死、脑梗死、深静脉血栓形成、肾小球肾炎、妊娠高血压综合征；降低：血管性血友病、巨大血小板综合征、尿毒症、Ehlers-Danlos综合征、骨髓增生异常综合征、抗血小板药物
玻球法		12ml玻球： 男性：34.9%±6.0% 女性：39.4%±5.2% 6ml玻球： 32.6%±7.2%	
玻璃柱法		62.5%±8.6%	
玻璃滤器法		31.9%±10.9%	
血小板聚集试验（比浊法）最大聚集率	PAgT	11.2μmol/L ADP: 70%±17% 5.4μmol/L 肾上腺素：65%±20% 20mg/L 花生四烯酸：69%±13% 20mg/L 胶原：60%±13% 1.5g/L 瑞斯托霉素：67%±9%	增高：糖尿病、急性心肌梗死、静脉血栓形成、高β脂蛋白血症、抗体-抗原复合物反应、人工瓣膜、口服避孕药、高脂饮食；降低：血小板无力症、巨大血小板综合征、储藏池病、May-Hegglin异常、纤维蛋白原低（缺乏）血症、肝硬化、尿毒症、细菌性心内膜炎、抗血小板抗体、服用血小板抑制药物

实验室检查及其临床意义

续 表

项目	缩写	参考值	临床意义
循环血小板自发性聚集率		<20%	增高：骨髓增生异常综合征、周围性血管栓塞症、脑梗死、系统性红斑狼疮、血小板疾病
血小板释放试验			
血小板释放 ATP		3.5～8.0μmol/10¹¹ 血小板	血小板储藏池疾病时 ATP/ADP 比值降低，阿司匹林样缺陷、药物引起的血小板缺陷时正常；弥散性血管内凝血、败血症时腺核苷酸水平降低
血小板释放 ADP		2.5～6.0μmol/10¹¹ 血小板	
ATP/ADP 比值		1.0～2.2	
血小板释放 5-HT		血浆：（54±1.8）ng/L 血小板内：（603±14）ng/L	
血浆β血小板球蛋白	β-TG	（25.3±3.0）μg/L	增高：各种血栓栓塞性疾病及血栓前状态（急性心肌梗死、脑梗死、尿毒症、妊娠高血压综合征、糖尿病、弥散性血管内凝血、静脉血栓形成、肾病综合征）；降低：血小板α颗粒缺乏症
血小板因子4	PF₄	（3.2±0.8）μg/L	
血小板表面α颗粒膜蛋白测定	GMP-140	（780±490）分子数/血小板	增高：血栓性疾病（急性心肌梗死、脑梗死）
血浆血小板α颗粒膜蛋白测定	GMP-140	（1.67±0.72）×10¹⁰分子数/毫升	增高：自身免疫性疾病、糖尿病、心肌梗死、脑梗死

项目	缩写	参考值	临床意义
血小板凝血活性检测			
血小板因子3有效性测定	$PF_3\alpha T$	第一组较第二组<5秒	减低: 先天性PF_3缺乏、血小板无力症、肝硬化、尿毒症、异常蛋白血症、血小板减少、弥散性血管内凝血
蝰蛇毒血小板因子3有效性测定	$RVV\text{-}PF_3\alpha T$	(20.4±0.7)秒	
血小板诱导凝血酶生成时间测定	PITT	Ta (5.94±2.40)分钟 Tc (8.24±3.70)分钟	延长: 服用苯丙羟基香豆素、血友病 缩短: 急性动脉栓塞性疾病
血块回缩检测			血块回缩减少: 血小板无力症、低纤维蛋白原血症、重度血小板减少
全血法		2小时开始收缩, 18~24小时完全收缩	血块回缩迟缓: 纤维蛋白原增高
血浆再钙化法		(56±14) mg	血块回缩正常: 血小板阿司匹林样缺陷、储藏池疾病、巨大血小板综合征
定量法		48%~64%	
血小板代谢产物检测			
血栓烷B_2测定(放射免疫法)	TXB_2	男性:(132±55) ng/L 女性:(116±30) ng/L	增高: 糖尿病、动脉粥样硬化、急性心肌梗死、减少; 匹林类非甾体抗炎药: 血小板cAMP降低、先天性血小板环氧化酶缺乏
血小板环腺苷酸测定	cAMP	(15.18±7.24) pmol/10^9血小板	血栓性疾病: 血小板cAMP降低、cGMP升高
	cGMP	(0.46±0.24) pmol/10^9血小板	

实验室检查及其临床意义

续 表

项目	缩写	参考值	临床意义
丙二醛测定（比色法）	MDA	（57.8±9.3）nmol/10^9 血小板	有助于先天性和获得性花生四烯酸代谢障碍的诊断和鉴别
白三烯 B_4 测定	LT B_4	多形核白细胞（462.14±172.99）ng/10^7PMNL	增加：各种炎症部位，脑栓塞，急性心肌梗死
前列腺素 D_2 测定	PGD_2	$3 \sim 6ng/2 \times 10^8$ 血小板	增多：血栓烷合成酶缺乏；减少：先天性环氧化酶缺乏
前列腺素 E_2 测定	PGE_2	（15.9±12.0）ng/L	
前列腺素 $F_{2\alpha}$ 测定	$PGF_{2\alpha}$	（300±180）ng/L	
血小板膜糖蛋白检测	GP		减少：血小板无力症，巨大血小板综合征
血小板膜糖蛋白定量测定			
免疫荧光测定法		GP I b:（3.06 ～ 4.70）×10^4/血小板	
放射免疫测定法		GP I b:（1.54 ～ 0.49）×10^4/血小板GP II b- III a:（5.45 ～ 1.19）×10^4/血小板	

382

项目	缩写	参考值	临床意义
血小板抗体检测	PAIg		
血小板相关抗体和相关补体测定		PAIgG: $0 \sim 78.8$ng/10^7 血小板 PAIgM: $0 \sim 7$ng/10^7 血小板 PAIgA: $0 \sim 2$ng/10^7 血小板 PAC3: $0.49 \sim 250$ng/10^7 血小板	增高：免疫性血小板减少症、胶原性疾病
抗心磷脂抗体测定		IgG型：$\leq 26\%$ IgM型：$\leq 21\%$ IgA型：$\leq 25\%$	增高：各种自身免疫性疾病（系统性红斑狼疮、免疫性血小板减少症、风湿性关节炎）、病毒感染、肝硬化、恶性肿瘤、冠心病、高血压、脑梗死。某些药物，如氯丙嗪、吩噻嗪等药物治疗时
血小板膜糖蛋白 GP Ⅱ b-Ⅲ a 自身抗体Ⅱ b-Ⅲ a自身抗体测定		(－)	(＋)：免疫性血小板减少症
药物相关自身抗体测定（间接免疫荧光法）		(－)	(＋)：药物免疫性血小板减少症
同种抗血小板抗体的检测		(－)	(＋)：新生儿同种免疫性血小板减少性紫癜、输血后紫癜

表203 凝血因子检测各项指标的临床意义

项目	缩写	参考值	临床意义
凝血因子筛选试验			
全血凝固时间	CT		延长：因子Ⅷ，因子Ⅸ，因子Ⅺ血浆水平减低（血友病A，血友病B，部分血管性血友病）；缩短：高凝状态（弥散性血管内凝血的高凝血期，促凝物质进入血流，凝血因子的活性增高）
普通玻璃试管法		5～12分钟	
涂硅试管法		15～30分钟	
塑料试管法		10～20分钟	
激活凝血时间	ACT	(1.70±0.76)分钟	延长：严重的凝血酶原，因子Ⅹ，因子Ⅴ，纤维蛋白原缺乏（肝病、梗阻性黄疸、新生儿出血症、肠道灭菌综合征、吸收不良综合征，口服抗凝药，应用肝素，纤维蛋白原缺乏症）；纤溶活性增强（继发性，原发性纤溶亢进，循环血液中有FDP）；血循环中有抗凝物质（抗凝Ⅶ或Ⅴ抗体，狼疮抗凝物质）；缩短：血栓性疾病（心肌梗死，不稳定性心绞痛，脑血管变，糖尿病伴血管病变，深静脉血栓形成，妊娠高血压综合征，肾病综合征，严重烧伤）
复钙时间	RT	(2.8±0.5)分钟	
激活部分凝血激酶时间	APTT	22.6～32.1秒 受检者的测定值较正常对照值延长超过10秒以上才有病理意义	
血浆凝血酶原时间（一期法）	PT	10～14秒 超过正常对照值3秒为异常	延长：先天性见于因子Ⅱ、因子Ⅴ、因子Ⅶ、因子Ⅹ缺乏和纤维蛋白原缺乏症；获得性见于弥散性血管内凝血、维生素K缺乏症、肝病；血循环中有抗凝物质，如肝素、FDP以及抗因子Ⅱ、因子Ⅶ、因子Ⅹ的抗体；缩短：因子Ⅴ增多症，口服避孕药，高凝状态，血栓性疾病

项目	缩写	参考值	临床意义
因子XIII定性试验		24小时内纤维蛋白凝块不溶解	纤维蛋白凝块若在2小时内完全溶解，提示因子XIII有先天性缺乏或获得性缺乏；获得性者见于肝病、系统性红斑狼疮、类风湿关节炎、淋巴瘤、转移性肝癌、恶性贫血、弥散性血管内凝血、原发性纤溶亢进
Russell蝰蛇毒时间测定	RVVT	13～14秒，比正常对照超过3秒为异常	延长：因子II、V、X和纤维蛋白原减少；血小板减少和血小板增多和血病；血循环中有抗凝物质，如肝素和FDP；缩短：血小板增多和高脂血症；高凝状态和血栓性疾病
蝰蛇毒磷脂时间测定 蝰蛇毒复钙时间测定	RVVCT RVVRT	(9.5±1.2)秒 (19.2±2.8)秒	RVVCT与RVVRT均延长：提示缺乏因子X RVVCT正常而RVVRT延长：表示缺乏PF₃ RVVCT与RVVRT均正常，而PT延长：表示缺乏因子VII RVVT和/或RVVRT延长：见于先天性或获得性维蛋白原缺乏血症，以及因子II、V、X缺乏
凝血因子缺乏纠正试验			
凝血酶原消耗时间	PCT	24.9～108.2秒 正常：＞25秒 异常：＜20秒 可疑：20～25秒	缩短：先天性因子VIII、IX、XI、XII缺乏引起的血友病A、血友病B以及因子XII缺乏 获得性因子VIII、IX、XI、XII缺乏，如弥散性血管内凝血、纤溶亢进、肝病和维生素K缺乏症 血循环中有抗凝物质如肝素及其他抗凝物质 先天性和获得性PF₃缺乏、骨髓增生症、尿毒症和应用抗血小板药物

实验室检查及其临床意义

实验室检查及其临床意义

项目	缩写	参考值	临床意义
凝血酶原消耗时间的纠正试验		PCT由缩短转为正常者为纠正	见表205
简易凝血激酶生成试验	STGT	以最短凝固时间作为本试验最有价值读数，正常人为(11.99±0.72)秒，>15秒为异常	延长：缺乏因子Ⅷ，如血友病A，血管性血友病；缺乏因子Ⅸ，如血友病B，维生素K缺乏症，弥散性血管内凝血，肝病，口服抗凝剂；缺乏因子Ⅺ，如血友病C，肝病，弥散性血管内凝血；缺乏因子Ⅻ，如Hagcmen综合征，弥散性血管内凝血和肝病；血循环中存在抗凝物质，如抗因子Ⅷ、Ⅸ抗体和应用肝素
STGT纠正试验			见表206
Biggs凝血激酶生成试验	TGT	9～11秒或话动度>60%	见表207
血浆凝血酶原时间延长纠正试验			见表208
肝促凝血酶原激酶试验	HPT	90.6%±13.4%	能较准确地反映血浆因子Ⅱ，Ⅶ和Ⅹ的变化，对判断肝病的严重程度和预后优于凝血酶原时间
单碘醋酸定量试验		正常：积分>45分 缺乏：<45分	同血浆因子ⅩⅢ定性试验

续 表

项目	缩写	参考值		临床意义
		一期法	二期法	
凝血因子功能活性检测				增高：高凝状态和血栓性疾病，如肾病综合征、恶性肿瘤 减低：血友病 A、血管性血友病、弥散性血管内凝血、口服抗凝药 肝病：维生素 K 缺乏症、弥散性血管内凝血 因子 XI 缺乏、肝病、弥散性血管内凝血、先天性因子 XII 缺乏 （Hageman 综合征）、肝病、弥散性血管内凝血
Ⅷ：C		103%±25.7%	50%～200%	增高：高凝状态和血栓性疾病，如肾病综合征、恶性肿瘤征、妊娠高血压综合
Ⅸ：C		98.1%±30.4%	50%～200%	
XI：C		100%±18.4%		
XII：C		92.4%±20.7%		
凝血因子抗原含量检测				同凝血因子功能活性检测
因子Ⅷ：CAg		96.1%±28.3%		
因子Ⅸ：Ag		98.2%±29.6%		
因子XI：Ag		97.2%±25.1%		
因子XII：Ag		100%±22%		
因子XIII 亚基抗原检测		100.4%±12.9%		减少：先天性因子 XIII 缺乏；获得性因子 XIII 缺乏见于肝病、弥散性血管内凝血和原发性纤溶亢进、急性心肌梗死和缺血性脑卒中、急性白血病、恶性淋巴瘤、免疫性血小板减少症、系统性红斑狼疮、恶性贫血

387

续 表

项目	缩写	参考值	临床意义
纤维蛋白原（因子 I）检测 含量检测	Pg	$2 \sim 4g/L$ $(2.9 \pm 0.7) g/L$	增高：糖尿病、糖尿病酸中毒、动脉粥样硬化、结缔组织病、急性肾小球肾炎、烧伤、多发性骨髓瘤、休克、外科大手术后、妊娠晚期和妊娠高血压综合征、轻型肝炎、败血症、急性感染、恶性肿瘤 减少：弥散性血管内凝血原发性纤溶亢进、重症肝炎和肝硬化
抗原检测（Laurell 免疫 火箭电泳法）			

388

表204 抗凝和纤溶检测各项指标的临床意义

项目	缩写	参考值	临床意义
抗凝血酶检测			
抗凝血酶Ⅲ检测	AT-Ⅲ		增高：
AT-Ⅲ活性测定		凝胶空斑法：90.3%±13.2% 发色底物法：108.5%±5.3%	血友病A、血友病B、口服抗凝药物，使用黄体酮类药物
AT-Ⅲ抗原		（290±30.2）g/L	减少： 遗传性AT-Ⅲ缺乏 获得性AT-Ⅲ缺乏：肝病，肝功能障碍；血栓前期和血栓性疾病 肾病综合征
蛋白C检测	PC		先天性PC缺乏
PC抗原	PC：Ag	免疫火箭电泳法： 102.5%±20.1% 放射免疫法：3.1±0.5μg/ml	冠心病、糖尿病、 妊娠晚期 获得性PC缺乏：弥散性血管内凝血、急性呼吸窘迫综合征、肝功能不全、术后、口服双香豆素类抗凝药
PC活性	PC：A	KPTT法：100.24%±13.18% 发色底物法：64%～147%	
蛋白S抗原测定 （Laurell免疫火箭电泳法）	PS：Ag	总PS：97.56%±9.76% 游离PS：100.9%±29.1%	先天性PS缺乏者常伴发严重的深静脉血栓形成获得性PS缺乏：肝功能障碍，口服双香豆素类抗凝药
α₂巨球蛋白抗原测定（Laurell免疫火箭电泳法）	α₂-M：Ag	（2.25±0.84）g/L	弥散性血管内凝血、急性胰腺炎、系统性红斑狼疮、急性肾小球肾炎	慢性肾小球肾炎、肾病综合征、肝病、糖尿病、炎症反应、恶性肿瘤、自身免疫性疾病

389

续 表

项目	缩写	参考值	临床意义
α_1-抗胰蛋白酶抗原测定（Laurell免疫火箭电泳法）	α_1-AT：Ag	(0.23±0.009) g/L	弥散性血管内凝血、肺气肿、胆汁性肝硬化、十二指肠球部溃疡、甲状腺功能亢进　恶性肿瘤、病毒性肝炎、肝硬化、组织损伤或坏死、局部炎症、全身感染
C₁抑制剂测定	C₁-INH	抗原：(232.8±39.9) mg/L 活性：(8.0±2.4) U/ml	血管神经性水肿、系统性红斑狼疮、皮肌炎、自身免疫性疾病　免疫性血小板减少症、白血病、恶性肿瘤、慢性肾小球肾炎
纤溶系统筛选试验			
优球蛋白溶解时间测定	ELT	加钙法：(130±41) 分钟 加凝血酶法：(157.5±59) 分钟	缩短：纤溶活性增强；原发性和继发性纤溶亢进 延长：纤溶活性减低；血栓形成前期、血栓性疾病
纤溶蛋白检测			
组织型纤溶酶原激活剂检测	t-PA	活性：0.3～0.6U/ml 抗原：1～12μg/L	增高：原发性和继发性纤溶亢进 减低：纤溶活性减弱，见于高凝状态和血栓性疾病
尿激酶型纤溶酶原激活剂检测	u-PA	活性：<1000U/L	指导尿激酶治疗血栓性疾病
纤溶酶（原）检测	PLG	抗原：(0.22±0.03) g/L 活性：75%±140%	原发性纤维蛋白溶解亢进、重症肝炎、严重感染、弥散性血管内凝血

项目	缩写	参考值	临床意义
纤溶降解产物检测			
血浆鱼精蛋白副凝固试验	3P	(－)	(＋)：弥散性血管内凝血早期或中期 (－)：弥散性血管内凝血晚期、原发性纤溶亢进
凝血酶时间检测	TT	16～18秒，超过对照3秒以上为异常	延长：肝素增多或类肝素抗凝物质存在，如系统性红斑狼疮、肝病、肾病、低（无）纤维蛋白原血症
纤维蛋白（原）降解产物检测	FDP	<10mg/L	升高：原发性纤溶亢进；高凝状态、弥散性血管内凝血、恶性肿瘤、静脉血栓所致继发性纤溶亢进
	D-Dimer	(0.45±0.3) mg/L	诊断和观察原发性和继发性纤溶亢进的指标，以及溶栓治疗的检测指标

表205 PCT纠正试验

纠正材料/ml	试管号				
	（1）	（2）	（3）	（4）	（5）
	空白	正常吸附血浆	正常血清	红细胞素	0.1mol/L草酸钠溶液
纠正材料/ml	0.1	0.1	0.1	0.1	0.2
受检者全血/ml	0.9	0.9	0.9	0.9	1.8
纠正结果和意义	受检者的PCT	若纠正，示缺乏因子Ⅷ、XI、XII	若纠正，示缺乏因子IX、XI、XII	若纠正，示缺乏PF$_3$	受检者的PT

表206 简易凝血活酶生成（STGT）纠正试验

试剂与标本	缺乏因子Ⅷ	缺乏因子IX	缺乏因子XI或因子XII	循环中存在抗凝物质	备注
受检者全血溶血液 0.5ml	异常	异常	异常	异常	因子XI及XII的鉴别需借助
加正常吸附血浆 0.005ml	纠正	不纠正	纠正	不纠正	于因子活性测定
加正常血清 0.005ml	不纠正	纠正	纠正	不纠正	
加正常吸附血清 0.005ml	不纠正	不纠正	纠正	不纠正	
正常新鲜血浆 0.005ml	纠正	纠正	纠正	不纠正	

表 207　凝血活酶生成试验（TGT）

组别	凝血激酶来源			检测结果及临床意义				
	吸附血浆含因子Ⅷ、Ⅺ、Ⅻ	血清含因子Ⅸ、Ⅺ、Ⅻ	血小板悬液含PF₃	缺乏因子Ⅷ	缺乏因子Ⅸ	缺乏因子Ⅺ、因子Ⅻ	缺乏PF₃	血循环中有抗凝物质
一	正常人	正常人	正常人	正常	正常	正常	正常	正常
二	受检者	正常人	正常人	异常	正常	近于正常	正常	异常
三	正常人	受检者	正常人	正常	正常	近于正常	近于正常	异常
四	受检者	受检者	正常人	异常	正常	异常	近于正常	异常
五	正常人	正常人	受检者	正常	正常	正常	异常	正常
六	受检者	受检者	受检者	异常	异常	异常	异常	异常
说明				因子Ⅴ缺乏、凝血酶原时间延长	因子Ⅹ缺乏、凝血酶原时间延长	区别因子Ⅺ、Ⅻ应进一步测定		应与因子Ⅷ、Ⅸ合并缺乏做鉴别

表 208　血浆凝血酶原时间延长纠正试验

标本	缺乏因子 II	缺乏因子Ⅶ或因子 X	缺乏因子 V	有抗凝物质存在
受检血浆测定 PT	延长	延长	延长	延长
受检血浆 0.09ml加正常血浆 0.01ml	正常	正常	正常	延长
受检血浆 0.09ml加正常血清 0.01ml	延长	正常	延长	延长
受检血浆 0.09ml加吸附血浆 0.01ml	延长	延长	正常	延长
受检血浆 0.09ml加储存血浆 0.01ml	正常	正常	延长	延长

表 209　红细胞膜缺陷检测各项指标的临床意义

项目	缩写	参考值	临床意义	
			增加	减低或缩短
红细胞渗透脆性试验	EOF	开始溶血 0.44% ~ 0.48%（氯化钠溶液浓度）完全溶血 0.28% ~ 0.32%（氯化钠溶液浓度）	遗传性红细胞膜缺陷疾病、自身免疫性溶血性贫血	地中海贫血、某些异常血红蛋白病、低色素性贫血
酸化甘油溶解试验	AGLT$_{50}$	>290秒	遗传性球形红细胞增多症及其无症状携带者、部分自身免疫性溶血	遗传性球形红细胞增多症
蔗糖高渗冷溶血试验	DLT	7mol/L蔗糖溶液溶血率：0.1% ~ 16.9%	遗传性球形红细胞增多症、地中海贫血、异常血红蛋白病、某些酶缺乏	

表 210　红细胞酶病检测各项指标的临床意义

项目	缩写	参考值	临床意义
红细胞 G6PD 活性定量测定 （G6PD/6PGD 比值法）	G6PD	1.0 ～ 2.3	用于诊断 G-6-PD 活性缺乏
红细胞丙酮酸激酶活性测定 （荧光斑点试验）	PK	活性正常：25 分钟荧光消失 活性缺乏：25 分钟荧光不消失	用于诊断 PK 活性缺乏
红细胞葡糖磷酸异构酶活性测定 （荧光斑点试验）	GPI	活性正常：30 分钟内出现荧光 活性缺乏：超过 30 分钟不出现荧光	用于诊断 GPI 活性缺乏
红细胞嘧啶 5'- 核苷酸酶活性测定 （筛选试验）	P5'N	活性正常：R = 2.61 ～ 3.51	用于诊断 P5'N 活性缺乏

表 211 血红蛋白异常检测各项指标的临床意义

项目	缩写	参考值	临床意义
抗碱血红蛋白测定（1 分钟碱变性试验）	HbF	2 岁以上至健康成人 HbF 占比 0～2.5%	增高：β地中海贫血、Hb Bart、再生障碍性贫血、白血病、某些异常血红蛋白病、肿瘤
血红蛋白醋酸纤维薄膜电泳		正常血红蛋白显示 4 种区带，从阳极端起，依次为 HbA、HbF、HbA₂、碳酸酐酶	各型地中海贫血和异常血红蛋白病可能导致血红蛋白组分的改变
血红蛋白 A₂（醋酸纤维薄膜电泳法）		2.5%～3.5%	增高：4%～8%：轻型β地中海贫血、肝病、肿瘤，>10%：HbE。减少：α和δ地中海贫血、重度缺铁性贫血、遗传性 HbF 持续存在综合征
异丙醇试验		(－)	(＋)：不稳定血红蛋白、HbH、HbE、HbF、α地中海贫血杂合子、G6PD 缺乏
变性珠蛋白包涵体检查		<1%	(＋)：HbH

表 212　抗体和补体所致溶血检测各项目临床意义

项目	缩写	参考值	临床意义
直接抗球蛋白试验	DAT	(−)	阳性主要见于自身免疫性溶血性贫血，也可见于新生儿溶血和溶血性输血反应等。抗IgG阳性、抗C3d阴性或抗C3d阳性、抗IgG阴性者多见于温抗体型；抗C3d阳性、抗IgM阳性者多见于冷抗体型
间接抗球蛋白试验	IAT	(−)	用于免疫贫血的辅助诊断。通常DAT阳性时，IAT可为阴性或阳性；DAT阴性时，IAT也为阴性
冷凝集素试验	CAT	正常人：4℃滴度≤1：32	增高：冷凝集素综合征、急性感染（如支原体所致）
冷热溶血试验	D-L	(−)	(+)：阵发性冷性血红蛋白尿症
酸化血清溶血试验	Ham test	(−)	(+)：阵发性睡眠性血红蛋白尿症、部分冷凝素综合征
蔗糖溶血试验	SHT	(−)	(+)：阵发性睡眠性血红蛋白尿症、部分再生障碍性贫血、部分巨幼细胞贫血、自身免疫性溶血性贫血和遗传性球形红细胞增多症
热溶血试验		(−)	(+)：阵发性睡眠性血红蛋白尿症
蛇毒因子溶血试验	COF	溶血率<5%	>10%：阵发性睡眠性血红蛋白尿症。可检出的异常红细胞主要为Ⅲ型红细胞，而对Ⅰ型红细胞和Ⅱ型红细胞相对不灵敏

表213　血液免疫学检查各项目临床意义

项目	缩写	参考值	临床意义
免疫球蛋白	Ig		增高：多克隆性，各种慢性感染、慢性肝病、肝癌、淋巴瘤、某些自身免疫性疾病；单克隆性，多发性骨髓瘤、巨球蛋白血症、各种变应性疾病。减低：各类先天性或获得性体液免疫缺陷病、联合免疫缺陷病、长期应用免疫抑制剂
	IgG	7.6～16.6g/L	
	IgA	0.71～3.35g/L	
	IgM	0.48～2.12g/L	
	IgD	0.1～0.4g/L	
	IgE	0.01～0.09g/L	
免疫固定电泳	IFE	阴性	（+），单克隆性并分型：多发性骨髓瘤、意义未明单克隆丙种球蛋白血症、巨球蛋白血症
轻链定量	κ	170～370mg/L	κ、λ升高+λ正常：多克隆性意义同Ig；κ、λ升高+κ/λ明显升高或降低：单克隆性意义同Ig，并分型（如轻链型多发性骨髓瘤）
	λ	90～210mg/L	
	κ/λ	2:1	
重链			重链病
血小板相关抗体	PIg	0～108ng/10⁷PA	升高：免疫性血小板减少症、系统性红斑狼疮、Evan综合征、恶性肿瘤
	PIgG	0～22ng/10⁷PA	
	PIgA	0～40ng/10⁷PA	
	PIgM		

项目	缩写	参考值	临床意义
补体C3测定	C3	0.55～1.5g/L	增高：各种急性炎症；降低：急慢性肾小球肾炎、各种自身免疫性疾病
补体C4测定	C4	0.12～0.36g/L	增高：急性炎症过程、恶性肿瘤；降低：弥散性血管内凝血、急性肾小球肾炎、慢性肝炎、系统性红斑狼疮
抗核抗体	ANA	(−)	(+)：系统性红斑狼疮、类风湿关节炎、进行型全身硬化症、皮肌炎、干燥综合征、慢性肝炎
抗双链DNA	dDNA	(−)	(+)：系统性红斑狼疮
抗链球菌溶血素O	ASO	<400U	升高：溶血性链球菌感染后、风湿热、高胆固醇血症
类风湿因子	RF	(−)	(+)：类风湿关节炎
循环免疫复合物	CIC	4.3±4.0 (+)：>8.5	(+)：类风湿关节炎、肾小球肾炎、链球菌感染

表214 血液生化检查各项目的临床意义

项目	缩写	参考值 男	参考值 女	临床意义 缺铁性贫血	临床意义 巨幼细胞贫血
血清铁	SI	12.5 ~ 32.2μmol/L	10.7 ~ 32.2μmol/L	减少	增高
血清总铁结合力	TIBC	40.28 ~ 72.49μmol/L		增高	降低
血清未饱和铁结合力	UIBC	22.4 ~ 57.8μmol/L		增高	
铁饱和度	ISA	0.25 ~ 0.5μmol/L		增高	
血清铁蛋白	FER	23.9 ~ 336.2ng/ml	11.0 ~ 306.8ng/ml	减少	
转铁蛋白	TRF	2.0 ~ 3.6g/L		增高：妊娠中晚期及口服避孕药，反复出血，缺铁性贫血。降低：遗传性转铁蛋白缺乏症，营养不良，严重蛋白质缺乏，腹泻，肾病综合征，溶血性贫血，类风湿关节炎，心肌梗死，恶病质	增高
转铁蛋白饱和度	TS	33% ~ 55%		减低：缺铁性贫血	
叶酸	FA	>6.8nmol/L			减少：巨幼细胞贫血
维生素 B_{12}	Vit B_{12}	133 ~ 675pmol/L			减少：巨幼细胞贫血，恶性贫血

表 215　细胞遗传学及分子生物学检查的临床意义

细胞遗传学	分子生物学	WHO分型	FAB/形态学
染色体断裂试验			Fanconi 贫血
彗星试验			Fanconi 贫血
del（13q14.3）			CLL、B-PLL、MCL、SMZL
del（11）（q22-23）	ATM基因突变		CLL、B-PLL、MCL、SMZL
+12			CLL、B-PLL、FL、HCL、MCL
del（17p13）	TP53基因突变		CLL、MCL、B-PLL、MM、SMZL、FL
del（6q21）			CLL
t（11；14）（q13；q32）	CCND1-IGH		MCL
t（14；18）			FL
7q−/+3			SMZL
	IGHV基因未突变		CLL、SMZL、B-PLL
t（4；14）（p16；q32）	FGFR3-IGH		MM
t（14；16）（q32；q23）	IGH-MAF		MM
t（2；5）（p23；q35）	NPM-ALK	ALCL	ALCL
	JAK2 V617F	PV、ET、PMF	PV、ET、PMF、MDS、MDS/MPN、AML

401

续 表

细胞遗传学	分子生物学	临床意义		
		WHO分型	FAB/形态学	
	JAK2的12位外显子突变	PV	PV	
t（1；4）(q44；q12)、t（4；10）(q12；p11)	MPL515W→L/K FIP1L1-PDGFRA	PMF、ET	PMF、ET CEL	
t（5；12）(q31-33；p12)	ETV6-PDGFRB	MDS/MPN	CEL、MDS/MPD	
8p11易位	FGFR1重排		CEL、AML、T-ALL、B-ALL	
t（9；22）(q34；q11.2)	BCR-ABL1	CML、 B-ALL/LBL伴BCR∷ABL1	CML、AL	
t（v；11q23）	MLL基因重排	MPAL伴KMT2A重排、 B-ALL/LBL伴KMT2A重排	AHL、B-ALL	
	IGH基因重排	B-ALL/LBL NOS、MM	B-ALL、B-LPD、MM	
	TCR基因重排	T-ALL/LBL、T/NK淋巴瘤、 B-ALL/LBL NOS	T-ALL、B-ALL	

402

细胞遗传学	分子生物学	临床意义	
		WHO分型	FAB/形态学
t (12; 21) (p13; q22)	ETV6-RUNX1	B-ALL/LBL 伴 ETV6 :: RUNX1	B-ALL
高二倍体		B-ALL/LBL伴高二倍体	B-ALL
低二倍体		B-ALL/LBL伴低二倍体	B-ALL
t (5; 14) (q31; q32)	IGH- IL3	B-ALL/LBL伴IGH :: IL3	B-ALL
t (1; 19) (q23; p13.3)	TCF3-PBX1	B-ALL/LBL 伴 TCF3 :: PBX1	B-ALL
t (1; 7) (p32; q35)	TAL1-TCRB	T-ALL/LBL	T-ALL
t (1; 14) (p32; q11)	TAL1-TCRA	T-ALL/LBL	T-ALL
t (1; 14) (p34.3-35; q11)	LCK-TCRD	T-ALL/LBL	T-ALL
t (7; 7) (p15; q11)	TCRG	T-ALL/LBL	T-ALL
t (7; 9) (q34-35; q32)	TCRB-TAL2	T-ALL/LBL	T-ALL
t (7; 11) (q35; p13)	TCRB-LOM2	T-ALL/LBL	T-ALL
t (7; 14) (q34-35; q11)	TCRB-TCRD	T-ALL/LBL	T-ALL
t (7; 19) (q34-35; p13)	TCRB-LYL1	T-ALL/LBL	T-ALL

实验室检查及其临床意义

续 表

细胞遗传学	分子生物学	临床意义	
		WHO分型	FAB/形态学
t（8；14）（q24.1；q11）	MYC-TCRA	T-ALL/LBL	T-ALL
del（9p）/t（9p）	CDKN2A（-）	T-ALL/LBL	T-ALL
t（10；11）（p13；q14）	PICALM-MLLT10（CALM-AF10）	T-ALL/LBL	T-ALL
t（10；14）（q24；q11）	HOX11-TCRA	T-ALL/LBL	T-ALL
t（11；14）（p13；q21）	RBTN2（LMO2）-TCRA	T-ALL/LBL	T-ALL
t（11；14）（p15；q21）	RBTN1（LMO1）-TCRA	T-ALL/LBL	T-ALL
inv（14）（q11；q32）	TCRA-IGH	T-ALL/LBL	T-ALL
inv（14）（q11；q32）	TCRA-TCL1	T-ALL/LBL	T-ALL
t（14；14）（q11；q32）	TCRA-IGH	T-ALL/LBL	T-ALL
t（8；14）（q24；q32）	MYC-IGH		BL
t（2；8）（p11-13；q24）	IGK-MYC		BL
t（8；22）（q24；q32）	MYC-LGL		BL

404

细胞遗传学	分子生物学	WHO分型	临床意义	FAB/形态学
t（8；21）（q22；q22）	RUNX1-RUNX1T1	t-AML、AML 伴 RUNX1 :: RUNX1T1	t-AML、M2b、M4	
inv（16）（p13.1q22）/ t（16；16）（p13.1；q22）	CBFB-MYH11	t-AML、AML 伴 CBFB :: MYH11	t-AML、AML-M4eo	
t（15；17）（q22；q12）	PML-RARA /FLT3-ITD（常见）、 FLT3-TKD	t-AML、APL 伴 PML :: RARA	t-AML、AML-M3	
t（11；17）（q23；q12）	ZBTB16-RARA	APL 变异型	不典型M3	
t（11；17）（q13；q12）	NUMA1-RARA	APL 变异型	不典型M3	
t（5；17）（q35；q12）	NPM1-RARA	APL 变异型	不典型M3	
t（17；17）（q11.2；q12）	STAT5B-RARA	APL 变异型	不典型M3	
t（9；11）（p22；q23）	MLLT3-MLL	t-AML、AML 伴 KMT2A	t-AML、M5、M4、AHL	
t（11；19）（q23；p13.1）	MLL-ENL	t-AML、AML 伴 KMT2A	t-AML、AML、ALL、AHL	

实验室检查及其临床意义

细胞遗传学	分子生物学	临床意义	
		WHO分型	FAB形态学
t (6; 9) (p23; q34)	DEK-NUP214/+ FLT3-ITD (常见), FLT3-TKD (偶见)	MDS、AML 伴 DEK::NUP214	MDS、AML 伴嗜碱性粒细胞增多和多系发育异常; M0-M2、M4-M6
inv (3) (q21q26.2) /t (3; 3) (q21; q26.2)	RPN1-EVI1	MDS、AML	MDS、AML 或 MDS转 AML 伴多系发育异常; M4、M7
t (1; 22) (p13; q13)	RBM15-MKL1	AML 伴其他重现细胞遗传学异常	M7
正常核型, APL核型, t (6; 9) (p23; q34) 最常见	FLT3基因突变: FLT3-ITD/FLT3-TKD		AML
正常核型,t (8; 21) (q22; q22),inv (16) (p13.1q22) /t (16; 16) (p13.1; q22)	KIT 基因突变		M2b、M4eo、M3
正常核型	WT1 基因突变		AML
正常核型	NPM1 基因突变	AML 伴 NPM1 基因突变	AML
正常核型	CEBPA 基因突变	AML 伴CEBPA基因突变	AML; M1、M2、M4、M5

实验案检查及其临床意义

细胞遗传学	分子生物学	临床意义	
		WHO分型	FAB/形态学
+6		AA	AA
+8		MDS、t-AML、CNL、AA	MDS、t-AML、M4
del（20q）		MDS、t-AML	MDS、t-AML
-17		t-AML	t-AML
-18		t-AML	t-AML
-21		t-AML	t-AML
-Y		MDS	MDS
del（3p）		t-AML	t-AML
-7/del（7q）		MDS、t-MDS、AML 伴 MDS相关改变	MDS、t-MDS、AML、AA
-5/del（5q）		MDS、t-MDS、AML 伴 MDS相关改变	MDS、t-MDS、AML
i（17q）/t（17p）		MDS、AML伴MDS相关 改变	MDS、AML
-13/del（13q）		MDS、t-AML、AML 伴 MDS相关改变	t-AML、MDS、AML、AA

实验室检查及其临床意义

续 表

细胞遗传学	分子生物学	临床意义	
		WHO分型	FAB形态学
del（11q）		MDS, t-AML, AML 伴MDS相关改变	MDS, t-AML, AML
del（12p）/t（12p）		MDS, AML 伴MDS相关改变	MDS, AML
del（9q）		MDS, AML 伴MDS相关改变	MDS, AML
idic（X）（q13）		MDS, AML 伴MDS相关改变	MDS, AML
t（11; 16）（q23; p13.3）		t-MDS, AML 伴MDS相关改变	t-MDS, AML
t（3; 21）（q26.2; q22.1）		t-MDS, t-AML, AML 伴MDS相关改变	t-MDS, t-AML, AML
t（1; 3）（p36.3; q21.1）		MDS, AML 伴MDS相关改变	MDS, AML
t（2; 11）（p21; q23）		MDS, AML 伴MDS相关改变	MDS, AML
t（5; 12）（q33; p12）		AML 伴MDS相关改变	AML

细胞遗传学	分子生物学	临床意义	
		WHO分型	FAB/形态学
t（5；7）（q33；q11.2）		AML伴MDS相关改变	AML
t（5；17）（q33；p13）		AML伴MDS相关改变	AML
t（5；10）（q33；q21）		AML伴MDS相关改变	AML
t（3；5）（q25；q34）		AML伴MDS相关改变	AML
t（8；16）（p11.2；p13.3）		M5	

409

- ✓异常核型：常规染色体核型通常分析20～25个分裂中期细胞，需至少2个分裂中期细胞具有相同的染色体增加或结构异常，或至少3个细胞有一致的染色体缺失，方能定义为异常克隆。
- ✓荧光原位杂交、DNA印迹法、反转录聚合酶链反应和基因芯片检测是染色体核型分析的重要补充，并可提高其检出率、灵敏度。
- 姐妹染色单体交换（SCE）
  - ✓阳性：正常。
  - ✓阴性：骨髓增生异常综合征。

（杨文钰）

穿刺检查术

1. 骨髓穿刺术

- 骨髓穿刺部位：髂骨（髂前上棘、髂后上棘）、胸骨、棘突、胫骨（仅适用于2岁以下的患儿）。

  ✓ 髂前上棘穿刺术：患者取仰卧位，穿刺点在髂前上棘顶端后1～2cm处。

  ✓ 髂后上棘穿刺术：患者侧卧（幼儿俯卧），髂后上棘一般明显突出于臀部，或可在相当于第5腰椎水平，旁开3cm左右处用手按，在一钝圆形突起处穿刺。

  ✓ 胸骨穿刺术：患者仰卧（去枕），取胸骨中线，相当于第2肋间水平的胸骨体上端为穿刺点。

  ✓ 棘突穿刺术：患者侧卧，两臂抱膝；或反向坐于椅上，双臂置于椅背，头枕臂上。取第3、4腰椎棘突为穿刺点，由棘突侧方或中央垂直刺入。

  ✓ 胫骨穿刺术：选胫骨结节平面下的1cm（或胫骨上中1/3交界处）之前内侧胫骨为穿刺点。

- 操作步骤

  ✓ 选择适宜体位。髂后上棘穿刺时，患者取俯卧位或侧卧位；胸骨、髂前上棘或胫骨穿刺时，患者取仰卧位；棘突穿刺时，患者取坐位或侧卧位。

  ✓ 常规消毒局部皮肤，戴无菌手套，铺无菌洞巾，用1%普鲁卡因或2%利多卡因溶液做皮肤、皮下及骨膜麻醉。

  ✓ 用左手拇指和示指固定穿刺部位，以手持针向穿刺点骨面垂直刺入，当针尖接触骨质后，将穿刺针左右旋转，缓缓钻刺骨质，感到阻力消失且穿刺针已能固定在骨内时，表示已进入骨髓腔。

  ✓ 拔出针芯，接上干燥的5ml注射器，用适当的力量抽吸0.1～0.2ml红色骨髓液做涂片分类。若需其他项目检查，再抽取相应数量的骨髓送检。

  ✓ 抽吸完毕，将针芯插入针孔内，拔出穿刺针，无菌纱布盖于穿刺点上，并按压1～2分钟，然后用胶布固定。穿刺点按压30分钟，禁浴3天。

- 注意事项

  ✓ 术前向患者说明穿刺检查的必要性与安全性，说明检查方法，以取得配合。

  ✓ 用普鲁卡因溶液做局麻时，术前需做普鲁卡因过敏试验，无过敏时方可应用。

  ✓ 注意无菌操作，检查所用器械是否配套。

  ✓ 选准部位，操作轻柔，整个穿刺过程要迅速。穿刺针经皮肤达骨膜后，针应与骨面垂直，缓慢旋转进针。切忌用力过猛或针尖在骨面上滑动。

413

✓抽取骨髓涂片时应缓慢增加负压，当注射器内见血后，立即停止抽吸，以免骨髓稀释。同时要做其他检查者，应先抽取少量骨髓涂片，再抽取骨髓送其他检查（不可并做1次）。取下注射器时应迅速插回针芯，以防骨髓液外溢。

✓胸骨穿刺时要求穿刺角度一定要与胸骨柄平行（或针柄向上腹部倾斜75°），防止针尖滑脱或刺穿胸骨柄后皮质。

✓1次穿刺失败需重穿时，若穿刺针内已染有血迹，则应更换穿刺针。切忌将针芯在纱布、棉球上擦涂及针芯来回插入穿刺针。

2. 骨髓活检术
● 操作步骤

✓取材部位一般为髂后上棘或髂前上棘。

✓无菌操作，局麻达骨膜。

✓术者先将活检针的针芯插入针管内，左手拇指及示指固定皮肤，右手持针，顺时针方向进针达骨皮质。

✓拔出针芯，接上接柱后再插入针芯；继续按顺时针方向旋转进针约1cm，再转动数次，扭断骨髓组织。

✓按顺时针方向退针至体外，取出针管内的骨髓组织，置入固定液中（如10%甲醛液）。

● 注意事项

✓同骨髓穿刺术。

✓开始进针不要过深，否则不易取出骨髓组织。

✓用骨髓活检针一般不宜吸取骨髓液供涂片；若骨髓穿刺和活检同时进行，穿刺部位应错开。

✓在无活检针而需做骨髓活检时，可选择针芯较粗的骨髓穿刺针替代，方法同上。但拔针时需用5～10ml注射器吸住穿刺针，造成穿刺针管内负压，使活检样本能顺利取出。

3. 淋巴结穿刺术
● 操作步骤

✓穿刺部位应选择较大的淋巴结。

✓按常规消毒穿刺部位，用碘酒和酒精消毒术者左手拇指与示指，以及固定穿刺的淋巴结。

✓右手持9号针头的20ml注射器，将针头以垂直方向或45°方向直接刺入淋巴结中心部（不用做局麻）。左手固定针头和针筒，右手抽针筒活塞至5ml左右使其成负压，反复2～3次；放松活塞，拔出针头（勿使抽吸物进入注射器内）。

✓若抽吸液少，可先将注射器与针头分离，抽吸空气后再套上针头推射，这样可将针头内抽吸物射在玻片上进行涂片染色。若抽吸量多，亦可射入固定液内做浓缩切片病理学检查。

✓局部涂碘酊，无菌纱布覆盖。

✓抽出物涂片送检染色。

● 注意事项

✓淋巴结局部有明显炎症反应或即将溃烂者不宜穿刺。轻度
炎症反应而必须穿刺者，可从健康皮肤侧面穿刺，以防形
成瘘管。

✓刺入淋巴结不宜过深，以免穿通淋巴结及损害附近组织。

✓诊断性穿刺一般不宜选择腹股沟淋巴结。

4. 腰椎穿刺术

● 操作步骤

✓患者侧卧于硬板床上，背部与床板垂直，头向前胸部屈曲，
双手抱膝使其紧贴腹部，使脊柱尽量后弯以增宽棘突间隙，
便于进针。

✓确定穿刺点，一般以髂后上棘连线与后正中线交界处为最
适宜（约在第3～4腰椎棘突间隙），有时也可在上一或下
一腰椎棘突间隙进行。

✓常规消毒皮肤后戴手套与铺洞巾，用1%～2%普鲁卡因或
2%利多卡因自皮下到椎间韧带做局麻。

✓左手固定穿刺点皮肤，右手持穿刺针以垂直脊柱的方向缓
慢刺入，成人进针深度为4～6cm，儿童则为2～4cm。当
针头穿过韧带与硬脊膜时，感到阻力突然消失。此时将针
芯慢慢抽出，可见脑脊液流出。

✓在放液前先接上测压器测量压力。移去测压器，收集脑脊
液2～5ml送检。

✓术毕，将针芯插入，拔出穿刺针，覆盖消毒纱布，用胶布
固定。

✓术后患者去枕平卧4～6小时，以免引起术后头痛。

● 注意事项

✓严格掌握禁忌证。凡疑有颅内压升高者必须做眼底检查，
如有明显视盘水肿或有脑疝先兆者，禁忌穿刺。凡患者处
于休克、衰竭或濒危状态，以及局部皮肤有炎症、颅后窝
有占位性病变或伴有脑干症状者均禁忌穿刺。

✓针头刺入皮下组织后进针要缓慢，以免用力过猛时刺伤马
尾神经或血管，以致产生下肢疼痛或使脑脊液混入血液影
响结果的判断。如系外伤出血，应待5～7天后重新检查
（过早则脑脊液中仍可有陈旧性血液成分）。

✓穿刺时患者如出现呼吸、脉搏、面色异常等症状，应立即
停止检查，并做相应处理。

415

✓鞘内给药时，应先放出等量脑脊液，然后再注入药物。做气脑检查时，应先缓慢放液10ml，再注入过滤空气10ml，如此反复进行达所需量时再行摄片。

（杨文钰）

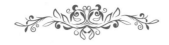

附录A 常用缩略语表

英文缩略语	英文全称	中文全称
AA	aplastic anemia	再生障碍性贫血
ABL	acute basophilic leukemia	急性嗜碱性粒细胞白血病
ACP	acid phosphatase	酸性磷酸酶
AHA	acquired hemophilia A	获得性血友病A
AIHA	autoimmune hemolytic anemia	自身免疫性溶血性贫血
AITL	angioimmunoblastic T cell lymphoma	血管免疫母细胞性T细胞淋巴瘤
AL	acute leukemia	急性白血病
ALAL	acute leukemia of ambiguous lineage	系列模糊的急性白血病
ALCL	anaplastic large cell lymphoma	间变性大细胞淋巴瘤
ALK	anaplastic lymphoma kinase	间变性淋巴瘤激酶
ALL	acute lymphoblastic leukemia	急性淋巴细胞白血病
allo-HSCT	allogeneic hematopoietic stem cell transplantation	异基因造血干细胞移植
ALP	alkaline phosphatase	碱性磷酸酶
AMKL	acute megakaryocytic leukemia	急性巨核细胞白血病
AML	acute myeloid leukemia	急性髓系白血病
ANC	absolute neutrophil count	中性粒细胞绝对计数
ANKL	aggressive NK-cell leukaemia	侵袭性NK细胞白血病
APL	acute promyelocytic leukemia	急性早幼粒细胞白血病
APTT	activated partial thromboplastin time	活化部分凝血活酶时间
Ara-C	cytarabine	阿糖胞苷
ARC	absolute reticulocyte count	网织红细胞绝对计数
ARDS	acute respiratory distress syndrome	急性呼吸窘迫综合征
ASM	aggressive systemic mastocytosis	侵袭性系统性肥大细胞增生症
ATG	antithymocyte globulin	抗胸腺细胞球蛋白
ATL	adult T-cell leukemia	成人T淋巴细胞白血病
ATO	arsenic trioxide	三氧化二砷
ATRA	all-trans-retinoicacid	全反式维A酸
auto-HSCT	autologous hematopoietic stem cell transplantation	自体造血干细胞移植
AZA	azacitidine	5-阿扎胞苷

英文缩略语	英文全称	中文全称
BAT	bleeding assessment tool	出血评分工具
BCNU	carmustine	卡莫司汀
BFU-E	erythrocytic burst-forming unit	爆裂型红细胞集落生成单位
BNP	brain natriuretic peptide	脑钠肽
BTK	Bruton tyrosine kinase	布鲁顿酪氨酸激酶
BV	brentuximab vedotin	维布妥昔单抗
BV	brentuximab vedotin	维布妥昔单抗
C	cyclophosphamide	环磷酰胺
CAR-T	chimeric antigen receptor T cell immunotherapy	嵌合抗原受体T细胞免疫治疗
CAS	cold agglutinin syndrome	冷凝集素综合征
CDSS	Chinese DIC Scoring System	中国弥散性血管内凝血诊断积分系统
CEL	chronic eosinophilic leukemia	慢性嗜酸性粒细胞白血病
CFU-E	erythrocytic colony-forming unit	红细胞集落生成单位
CI	clinical improvement	临床改善
CIRS	cumulative illness rating scale	疾病累计评分
CLL	chronic lymphocytic leukemia	慢性淋巴细胞白血病
CML	chronic myeloid leukemia	慢性髓细胞性白血病
CML-BP	blastic phase of chronic myelogenous leukemia	CML急变期
CMML	chronic myelomonocytic leukemia	慢性粒-单核细胞白血病
CMV	cytomegalovirus	巨细胞病毒
CNL	chronic neutrophilic leukemia	慢性中性粒细胞白血病
CNS	central nervous system	中枢神经系统
CNSHA Ⅰ型	type Ⅰ congenital non-spherocytic hemolytic anemia	先天性非球形红细胞溶血性贫血Ⅰ型
CNSL	central nervous system leukemia	中枢神经系统白血病
CPAP	continuous positive airway pressure	持续气道正压
CPC	circulating plasma cell	循环浆细胞

英文缩略语	英文全称	中文全称
CR	complete remission	完全缓解
CRES	CAR-T cell related encephalopathy syndrome	CAR-T细胞相关性脑病综合征
CRS	cytokine release syndrome	细胞因子释放综合征
CRT	cranial radiation therapy	全颅脑照射
CsA	cyclosporin A	环孢素
CTCL	cutaneous T-cell lymphoma	皮肤T细胞淋巴瘤
CTX	cyclophosphamide	环磷酰胺
CVID	common variable immunodeficiency	普通变异型免疫缺陷病
DAC	decitabine	地西他滨
DAG	dianhydrogalactitol	环氧乳醇
DBA	Diamond-Blackfan anemia	Diamond-Blackfan贫血
DBD	dibromodulcitol	二溴卫矛醇
DBM	dibromomannitol	二溴甘露醇
DDAVP	1-deamino-8-D-arginine vasopressin	去氨升压素
DIC	disseminated intravascular coagulation	弥散性血管内凝血
DIPSS	Dynamic International Prognostic Scoring System	动态国际预后积分系统
DLBCL	diffuse large B cell lymphoma	弥漫大B细胞淋巴瘤
DLI	donor lymphocyte infusion	供者淋巴细胞输注
DNR	daunorubicin	柔红霉素
DOX	adriamycin liposome	阿霉素脂质体
DRIA	drug-related immune hemolytic anemia	药物诱发的免疫性溶血性贫血
dRVVT	dilute Russell viper venom test	稀释蝰蛇毒试验
DS	differentiation syndrome	分化综合征
DS	Down syndrome	唐氏综合征
DS-ALL	Down syndrome-ALL	唐氏综合征相关性急性淋巴细胞白血病
dTMP	deoxythymidine monophosphate	脱氧胸苷酸
dUMP	deoxyuridine monophosphate	脱氧尿苷酸
DVT	deep venous thrombosis	深静脉血栓形成

英文缩略语	英文全称	中文全称
DXM	dexamethasone	地塞米松
EGB	eosinophilic granuloma of bone	骨嗜酸性细胞肉芽肿
EMA	eosin-5-maleimide	伊红-5-马来酰亚胺
EMH	extramedullary hematopoiesis	髓外造血
EPO	erythropoietin	红细胞生成素
ET	essential thrombocythemia	原发性血小板增多症
ETP-AL	early T-cell precursor acute lymphoblastic leukemia	T细胞急性淋巴细胞白血病
FA	Fanconi anemia	范科尼贫血
FEP	free erythrocyte protoporphyrin	红细胞游离原卟啉
FFS	failure free survival	无失败生存率
Fib	fibrinogen	纤维蛋白原
FISH	fluorescence in situ hybridization	荧光原位杂交
FL	follicular lymphoma	滤泡性淋巴瘤
FLC	free light chain	游离轻链
FLIPI	follicular lymphoma international prognostic index	滤泡性淋巴瘤国际预后指数
FLU	fludarabine	氟达拉滨
FNA	fine needle aspiration	细针穿刺抽吸术
G-CSF	granulocyte colony stimulating factor	粒细胞集落刺激因子
G6PD	glucose-6-phosphate dehydrogenase	葡萄糖-6-磷酸脱氢酶
GCB	germinal center biomarker	生发中心
GM-CSF	granulocyte-macrophage colony stimulating factov	粒细胞-巨噬细胞集落刺激因子
GPI	glycolphosphatidyl inositol	糖基磷脂酰肌醇
GSH	glutathione	还原型谷胱甘肽
GVHD	graft versus host disease	移植物抗宿主病
HA	hemophilia	血友病A
HAL	acute hybrid leukemia	急性杂合性白血病
Hb	hemoglobin	血红蛋白
HbF	fetal hemoglobin	胎儿血红蛋白

英文缩略语	英文全称	中文全称
HCL	hairy cell leukemia	毛细胞白血病
HCT	hematocrit	血细胞比容
HCT-CI	hematopoietic cell transplant compositerisk index	造血干细胞移植合并症指数
HD-DXM	high dose-DXM	大剂量地塞米松
HE	hereditary elliptocytosis	遗传性椭圆形红细胞增多症
HES	hypereosinophilic syndrome	高嗜酸性粒细胞综合征
HHT	homoharringtonine	高三尖杉酯碱
HL	Hodgkin lymphoma	霍奇金淋巴瘤
HLA	human leucocyte antigen	人类白细胞抗原
HLH	hemophagocytic lymphohistio-cytosis	噬血细胞性淋巴组织细胞增生症
HMR	high-molecular risk	高分子风险
HPP	hereditary pyropoikilocytosis	遗传性嗜派洛宁异形红细胞症
HPS	hemophagocytic syndrome	噬血细胞综合征
HRQoL	health-related quality of life	健康相关生活质量
HS	hereditary spherocytosis	遗传性球形红细胞增多症
HSC	hemopoietic stem cell	获得性造血干细胞
HSCD	Hand-Schllüer-Christian disease	汉－许－克病
HTLV-1	human T-cell lymphotropic vi-rus 1	人类嗜T细胞白血病病毒1型
HUS	hemolytic uremic syndrome	溶血性尿毒综合征
ICC	international consensus classifi-cation	国际共识分类
ICU	intensive care unit	重症监护病房
IDA	idarubicin	去甲氧柔红霉素
IDA	iron deficiency anemia	缺铁性贫血
IFN-α	interferon α	α干扰素
IFN-γ	inter feron γ	γ干扰素
IFRT	involved field radiation therapy	受累野放疗
IGH	immunoglobulin heavy chain	免疫球蛋白重链

英文缩略语	英文全称	中文全称
IGHV	variable region of immunoglobulin heavy chain	免疫球蛋白重链可变区
IPI	international prognosis index	国际预后指数
IPSET	international prognostic score for ET	ET国际预后积分
IPSET-thrombosis	international prognostic score for thrombosis in ET	ET血栓国际预后积分
IPSS	International Prognostic Scoring System	国际预后积分系统
IPSS-R	revised internal prognostic scoring system	修订的国际预后积分系统
ISM	indolent systemic mastocytosis	惰性系统性肥大细胞增生症
ISRT	involved site radiation therapy	受累淋巴结区放疗
ISS	International Staging System	国际分期标准
IST	immunosuppressive therapy	免疫抑制治疗
ISTH	International Society on Thrombosis and Haemostasis	国际血栓与止血学会
IT	intrathecal injection	鞘内注射
ITP	primary immune thrombocytopenia	原发免疫性血小板减少症
IVCF	inferior vena cava filter	下腔静脉过滤器
IVIg	intravenous immunoglobulin	静脉注射免疫球蛋白
iwCLL	The International Workshop on Chronic Lymphocytic Leukemia	国际慢性淋巴细胞白血病工作组
IWG	International Working Group	国际工作组
JMML	juvenile myelomonocytic leukemia	幼年型粒-单核细胞白血病
KPS	Kamofsky performance status	卡氏功能状态评分
L-ASP	L-asparaginase	左旋天冬酰胺酶
LA	lupus anticoagulant	狼疮抗凝物
LBL	lymphoblastic lymphoma	淋巴母细胞淋巴瘤
LC	Langerhans cell	朗格汉斯组织细胞
LCH	Langerhans cell histiocytosis	朗格汉斯细胞组织细胞增生症
LDH	lactate dehydrogenase	乳酸脱氢酶

英文缩略语	英文全称	中文全称
LDT	lymphocyte doubling time	淋巴细胞倍增时间
LGLL	large granular lymphocytic leukaemia	大颗粒淋巴细胞白血病
LMWH	low molecular weight heparin	低分子量肝素
LPD	lymphoproliferative disorder	淋巴细胞增殖性疾病
LPL	lymphoplasmacytic lymphoma	淋巴浆细胞性淋巴瘤
LSD	Letterer-Siwe disease	莱特勒-西韦病
MAC	myeloablative conditioning	清髓性预处理
MBL	monoclonal B lymphocytosis	单克隆B淋巴细胞增多症
MCH	mean corpuscular hemoglobin	平均红细胞血红蛋白含量
MCHC	mean corpuscular hemoglobin concentration	平均红细胞血红蛋白浓度
MCL	mantle cell lymphoma	套细胞淋巴瘤
MCL	mast cell leukemia	肥大细胞白血病
MCV	mean corpuscular volume	平均红细胞体积
MDS	myelodysplastic syndrome	骨髓增生异常综合征
MegA	megaloblastic anemia	巨幼细胞贫血
Mel	melphalan	美法仑
MGUS	monoclonal gammopathy of undetermined significance	意义未明的单克隆丙种球蛋白血症
MH	malignant histocytosis	恶性组织细胞病
MHA	microangiopathic hemolytic anemia	微血管病性溶血性贫血
MHb	methemoglobin	高铁血红蛋白
MICM	morphology-immunophenotype-cytogenetics-molecular biology	形态学-免疫分型-细胞遗传学-分子生物学
MIPI	mantle-cell lymphoma international prognostic index	套细胞淋巴瘤国际预后指数
ML	malignant lymphoma	恶性淋巴瘤
MM	multiple myeloma	多发性骨髓瘤
MPAL	mixed phenotype acute leukemia	混合表型急性白血病
MPN	myeloproliferative neoplasm	骨髓增殖性肿瘤

英文缩略语	英文全称	中文全称
MPO	myeloperoxidase	髓过氧化物酶
MRD	measurable residual disease	可检测残留病
MRD	minimal residual disease	微小残留病
mSMART	Mayo stratification of myeloma and risk-adapted therapy	柏奥骨髓瘤分层及风险调整治疗
MTX	methotrexate	甲氨蝶呤
MZL	marginal zone lymphoma	边缘区淋巴瘤
NADH	reduced nicotinamide adenine dinucleotide	还原型烟酰胺腺嘌呤二核苷酸
NAS-DCE	naphthol AS-D chloroacetate esterase	氯乙酸 AS-D 萘酚酯酶
NGF	new generation flow	新一代流式
NGS	new generation sequencing	新一代测序
NHL	non-Hodgkin lymphoma	非霍奇金淋巴瘤
NK-LGLL	NK-large granular lymphocytic leukaemia	NK 大颗粒淋巴细胞白血病
NLPHL	nodular lymphocyte predominance HL	结节性淋巴细胞为主型霍奇金淋巴瘤
NMAC	non-myeloablative conditioning	非清髓性预处理
NSAA	non-severe aplastic anemia	非重型再生障碍性贫血
NSAID	nonsteroidal anti-inflammatory drug	非甾体抗炎药
NSE	nonspecific esterase	非特异性酯酶
OS	overall survival	总生存率
P	prednisone	泼尼松
PCC	prothrombin complex	凝血酶原复合物
PCH	paroxysmal cold hemoglobinuria	阵发性冷性血红蛋白尿症
PCL	plasma cell leukemia	浆细胞白血病
PCNSL	primary central nervous system lymphoma	原发性中枢神经系统淋巴瘤
PD	progressive disease	疾病进展
PE	pulmonary embolism	肺栓塞
PEEP	end-expiratory positive pressure	呼气末正压
PFS	progress free survival	无进展生存期

英文缩略语	英文全称	中文全称
PIG-A	phosphatidylinositol glycan A	磷脂酰肌醇聚糖-A
PK	pyruvate kinase	丙酮酸激酶
PLL	prolymphocytic leukemia	幼淋细胞白血病
PLT	platelet	血小板
PMF	primary myelofibrosis	原发性骨髓纤维化
PMF-BP	blastic phase of PMF	PMF急变期
PNH	paroxysmal nocturnal hemoglobinuria	阵发性睡眠性血红蛋白尿症
pPCL	primary plasma cell leukemia	原发性浆细胞白血病
PR	partial response	部分缓解
PRCA	pure red cell aplastic anemia	纯红细胞再生障碍性贫血
PT	prothrombin time	凝血酶原时间
PTCL	peripheral T-cell lymphoma	外周T细胞淋巴瘤
PTCL-NOS	peri-pheral T cell lymphoma of not otherwise specified	PTCL非特指型
PTCL-U	peripheral T cell lymphoma of not otherwise specified	外周T细胞淋巴瘤－非特指型
PV	polycythemia vera	真性红细胞增多症
R	rituximab	利妥昔单抗
R-ISS	Revised International Staging System	修订的ISS
rhTPO	recombinant human thrombopoietin	重组人血小板生成素
RI	renal insufficiency	肾功能不全
RIC	reduced-intensity conditioning	减低强度预处理
RIPA	ristocetin-induced platelet aggregation	瑞斯托霉素诱导的血小板聚集
RP	reactive plasmacytosis	反应性浆细胞增多症
RT	reptilase time	蛇毒凝血酶时间
SAA	severe aplastic anemia	重型再生障碍性贫血
SD	stable disease	疾病稳定
SF	serum ferritin	血清铁蛋白
SHb	sulfhemoglobin	硫化血红蛋白
SI	serum iron	血清铁

英文缩略语	英文全称	中文全称
sIg	surface immunoglobulin	表面免疫球蛋白
SLL	small lymphocytic lymphoma	小淋巴细胞淋巴瘤
SM	systemic mastocytosis	系统性肥大细胞增生症
SMM	smoldering multiple myeloma	冒烟型多发性骨髓瘤
sPCL	secondary plasma cell leukemia	继发性浆细胞白血病
sTfR	serum transferrin receptor	血清转铁蛋白受体
T-LGLL	T-large granular lymphocytic leukaemia	T大颗粒淋巴细胞白血病
TBI	total body irradiation	全身照射
TdT	terminal deoxynucleotidyl transferase	末端脱氧核苷酸转移酶
TFH	follicular helper T	滤泡辅助性T细胞
TG	triacylglycerol	甘油三酯
TGF-β	transforming growth factor β	转化生长因子β
TKI	tyrosine protein kinase inhibitor	酪氨酸激酶抑制剂
TL	testicular leukemia	睾丸白血病
TLS	tumor lysis syndrome	肿瘤溶解综合征
TNF-α	tumor necrosis factor α	肿瘤坏死因子α
TPO	thrombopoietin	血小板生成素
TPO-RA	thrombo poietin receptor agonist	血小板生成素受体激动剂
TRAP	tartrate-resistant acid phosphatase	抗酒石酸酸性磷酸酶
TS	transferrin saturation	转铁蛋白饱和度
TT	thrombin time	凝血酶时间
TTI	transfusion-transmitted infection	输血传播性感染
TTIR	transfusion-transmitted infectious reaction	输血感染性反应
TTNIR	transfusion-transmitted non-infectious reaction	输血非感染性反应
TTP	thrombotic thrombocytopenic purpura	血栓性血小板减少性紫癜
UL-vWF	ultra large von willebrand factor	超大分子血管性血友病因子
VCR	vincristine	长春新碱
VSAA	very severe aplastic anemia	极重型再生障碍性贫血

英文缩略语	英文全称	中文全称
VTE	venous thromboembolism	静脉血栓栓塞
vWD	von Willebrand disease	血管性血友病
vWF	von Willebrand factor	血管性血友病因子
wAIHA	warm active antibody autoim-mune hemolytic anemia	温抗体型自身免疫性溶血性贫血
WBC	white blood cell	白细胞
WHO	World Health Organization	世界卫生组织
WM	Waldenström macroglobulinemia	华氏巨球蛋白血症
6-MP	6-mercaptopurine	巯嘌呤

参考文献

［1］中华人民共和国国家卫生健康委员会. 内科输血（WS/T 622—2018［S］）. 2018.

［2］中华人民共和国卫生部中国国家标准化管理委员会. 全血及成分血质量要求（GB 18469-2012［S］）. 2012.

［3］中华人民共和国国家卫生健康委员会. 儿科输血指南（WS/T 795—2022［S］）. 2022.

［4］中华人民共和国国家卫生健康委员会. 输血反应分类（WS/T 624—2018［S］）. 2018.

［5］Mark K. Fung. 美国血库协会技术手册［M］. 1版. 桂嵘, 主译. 北京：人民卫生出版社, 2020.

［6］杨成民, 刘进, 赵桐茂. 中华输血学［M］. 2版. 北京：人民卫生出版社, 2021.

［7］中华人民共和国国家卫生健康委员会. 输血医学术语（WS/T 203—2020［S］）. 2020.

ISBN 978-7-5679-2218-1

定价：68.00元